Asmus Finzen

Der Patientensuizid

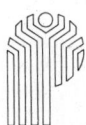

Asmus Finzen

Der Patientensuizid

Untersuchungen, Analysen, Berichte
zur Selbsttötung psychisch Kranker
während der Behandlung
unter Mitarbeit von
R. Huntemann und C. Oestereich

Psychiatrie-Verlag

CIP-Kurztitelaufnahme der Deutschen Bibliothek

Finzen, Asmus:
Der Patientensuizid: Untersuchungen, Analysen,
Berichte zur Selbsttötung psychisch Kranker
während der Behandlung
Asmus Finzen. -Bonn: Psychiatrie-Verlag 1988

ISBN 3-88414-092-2

Inhaltsverzeichnis

Vorwort

Der Suizid eines Patienten konfrontiert den Therapeuten mit der eigenen Einstellung zum Leben. Gefühle von Trauer, Respekt, Schuld und Zorn mischen sich mit der Frage nach dem Sinn des eigenen Lebens. In Gesprächen über den Patientensuizid begegne ich regelmäßig dem Argument, es gebe Kranke, denen wir diese Lösung nicht verwehren dürften. Ich halte dem ebenso regelmäßig entgegen, wer davon überzeugt sei, sei für die Behandlung von suizidgefährdeten psychisch Kranken ungeeignet.

Der Patient, der sich das Leben genommen hat, verdient unser Verständnis. Die Wendung, »vielleicht war es am besten so«, die man nach dem Suizid eines Menschen gelegentlich von Angehörigen aber auch von Therapeuten zu hören bekommt, ist legitim als Ausdruck der Trauer und des Mitgefühls mit dem ausweglos Leidenden, aber nicht als Leitlinie für künftiges Handeln. Es bleibt unsere Aufgabe, die Krankheiten, die mit Suizidgefährdung verbunden sind, zu behandeln und den Kranken, die ihre Lebenssituation als hoffnungslos erleben, mit Rat und Tat zur Seite zu stehen. Wenn wir darin schwankend werden, besteht die Gefahr, daß die belastenden Gefühle, die die ständige Konfrontation mit der Suizidgefährdung in uns auslösen, dort zur Duldung führen, wo Hilfe am Platz ist.

Die Belastung durch widerstreitende Gefühle, die Neigung zum Rückzug in die Defensive, ist ein Grund, weshalb der Suizid psychiatrischer Patienten während und nach der Behandlung lange ein Stiefkind der Forschung geblieben ist. Die Literatur ist überschaubar geblieben. Die Qualität zahlreicher vorliegender Studien läßt zu wünschen übrig. Entsprechend begrenzt ist unser Wissen. Für die Bundesrepublik wissen wir nicht einmal, wie viele Suizide sich in psychiatrischen Krankenhäusern, während der ambulanten Behandlung oder in den Monaten unmittelbar nach Entlassung aus der psychiatrischen Behandlung ereignen. In Schweden sind es, wie eine gut dokumentierte Studie belegt, zehn Prozent aller Suizide! Diese Größenordnung muß eine Herausforderung an die Forschung wie an unser Alltagshandeln sein.

Ich habe zwei Ansätze gemacht, mich den Problemen des Patientensuizids wissenschaftlich zu nähern. In den siebziger Jahren habe ich in Tübingen ein Projekt begonnen, das Aufschluß über die Häufigkeit und die Bedingungen des Suizids psychisch Kranker in der Region, in der Klinik, der Tagesklinik und nach der Entlassung vermitteln sollte. Damals überraschte vor allem die hohe Anzahl von Menschen mit bekannter psychiatrischer Vorgeschichte (fast ein Drittel) unter jenen, die sich zwischen 1965 und 1974 in der Region das Leben genommen hatten, und die hohe Quote von Suiziden nach der Entlassung aus dem Krankenhaus (63), die doppelt so hoch lag wie während des Klinikaufenthaltes (31).

Auch mit dem Phänomen des Suizids unter intensiven therapeutischen und rehabilitativen Bedingungen (»Rehabilitationsdruck«) wurden wir bei der Untersuchung der Tagesklinik-Suizide konfrontiert. Die Ergebnisse dieses ersten Projektes, das ich gemeinsam mit S. GRANDEL, D. MÜLLER, W. PIEPER und H.W. SCHIED durchführte, und das den Grund für meine spätere Arbeit legte, wurden 1983 in der Suizidprophylaxe zusammengefaßt. Sie haben wenig an Aktualität eingebüßt.

Als ich mich den Problemen des Patientensuizids Anfang der achtziger Jahre erneut zuwandte, lagen die wichtigen Arbeiten von ERNST und MODESTIN vor, hatte die baden-württembergische Arbeitsgemeinschaft zur Verhütung des Krankenhaussuizids unter Leitung von Manfred WOLFERSDORF umfassende Informationen erhoben und veröffentlicht. Auch die verfügbare internationale Literatur hatte deutlich zugenommen. Widersprüchliche Ergebnisse machten eine intensive Auseinandersetzung mit den vorgelegten Untersuchungen und mit den Methodenproblemen, die sie aufwarfen, unabdingbar. Es erwies sich als bedeutend, wie die Suizide identifiziert worden waren, zu welchem Zeitpunkt der Entwicklung einer Klinik eine Untersuchung durchgeführt wurde und ob bei der Untersuchung die Diagnosen der Therapeuten verwendet wurden oder nicht. Diese Auseinandersetzung schlug sich in mehreren methodenkritischen Aufsätzen und einer umfassenden Literaturübersicht nieder (1984, 1986).

Auf dem Hintergrund der so gewonnenen Erkenntnisse habe ich unter Mitwirkung von Cornelia OESTEREICH und Rolf HUNTEMANN versucht, die Suizide, die Patienten unserer Wunstorfer Klinik (40) und unserer Krankenhausambulanz (21) zwischen 1975 und 1984 begingen, kontrolliert zu untersuchen und zu analysieren. Der Gruppe der Krankenhaussuizide stellten wir als Kontrollgruppe jene Patienten gegenüber, die sich an einem Stichtag auf den Aufnahmestationen der Klinik befanden – die »Population an Risk«, mit der der Stationsarzt jeden Morgen konfrontiert wird, wenn er den Dienst beginnt und jeden Abend, wenn er die Klinik verläßt. Dieser epidemiologische Ansatz hat einige bemerkenswerte Aufschlüsse gebracht, die nur zum Teil mit den bisher vorgelegten Ergebnissen anderer Autoren übereinstimmen. In einem weiteren Schritt habe ich versucht, mich dem Problem des Patientensuizids von einer anderen Seite her zu nähern: Ich bin der Frage nachgegangen, welche Patientengruppen innerhalb der Klinik besonders selten durch Suizide belastet sind – vor allem Alters- und Alkoholkranke.

Schließlich bin ich anhand der Daten, die wir in Tübingen und Wunstorf gesammelt, und anhand der biographischen Aufzeichnungen, die wir über unsere Wunstorfer Patienten erarbeitet haben, besonderen Einzelfragen nachgegangen. Der Bericht über eine Suizidserie in unserer Klinik dokumentiert die Ratlosigkeit, die sie zunächst auslöste. Er schildert die Maßnahmen, die wir ergriffen, um sie zu bewältigen. In diesem Zusammenhang stellte sich auch die Frage nach den Auswirkungen von Therapeutenverhalten und Therapiefehlern. Ich versuche, ihr mit der gebotenen Zurückhaltung nachzugehen. Ich versuche eine Analyse der Bedeutung der offenen und der geschlossenen Unterbringung für das Suizidrisiko, gehe – nicht zuletzt angeregt durch die gerade erschienene Studie von SCHMIDTKE und HÄFNER – dem »Werther-Effekt«, dem Problem der Nachfolgesuizide in der psychiatrischen Klinik, nach, erörtere am Beispiel der Tagesbehandlung das Phänomen des Rehabilitationsdrucks. Ich diskutiere die Rolle der Psychopharmaka als Teilursache des Patientensuizids, den Faktor Hoffnungslosigkeit als Motiv auch beim psychisch kranken Suizidgefährdeten. Ich stelle das von uns im Klinikalltag praktizierte, wiewohl unverlässige Verfahren der Risikoabschätzung dar. In meinen Schlußfolgerungen und Perspektiven versuche ich, die wichtigsten Ergebnisse meiner Arbeit unter dem Gesichtspunkt ihrer möglichen Bedeutung für die Suizidprophylaxe bei psychisch Kranken zusammenzufassen.

Das Buch liefert keine einfachen Antworten auf schwierige und komplexe Fragen. Ich meine aber, daß es trotz verhältnismäßig schmaler empirischer Basis einen Beitrag zur Sicherung und Verbreitung unseres Wissens über den Suizid psychiatrischer Patienten während und nach der Behandlung leistet. Ich habe meine eigene Forderung nach methodischer Gründlichkeit und Exaktheit nicht immer durchhalten können. Die Notwendigkeit der Datengewinnung nach dem Tod der Betroffenen setzt hier Grenzen. Unabhängig davon war es mir wichtig, über die Epidemiologie hinauszugehen und meine Überlegungen beispielhaft am Schicksal einzelner Patienten darzustellen. Dabei schwingt auch dort, wo es nicht ausdrücklich betont wird, meine Überzeugung mit, daß es nicht allein die Krankheit, die Persönlichkeit und die Lebenssituation der Patienten sind, die über Selbsttötung oder Weiterleben entscheiden, sondern auch unsere Urteilsfähigkeit und unser Handeln als Therapeuten.

Das vorliegende Buch vermittelt durch unterschiedliche Vorgehensweisen Annäherungen an das Problem des Suizids psychisch Kranker während der Behandlung. Das Ergebnis ist eher ein Mosaik als ein ge-

schlossenes Ganzes – ein Mosaik allerdings, das – wie ich in den Schlußfolgerungen zeige – ein Bild mit deutlichen Konturen abgibt.

Ich habe versucht, eine lesbare Sprache zu schreiben, auch dort, wo die
Probleme komplex sind oder wo Zahlen wiederzugeben waren. Zu diesem Bemühen gehört es, daß jedes Kapitel so gefaßt ist, daß es für sich
selber verständlich ist. Aus dem gleichen Grund ist den Kapiteln – außer
der Einführung und der Literaturübersicht – eine Zusammenfassung vor-
angestellt. In diesem Buch hatten Untersuchung, Analyse und Nachdenken den Vorrang vor konkreten Empfehlungen zur Suizidprophylaxe.
Diese Aufgabe hat der gesonderte Band der »Suizidprophylaxe bei psychischen Störungen«, der 1989 in der Taschenbuchreihe des Psychiatrie-
Verlages veröffentlicht wurde und dessen 2. Auflage gleichzeitig mit der
des »Patientensuizids« erscheinen wird. Ich habe den Text durchgesehen
und korrigiert, das Literaturverzeichnis aktualisiert, im übrigen aber
keine Veränderungen vorgenommen.

Am Anfang der Arbeit für dieses Buch stand Betroffenheit über den
scheinbar freiwilligen Tod von Kranken, die sich meiner Behandlung an-
vertraut hatten. Am Ende steht Betroffenheit in der Konfrontation mit
dem Tod in anderer Gestalt. Am 11. März 1988 starb mein Bruder, Dr.
Claus Finzen, aus scheinbarer Gesundheit, einfach so. Er war Arzt und
Psychiater wie ich, mein Weggefährte in den sieben schwierigen Jahren in
Wunstorf. Er war 44 Jahre alt und voller Hoffnung. Seinem Andenken
bleibt dieses Buch gewidmet, seiner Frau und seinen Kindern – in Dank-
barkeit und voller Trauer.
Basel im Sommer 1990
Asmus Finzen

1. Kapitel
Der Patientensuizid – eine Herausforderung

Der Tod als Ausgang der Behandlung ist für den Psychiater ein außergewöhnliches Ereignis. Das Scheitern psychiatrischer Therapie schlägt sich, außer in der Gerontopsychiatrie, in Chronizität nieder. Der jugendliche Schizophrene, bei dem unsere Behandlung nicht greift, hat nicht selten eine Lebens- und Krankheitserwartung von vier bis sechs Jahrzehnten. Aber wenn der Psychiater mit dem Tod eines Patienten konfrontiert ist, ist die Ursache fast immer ein Suizid.

Die Selbstmordrate während der Behandlung im psychiatrischen Krankenhaus liegt zehn- bis zwanzigmal so hoch wie in der Allgemeinbevölkerung; die Suizidrate in den ersten sechs Monaten nach der Klinikentlassung ist zwanzig- bis vierzigmal so hoch. Verlaufsbeobachtungen haben ergeben, daß etwa jeder zehnte Schizophrene, jeder zehnte Manisch-Depressive durch Suizid stirbt. Psychisch Kranke stellen einen erheblichen Anteil der jährlich dreizehntausend Suizidtoten in der Bundesrepublik. In einer Feldstudie, die wir vor einigen Jahren durchführten, stellten wir bei fast einem Drittel aller Suizidtoten eine bekannte psychiatrische Erkrankung fest. (PIEPER 1977, FINZEN u. a. 1983).

Angesichts dieser Größenordnung ist der Patientensuizid eine Herausforderung ersten Ranges für die Psychiatrie. Das gilt um so mehr, als die Epidemiologie des Patientensuizids in zunehmender Übereinstimmung einen drastischen Anstieg der Suizidhäufigkeit während der psychiatrischen Behandlung nachweist. In merkwürdigem Gegensatz dazu stehen Umfang und Qualität der verfügbaren Forschungsergebnisse. Die Weltliteratur seit 1940 umfaßt etwa hundert epidemiologische klinische Studien, die sich zudem größtenteils durch methodische Mängel auszeichnen. Es fällt auf, daß es kaum Gruppen gibt, die sich systematisch mit der Erforschung des Patientensuizids befassen.

Im deutschsprachigen Raum verfügt derzeit die Gruppe um WOLFERSDORF, von der Universität Ulm/Weißenau, durch die baden-württembergische Arbeitsgemeinschaft zur Verhütung des Krankenhaussuizids über die umfassendsten Erfahrungen. In den Vereinigten Staaten sind es nach frühen Ansätzen von FARBEROW, POKORNY, COTTON und DRAKE, die die fruchtbarsten Ergebnisse speziell über den Suizid von schizophrenen Patienten erarbeitet haben. Die meisten Studien auf dem Gebiet sind Einzeluntersuchungen. Viele scheinen eher beiläufig. Ein erkennbares Rechtfertigungsbedürfnis der Autoren läßt an der Aussagekraft ihrer Ergebnisse zweifeln. Dazu paßt auch, daß unverhältnismäßig viele Studien zum Patientensuizid in eher abgelegenen Zeitschriften erscheinen und deshalb – leider – nicht von internationalen Dokumentatiossystemen erfaßt werden.

Ein Hauptgrund für die zögernde Bearbeitung liegt in der persönlichen Betroffenheit der Behandelnden durch den Suizid eines Patienten. Die Verantwortlichen stehen unter dem Zwang nachzuweisen, daß sie nichts falsch gemacht haben. Offenheit und Unvorgenommenheit, die Voraussetzung jedes wissenschaftlichen Ansatzes sein müssen, haben dagegen einen schweren Stand. Die zögernde Bearbeitung des Patientensuizids hat aber auch methodologische Gründe. Diese beginnen bei der Fallidentifikation: Wir mußten das in unserer Studie erfahren: Über die offizielle Todesursachendokumentation der Klinik erfaßten wir nur sieben Suizide in zehn Jahren, über eine Umgebungsbefragung einundzwanzig, nach Hinzuziehen der Ermittlungsakten der Staatsanwaltschaft am Ende einunddreißig (GRANDEL 1978, FINZEN u. a. 1983).

Die Schwierigkeiten setzen sich in der Notwendigkeit fort, auf lückenhafte Krankenunterlagen zurückzugreifen – mit Verläufen, die zum Teil erst nach dem Suizid gefertigt wurden, und Abschlußberichten, deren defensiver Charakter nicht zu übersehen ist. Entsprechend widersprüchlich sind die Ergebnisse der vorliegenden psychiatriesoziologischen, epidemiologischen und klinischen Untersuchungen zum Patientensuizid. Ich will das an einigen Beispielen darstellen:

Unsicheres Wissen

Die institutionssoziologischen Studien befassen sich in erster Linie mit Erklärungsmodellen für den Anstieg der Suizidraten in den psychiatrischen Krankenhäusern während der vergangenen drei Jahrzehnte.
Folgende Faktoren werden immer wieder angeführt:
☐ der humanere und offenere Behandlungsstil der Psychiatrie der letzten Jahrzehnte (z. B. ERNST 1979);
☐ die Intensivierung von Therapie und Rehabilitation (in diesem Zusammenhang fällt immer wieder das Stichwort vom Rehabilitationsdruck);
☐ die Einführung von Neuroleptika und Antidepressiva in den fünfziger Jahren (z. B. COHEN u. a. 1964);
☐ die Vermehrung des Personals in den psychiatrischen Kliniken (z. B. GORENC 1985).
Solche Zusammenhänge werden durch Signifikanzberechnungen gestützt. Dennoch sind Zweifel angebracht. Wir tun gut daran, uns gelegentlich daran zu erinnern, daß signifikante keine kausalen Zusammenhänge sein müssen. In unserem eigenen Material können wir z. B. auch einen signifikanten Anstieg der Suizidrate in zeitlichem Zusammenhang

12

mit der Verbesserung der Personalqualifizierung im ärztlichen und pflegerischen Bereich belegen.

Dennoch lassen sich die angeschuldigten Faktoren, die im Grunde ja Ausdruck einer positiven Entwicklung der Psychiatrie sind, in ein komplexes Erklärungsmodell einfügen. Sie alle sind Ausdruck des Wandels der Psychiatrie von einer vorwiegend kustodialen Haltung zu einer therapeutischen und rehabilitativen Orientierung. Wie alle Veränderungen sind sie mit Unsicherheit und mit Irrwegen verbunden und damit auch mit einer Erhöhung des Risikos für die Patienten. Wenn dies so wäre, müßte die Erhöhung der Suizidrate in der psychiatrischen Krankenhäusern eine vorübergehende Erscheinung sein. Es lohnt sich, die Entwicklung im Auge zu behalten (vgl. BJARNASON 1982).

Fest steht, daß die bekannte Literatur keinen anhaltenden Anstieg der Suizidraten in psychiatrischen Krankenhäusern über die letzten hundert Jahre stützt (MODESTIN 1982). Fest steht ebenfalls, daß der Anstieg der Suizidrate nicht unbeeinflußbar ist. Über eine Suizidserie in unserer Klinik und ihre Beendigung wird unten gesondert berichtet werden. L. v. KNORRING berichtete, daß die Suizidrate in schwedischen psychiatrischen Einrichtungen während der Erhebung für eine Expertise des verantwortlichen Ministeriums drastisch absank, ohne daß Gründe dafür genannt werden könnten (SJÄLVMORD 1985).

Die Epidemiologie des Patientensuizids hat nur bescheidene konkrete Ergebnisse aufzuweisen, obwohl die meisten vorliegenden Studien diesen Forschungsansatz verfolgen. Soviel ist sicher: besonders gefährdet sind schizophrene und manisch-depressive Kranke in der Klinik ebenso wie nach der Klinikentlassung. Alle Versuche, darüber hinaus mit Hilfe der Epidemiologie spezielle Risikofaktoren zu identifizieren, die eine Prophylaxe möglich machten, sind bisher gescheitert. Scheinbar bedeutsame Ergebnisse nivellieren sich, wenn man Kontrollgruppen heranzieht. Überall wo dies geschehen ist, auch in unserem Material, bleibt nur die relative Häufigkeit früherer Suizidversuche als eindeutiger Risikofaktor übrig. Da dieser Gefährdungsfaktor aus der allgemeinen Suizidforschung bekannt ist, ist die angesichts des hohen Aufwandes epidemiologischer Untersuchungen ein eher banales Ergebnis. Weniger deutlich aber immer noch signifikant ist in unserer kontrollierten Studie der Anstieg des Risikos mit der dritten Aufnahme und bei Wiederaufnahme innerhalb von kurzer Zeit nach der letzten Entlassung.

Aussagekräftiger sind *die Ergebnisse klinischer Forschung*. Sie hat herausgestellt, daß psychiatrische Patienten während der Behandlung keineswegs nur in der Akutphase ihrer Erkrankung mit erkennbarer Suizidalität gefährdet sind. Sie hat die erhöhte Vulnerabilität Schizophrener auch in der Remission, die zunehmende Hoffnungslosigkeit bei chronisch rezidivierendem Verlauf und die fehlende Lebensperspektive vieler psychisch Kranker als Risikofaktoren besonderer Art herausgearbeitet (vgl. MUNDT 1984, DRAKE u. a. 1984).

Risiken der Behandlung

Ich möchte mich in diesem Buch jedoch nicht nur mit Patientenvariablen befassen, sondern auch mit dem *Therapeutenverhalten.* Die wissenschaftliche Auseinandersetzung mit der Qualität von Diagnose und Therapie im Zusammenhang mit dem Patientensuizid ist immer noch weitgehend tabuiert. Aber wir müssen davon ausgehen, daß das Therapeutenverhalten ein potentieller Risikofaktor sein kann. Am Beispiel der Diagnostik will ich einen Teilaspekt dieser Problematik darstellen:
Gemeinhin werden von Untersuchern des Patientensuizids die Krankenblattdiagnosen übernommen. Aber wer sagt, daß diese zutreffen, daß sie nicht konstellierende Faktoren auf dem Wege zum Suizid sind? Wir haben einen Hinweis RITZELS (1974) zum Anlaß genommen, die Diagnosen unserer Patienten, die sich während der ambulanten oder stationären Behandlung das Leben genommen haben, kritisch zu durchleuchten. Es stellte sich heraus, daß die Diagnosen in einem Drittel der Fälle reklassifiziert werden mußten. Ich werde in dem Kapitel über Methodenprobleme bei der Untersuchung des Patientensuizids ausführlich darauf zurückkommen (s. u. Kap. 3).

Durch diese Ergebnisse alarmiert, gingen wir der Bewertung der Psychopathologie der Suizidpatienten, der Formulierung der Therapieziele und der Konsistenz der eingesetzten Behandlungmethoden nach (s. u. Kap. 3). Die Therapeutenentscheidungen waren voller Widerprüche. Diese spiegelten sich am eindrucksvollsten in der medikamentösen Behandlung der endogen depressiven Patienten: keiner von ihnen wurde mit einer auch nur annähernd vollen Wirkdosis eines Antidepressivums behandelt (vgl. Kap. 12).

In den meisten Fällen ließen sich gestörte Beziehungen zwischen Therapeuten und Patienten nachweisen – eine gestörte Gegenübertragung, die es den Behandelnden unmöglich machte, den Kranken unvoreingenommen gegenüberzutreten. Dabei kommen sowohl zu große Nähe, Ablehnung wie Resignation vor. MUNDT (1984) zitiert in seiner Arbeit über die Suizide schizophrener Patienten die Reaktion eines Teammitgliedes auf den Suizid eines Patienten: »Es ist gut, daß diese Quälerei ein Ende hat.« Es muß einleuchten, daß eine solche Haltung keine günstige Voraussetzung für eine entschlossene Suizidprophylaxe schafft. Ich führe die Häufung von Therapeutenfehlern bei den von uns retrospektiv untersuchten Patientensuiziden vor allem auf diese gestörte Gegenübertragung zurück.

Wir haben mit unseren qualitativen Analysen von Diagnostik und Therapie unsicheres Terrain betreten. Ihre Ergebnisse lassen sich – außer im Hinblick auf die Diagnostik und die Medikamentenbehandlung – auch nur schwer sekundär quantifizieren. Dennoch möchte ich folgendes festhalten:

Anders als die klinische Forschung bieten bislang weder die Psychiatriesoziologie noch die epidemiologische Forschung bislang konkrete Ansatzpunkte zur Vermeidung des Patientensuizids. Die Analyse des Therapeutenverhaltens zeigt, daß bei Patienten, die sich später suizidierten, mit einer erhöhten Fehlerquote im Hinblick auf Diagnostik und Therapie zu rechnen ist (vgl. Kap. 10). Diese hat ihre Ursache wahrscheinlich vor allem in einer problematischen Gegenübertragungsbeziehung der Behandelnden zu den gefährdeten Patienten. Daraus lassen sich Schlußfolgerungen für die Suizidprophylaxe in Klinik und Praxis ableiten. Diese bestehen einerseits in einer verstärkten Rückbesinnung auf die handwerklichen Aspekte der klinischen Psychiatrie – die Konsistenz von Diagnose, Psychopathologie und Therapie – andererseits in einer verstärkten Kontrolle der Gegenübertragungssituation durch psychotherapeutische Supervision.

Forderungen an die Forschung

Aufgrund der Ergebnisse und der Unzulänglichkeiten bisheriger Forschung und im Vorgriff auf die Schlußfolgerungen aus den vorliegenden Analysen will ich versuchen, einige Forderungen für die künftige wissenschaftliche Auseinandersetzung mit dem Patientensuizid zu formulieren

☐ die Forschung über den Patientensuizid muß systematisch sein. Sie muß professionalisiert werden. Sie muß ihren defensiven Charakter verlieren. Es ist unwahrscheinlich, daß kursorisch angefertigte Einzelarbeiten von Betroffenen unseren Wissensstand wesentlich vermehren können. Das Gebiet ist so komplex, daß einzelne Untersucher auch dann überfordert sein werden, wenn sie sich ihm systematisch zuwenden. Die Zusammenarbeit von Klinikern mit psychologisch und soziologisch orientierten Wissenschaftlern ist unabdingbar. Bisher verfügt nicht einmal die baden-württembergische Arbeitsgemeinschaft um WOLFERSDORF über einen hauptamtlichen Mitarbeiter.

15

☐ Künftige Forschung sollte »semiprospektiv« sein. Die Daten über den Patientensuizid sollten in möglichst nahem zeitlichemZusammenhang mit dem Suizidereignis gesichert werden. Die Auswertung von lükkenhaft und defensiv geführten Krankenblättern reicht nicht mehr aus. Nur in zeitlichem Zusammenhang mit dem Suizid können Lücken in der Dokumentation gefüllt und Einflußgrößen aus dem Stationsgeschehen und im Kreis der Lebensumwelt des Patienten registriert werden. Der Versuch prospektiver Forschung ist als aussichtslos zu betrachten, solange Risikogruppen nur so ungenau definierbar sind, daß nicht einmal ausreichend konkrete Anhaltspunkte für eine klinische Suizidprophylaxe bestehen.

☐ Die Vergleichbarkeit von Untersuchungen zum Patientensuizid ist durch die Verwendung von definierten Diagnosekriterien sicherzustellen. Aber es ist zwischen den klinischen Diagnosen der behandelnden Therapeuten und den kritisch überprüften Diagnosen der Wissenschaftler zu unterscheiden. Epidemiologische Untersuchungen zum Patientensuizid sollten überdies auf definierte Kontrollgruppen zurückgreifen. Wir sollten die globale Beschreibung von Populationen überwinden und uns auf spezielle Gruppen, wie Schizophrene, Depressive, Langzeitpatienten, Patienten in einer rehabilitativen Situation konzentrieren. Es gibt Anhaltspunkte, daß sich in undifferenzierten Gruppen spezifische Merkmale nivellieren.

☐ Die Biographie und das Lebensumfeld des Patienten sollte in künftigen Studien einbezogen werden. Der Suizid ist zwar auch ein Symptom von Krankheit; der Weg dorthin kann aber auch in vielfältiger Weise biographisch determiniert sein, z. B. durch lebensverändernde Ereignisse, die Verzweiflung und Hoffnungslosigkeit zur Folge haben, oder durch suizidales Verhalten in der Familie oder im Freundeskreis, das entsprechenden Lösungsmechanismen von Problemen den Weg bahnt.

☐ Therapie- und Therapeutenvariablen und mögliche Therapiefehler auf der handwerklichen Ebene wie auf der Ebene der Übertragung und der Gegenübertragung sollten einbezogen werden.

☐ Schließlich bedürfen besondere Risikokonstellationen der Untersuchung. Das Stichwort vom Rehabilitationsdruck fällt mittlerweile in jeder Diskussion über den Patientensuizid. Der Wechsel der Station, des Therapeuten, der Medikation werden als Risikofaktoren angesehen und sind es möglicherweise auch. Urlaub und Ausgang als konstellierende Faktoren werden immer wieder zitiert. Die Problematik der Unterbringung auf offenen und auf geschlossenen Stationen wird eher spekulativ als fundiert diskutiert.

Der Einfluß der Behandlung auf die mittelfristige und langfristige Prognose suizidgefährdeter und psychisch Kranker ist unklar. Über die Rolle der Medikamente bei der Suizidprophylaxe oder der Provokation von suizidalem Verhalten (»pharmakogene« Depression, »antriebssteigernde« Antidepressiva) bestehen eher mystische Vorstellungen. Schließlich ist so gut wie nichts über den Einfluß von therapeutischen und institutionellen Maßnahmen als suizidprophylaktische oder suizidprovozierende Faktoren bekannt. Es gibt lediglich Anhaltspunkte, daß sie Einfluß haben.

Dieser Katalog von Forderungen ist keineswegs erschöpfend. Er deckt sich zum großen Teil mit den Überlegungen von DRAKE und Mitarbeitern (1985), die darüber hinaus hervorheben, daß auch die Beziehung zwischen Suizidversuch und Suizid bei psychiatrischen Patienten der Klärung bedürfe.

Wir werden uns damit abfinden müssen, daß es für ein komplexes Geschehen wie den Suizid eines uns anvertrauten Patienten ebensowenig eine einfache Erklärung gibt wie für den Suizid eines – ich zögere es zu formulieren – Gesunden. Möglicherweise sollten wir unser Augenmerk verstärkt auch auf Parallelen zwischen dem Suizid des bekannt psychisch Kranken und des nicht−bekannt psychisch Kranken wenden. Wir werden uns auch damit abfinden müssen, daß kein auch noch so ausgeklügeltes System von Maßnahmen uns in den Stand versetzen wird, jeden Suizid eines Patienten zu verhindern.

Adolf MEYER, New York, einer der Gründerväter der modernen Psychiatrie, hat einmal gesagt, ein psychiatrisches Krankenhaus, in dem kein Suizid vorkomme, könne kein gutes sein (DÖRNER u. PLOG 1978). Das mag zutreffen. Andererseits kann eine Psychiatrie keine menschliche sein, die nicht alle Möglichkeiten der Forschung und der Behandlung ausschöpft, den Suizid der ihr anvertrauten Patienten nach Kräften zu verhindern. Dies ist der Leitgedanke der vorliegenden Analyse.

2. Kapitel
Was wir wissen und was nicht

Eine Literaturübersicht

Zusammenfassung

Die Literatur über den Suizid psychiatrischer Patienten während der ambulanten und stationären Behandlung und nach der Entlassung ist überschaubar geblieben. Diese Feststellung steht im Gegensatz zur Bedeutung und zur Dimension des Problems. Die vorliegende Übersicht erfaßt hundertfünfundzwanzig Arbeiten aus den Jahren 1941 bis 1986. Sie stützt sich auf Sammelreferate, die ich 1986 über den Suizid im psychiatrischen Krankenhaus und 1984 über den Suizid nach Klinikentlassung und während der ambulanten Behandlung in der Suizidprophylaxe veröffentlicht habe. Frühere Übersichten von GRANDEL *(1978),* MODESTIN *(1982) und* WOLFERSDORF *u. a. (1984) haben auch ältere Veröffentlichungen miteinbezogen.* DRAKE *u. a. (1985) haben eine kritische und detaillierte Analyse über kontrollierte und nichtkontrollierte Untersuchungen des Suizids von schizophrenen Patienten vorgelegt. Die hier berücksichtigten Studien wurden durch langjährige systematische Suche über den Index medicus über das Deutsche Institut für medizinische Dokumentation und Information (DIMDI) sowie durch Querverweise identifiziert. Die Sammlung ist gewiß nicht vollständig. Es fällt auf, daß zahlreiche Arbeiten zu diesem Thema das Erfassungsniveau dieser internationalen Dokumentationsdienste nicht erreichen. Aus diesem Grunde sind hier unmittelbar zugängliche deutschsprachige Arbeiten in Zahl und Stellenwert überrepräsentiert.*

Methodologie

Bei den Untersuchungen handelt es sich ohne Ausnahme um retrospektive epidemiologische oder kasuistische (oder kombinierte) Studien, die aufgrund von Krankenunterlagen, in Einzelfällen aufgrund eigener Kenntnis betroffener Patienten, oder durch Befragung von Therapeuten erstellt wurden. Die Therapeutenbefragung hat in der Regel längere Zeit nach dem Suizidereignis stattgefunden. Die ausgewerteten Krankenunterlagen hatten ursprünglich klinischen Zwecken gedient. Von den Untersuchern wird immer wieder ihre Lückenhaftigkeit hervorgehoben oder der defensive Charakter von Eintragungen, die im unmittelbaren Zusammenhang mit dem Suizid standen.

Kontrollierte Untersuchungen sind selten. Wenn sie durchgeführt werden, wird meist eine Paarbildung versucht. DRAKE u. a. (1985) analysierten in ihrer Übersicht jeweils acht ihres Erachtens gut und schlecht kontrollierte Untersuchungen aus den Jahren 1961 bis 1982. Sie bereichern die Literatur um eine weitere gut kontrollierte Arbeit über den Suizid Schizophrener (DRAKE u. a. 1984). Aus dem deutschsprachigen Raum liegt unseres Wissens bisher nur unsere eigene Untersuchung vor (s. u. 4. Kap.), in der Patienten als Kontrollgruppe herangezogen werden, die sich an einem Stichtag in der Aufnahmestation einer psychiatrischen Klinik in Behandlung befinden.

Die Methodenprobleme bei der Untersuchung werden anhand der Schwierigkeiten bei der Fallidentifikation besonders drastisch beleuchtet. Erfaßt wurden die Suizide meist über die offizielle Suizidstatistik der Krankenhäuser oder – mühsamer – über die Durchsicht aller abgeschlossenen Krankenunterlagen im Hinblick auf die Todesursache verstorbener Patienten. Für einzelne Studien mußten auf die Weise tausende von Krankengeschichten gesichtet werden (RITZEL 1974, GRANDEL 1978, PLATZ u. a. 1985).

Im Hinblick auf die von vielen Untersuchern beschriebenen Tendenzen der betroffenen Therapeuten zur Verleugnung und zur Verdrängung von Patientensuiziden (QUEREN 1983, COTTON u. a. 1985) ist zu bezweifeln, ob auf diese Weise auch nur der größere Teil aller Suizide erfaßt worden ist. Nur einzelne Studien gehen auf die Problematik der vollständigen Erfassung ein (z. B. PETRI 1970, RITZEL 1974).

Am eindrucksvollsten ist die Darstellung GRANDELS (1978) über das Tübinger Projekt, wo über die offizielle Krankenhausstatistik zunächst nur sieben Suizidfälle registriert waren. Durch Mitarbeiterbefragung, Überprüfung von Todesursachen und Kreuzvergleich der Suizidermittlungsakten mit der Patientenkartei des Krankenhauses konnten schließlich insgesamt 31 Suizidfälle identifiziert werden. Diese Diskrepanz ist so erheblich, daß sie für die Analyse von Patientensuiziden und deren Ursache mit dem Ziel der Prophylaxe von entscheidender Bedeutung ist.

Wie ausgeprägt die Neigung zur Unterdrückung von Suiziddaten ist, berichten WOLFERSDORF u. a. (1984) über die Baden-Württemberg-Studie. Dort hatte eines der beteiligten vier Krankenhäuser für die ersten fünf Jahre des zehnjährigen Untersuchungszeitraumes lediglich jene Suizide berichtet und in das Forschungsprojekt eingehen lassen, die sich im Krankenhausgelände ereigneten, nicht aber jene, die sich – etwa im Urlaub oder beim Ausgang – außerhalb zutrugen. Auch in unserem eigenen Material konnten wir feststellen, daß sich in Krankenakten von Patienten, die sich sicher suizidiert hatten, und die auch für das Projekt registriert waren, kein Hinweis auf den Suizid befand.

Mit besonders hohen Fehlerquellen ist zu rechnen, wenn der Patient nicht aus dem Urlaub oder vom Ausgang zurückkehrt. Im Krankenblatt findet sich dann der Eintrag »Entlassung«. Das gleiche gilt, wenn der Suizid nicht sofort zum Tode führte. Im Krankenblatt findet sich dann der Eintrag »Verlegung in ein anderes Krankenhaus«. Diese Fehlerquellen werden sich nur bei prospektiven Untersuchungen ausmerzen lassen. Sie vermindern sich schlagartig, sobald an einem Krankenhaus eine Studie über den Patientensuizid in Angriff genommen wird. Das führt dann nicht selten ebenso schlagartig zu einem scheinbaren Anstieg der Suizidrate in den betreffenden Kliniken. Da die Identifizierbarkeit von Suizidfällen um so geringer ist, je weiter sie zurückliegen, besteht der Verdacht, daß der immer wieder registrierte Anstieg von Suizidraten über Jahrzehnte hinweg (vgl. ERNST 1979, MODESTIN 1982) in vielen Fällen ein methodisches Artefakt ist (FINZEN 1983).

Suizidrate

In jüngerer Zeit ist der wichtigste Antrieb für die Erforschung des Patientensuizides der Eindruck, daß die Suizidrate in psychiatrischen Krankenhäusern in den letzten Jahrzehnten gestiegen ist. Bei der Überprüfung dieses Eindrucks kommen die bereits erwähnten Methodenprobleme hinsichtlich der Fallidentifikation in besonderer Weise zum Tragen. Zum anderen ist die Vergleichbarkeit der Ergebnisse problematisch, weil die einen die Suizidrate anhand der belegten Betten berechnen, die anderen anhand von Aufnahmen, bzw. Entlassungen, die dritten schließlich auf der Grundlage der Behandlungsepisoden (am Beginn des Jahres vorhandene Patienten plus Aufnahmen im Laufe des Jahres). Aus den Studien ist nicht immer ersichtlich, welche Bemessungsgrundlage gewählt worden ist. Die Vergleichbarkeit zur Suizidrate in der Allgemeinbevölkerung ist darüber hinaus problematisch, da bei einer Berechnung nach belegten Betten eine abnorm hohe Zahl entstehen würde, weil die Zahl der behandelten Personen auf diese Weise keine Berücksichtigung fände. Bei der Berechnung auf der Grundlage von Behandlungsepisoden oder Aufnahmen käme hingegen eine zu niedrige Rate zustande, weil die Risikozeiträume deutlich kürzer sind als ein Jahr (in unserem Krankenhaus mit Langzeitbereich z.B. 111 Tage pro Behandlungsepisode).

Die Suizidrate ist außerordentlich unterschiedlich. Sie bewegt sich in der von MODESTIN (1982) vorgenommenen Zusammenstellung zwischen

25,5 und 940 pro 100 000 Behandlungsepisoden. Selbst für die Zeit seit 1960 schwankt sie zwischen 47,8 (SLETTEN u. a. 1972) und 940 (WOLPERT u. a. 1976). Solche Unterschiede sind zum Teil auf eine unterschiedliche Zusammensetzung der Klientel und unterschiedliche Angaben der untersuchten Krankenhäuser zurückzuführen. Zum beträchtlichen Teil handelt es sich aber mit Sicherheit um Probleme der mangelhaften Registrierung und Erfassung.

Verhältnismäßig gut abgesicherte Befunde über das Problem der Zunahme des Patientensuizids finden sich in den Untersuchungen von ERNST und Mitarbeiter für Zürich (1974, 1979 u. 1980) sowie von MODESTIN (1982) für Bern, BJARNASON (1982) für Island, PERRIS u. a. (1980) für Schweden, WOLFERSDORF u. a. (1984) für Baden-Württemberg, GRANDEL (1978) für Tübingen sowie FINZEN u. a. (s. u.) für Wunstorf. Die drei letzten Untersuchungen erfassen allerdings jeweils nur zehn Jahre; die letzten beiden umfassen mit 30, bzw. 40 Patienten auch nur eine relativ kleine Fallzahl. Wie HEIMANN (1984) mündlich mitteilte, hat der Anstieg der Suizidrate in der Tübinger Klinik im darauffolgenden Jahrzehnt auch nicht angehalten.

Auch GORENC u. a. (1985) weisen in ihrer statistischen Analyse für zehn bayerische Bezirkskrankenhäuser einen Anstieg der Suizidrate während der letzten Jahrzehnte nach. Bei BJARNASON, PERRIS und ERNST geht mit dem Anstieg der Suizidrate psychiatrischer Patienten während der Behandlung auch ein Anstieg der Suizidrate nach der Entlassung einher. Dies zeigt im übrigen auch MODESTIN (1982).

Die Tendenz scheint eindeutig zu sein. Dennoch ist die Frage zu stellen, ob es sich hier um einen Trend handelt oder um vorübergehende Schwankungen, denn die Untersuchungszeiträume sind in allen diesen Untersuchungen verhältnismäßig kurz. Oft sind die Zeiträume, in denen ein deutlicher Anstieg der Suizidrate zu erkennen ist, nicht länger als fünf Jahre. Betrachtet man die langfristige Entwicklung seit der Jahrhundertwende, sind Schwankungen zu erkennen, nicht aber ein durchgängiger Anstieg. Das wird durch die Tabellenübersicht von MODESTIN (1982) eindrucksvoll belegt.

Männer / Frauen

Während Männer bei Suiziden in der Allgemeinbevölkerung mit zwei Dritteln zu ein Drittel deutlich überrepräsentiert sind, nähert sich das Verhältnis bei den Suiziden von Patienten in psychiatrischen Krankenhäusern aneinander an. Diese Tendenz ist nicht durchgehend. Es gibt Untersucher, die bei den Krankenhaussuiziden die gleiche Relation wie in der

Allgemeinbevölkerung sehen (z. B. RITZEL 1974, PLATZ 1985, COTTON u. a. 1985). Dabei besteht allerdings das Problem, daß weder die diagnostische Zusammensetzung noch der Anteil von Frauen und Männern unter den Krankenhauspatienten gebührend berücksichtigt ist. Insbesondere wenn man den Anteil an Alkoholkranken berücksichtigt, der sich immer noch vor allem aus Männern rekrutiert, läßt sich für Männer und Frauen ein ausgeglichenes Verhältnis erkennen. Dies gilt insbesondere für die Risikogruppen der Schizophrenen und der manisch-depressiven Kranken (BEISSER u. BLANCHETTE 1961, SLETTEN u. a. 1972, SCHWARTZ u. a. 1975, MAIER 1981, SCHLOSSER u. STREHLE-JUNG 1982, FINZEN u. a. 1983, WOLFERSDORF u. a. 1984, FINZEN s. u.).

Lebensalter

Abweichend von der Allgemeinbevölkerung findet sich das höchste Risiko unter den Klinikpatienten bei den Kranken im dritten und vierten Lebensjahrzehnt. Der für die Allgemeinbevölkerung typische Anstieg in den letzten Lebensjahrzehnten fehlt. Wenn es jenseits des sechsten Lebensjahrzehnts zu Suiziden von Krankenhauspatienten kommt, sind in der Regel Patienten mit affektiven Störungen betroffen. Insbesondere COPAS u. a. (1971) haben das in einer umfassenden statistischen Analyse über die Verhältnisse in England herausgearbeitet. Ähnliche Tendenzen lassen sich aber auch bei WOLFERSDORF u. a. (1984) erkennen. Die Häufung im jüngeren und mittleren Lebensalter wird von zahlreichen Untersuchungen berichtet (FARBEROW u. a. 1966, GRANDEL 1978, ERNST 1979, SCHLOSSER und STREHLE-JUNG 1982, FINZEN u. a. 1983, DRAKE u. a. 1984, WOLFERSDORF u. a. 1984).

Familienstand und Wohnsituation

Unter den Patienten, die im Krankenhaus Suizid begehen, überwiegen auch, relativ zur Allgemeinbevölkerung, die Ledigen (FARBEROW u. a. 1966, SCHLOSSER u. STREHLE-JUNG 1982, COTTON u. a. 1985, FINZEN 1985). Im Hinblick auf Verwitwete und Geschiedene, denen ein besonderes Suizidrisiko zugeschrieben wird, fehlt es an aussagekräftigen Zahlen. In vielen Studien, zumal solchen mit kleinen Zahlen, wird auf den Familienstand nicht eingegangen. Das Überwiegen der ledigen Patienten ist auch durch den relativ niedrigen Altersdurchschnitt sowie die Überrepräsentation der Diagnose von Psychosen aus dem schizophrenen Formkreis zu erklären. Der frühe Beginn der Psychosen verhindert bei vielen Betroffenen eine Eheschließung. Allerdings finden sowohl GRANDEL

(1978) wie Huntemann (1987) in seiner kontrollierten Studie keine Unterrepräsentation der Verheirateten. Das gilt insbesondere beim Vergleich mit der Kontrollgruppe von Patienten, die sich nicht suizidiert haben.

Der Familienstand sagt noch nichts über die Wohnsituation aus. Verschiedene Untersucher weisen darauf hin, daß bemerkenswert wenige Patienten allein leben. Viele wohnen mit Partnern oder mit ihren Eltern zusammen. Wolfersdorf u.a. (1984) beispielsweise stellen fest: »der Anteil Alleinstehender (Lediger, Geschiedener, Verwitweter, Getrennt- bzw. In-Scheidung lebender) liegt mit insgesamt 67,9 % sehr hoch. Trotzdem leben nur 14,4 % der erfaßten 194 Patienten dieser Studie zum Zeitpunkt des Suizids allein.« Ähnliche Befunde finden sich bei Grandel (1978) und in unserer kontrollierten Studie. Hier sind die verheirateten Patienten unter den Suizidanten häufiger vertreten als unter den übrigen Patienten (Huntemann 1987). Es könnte sein, daß nicht nur Isolierung und Einsamkeit Risikofaktoren sind, wie das in der allgemeinen Suizidliteratur beschrieben wird. Auch die Krise in der Familie oder die Furcht vor dem Verlust der Partnerschaft kann zum Gefährdungsfaktor werden (Drake u.a. 1984, Wolfersdorf u.a. 1984).

Berufliche Situation

Berufliche und soziale Faktoren werden nur in wenigen Untersuchungen erfaßt. Wo das der Fall ist, sind sie meist ohne Aussagekraft. Hervorgehoben wird in verschiedenen Untersuchungen jedoch eine besondere Risikogruppe: junge Männer und Frauen mit ursprünglich hohen Erwartungen an die Zukunft (z.B. Drake u.a. 1984). Auch andere (Farberow u.a. 1966) beschreiben diesen Typ als besonders gefährdet. Überall fehlen jedoch Bezugsdaten zur beruflichen und sozialen Zusammensetzung der Krankenhauspopulation, die Vergleichsmöglichkeiten eröffneten. Gestrich und Stief (1982) widmen der Gruppe der Studenten eine eigene Untersuchung, die sich eigentlich mit dem Studienerfolg dieser Gruppe auseinandersetzt und als Nebenbefund, der schließlich das zentrale Ergebnis bildet, eine extrem hohe Belastung durch Suizide feststellt.

Diagnosen und Krankheitsbilder

Diagnostisch stehen die Psychosen aus dem schizophrenen Formenkreis an erster Stelle. Ihr Anteil beträgt etwa 50 %, in manchen Untersuchungen deutlich mehr. An zweiter Stelle folgen die affektiven Psychosen.

Einzelne Untersucher weisen auf eine besondere Gefährdung der bipolaren affektiven Psychosen (manisch–depressiven Krankheit) hin (z. B. MORRISON 1982). Bei den anderen psychischen Erkrankungen ist kein einheitliches Bild zu erkennen. Das gilt insbesondere für Patienten, die als neurotisch klassifiziert sind. Hier schwankt die Häufigkeit je nach Untersuchung und Institution stark (vgl. Synopsis bei GRANDEL 1978, BEISSER und BLANCHETTE 1961, ACHTE u. a. 1966, ERNST 1979, FINZEN u. a. 1983, HUNTEMANN 1987.)

Auffällig ist die Unterrepräsentation von Patienten mit gerontopsychiatrischen Erkrankungen wie das Fehlen von Patienten mit Suchterkrankungen in zahlreichen Untersuchungen. FINZEN (1986) geht diesem Problem in einer Untersuchung über die Frage nach, welche Patienten sich nicht suizidieren (s. u. Kap. 6). Suchterkrankungen treten, wie verschiedene Autoren hervorheben, jedoch immer wieder als Nebendiagnose auf (SLETTEN u. a. 1972, COPAS u. ROBIN 1982, SCHLOSSER u. STREHLE-JUNG 1982, FINZEN u. a. 1983, WOLFERSDORF u. a. 1984, HUNTEMANN 1986).

Auf Besonderheiten, wie Suizide von Patienten nach Elektrokrampfbehandlung, verweist RITZEL (1974). ERNST u. a. (1981) erörtern hingegen die Frage, ob der Verzicht auf die Elektrokrampfbehandlung nicht im manchen Fällen ein Risikofaktor sein könnte.

Nur in wenigen Studien wird die diagnostische Zusammensetzung der Klinikpopulation als Vergleichsgröße herangezogen. Wo das geschieht (ERNST u. a. 1974, WOLFERSDORF u. a. 1984, HUNTEMANN 1987) läßt sich erkennen, daß beide Gruppen gegenüber der Klinikpopulation überrepräsentiert sind, die Patienten mit affektiven Störungen mehr als diejenigen mit schizophrenen Psychosen.

Im ambulanten Raum treten die affektiven Psychosen in der Häufigkeit oft vor die Patienten mit Psychosen aus dem schizophrenen Formenkreis (vgl. Übersichten bei Doris MÜLLER 1978 und FINZEN 1984).

Auffällig ist die Tatsache, daß fast überall die Krankenblattdiagnosen übernommen worden sind. Nur in Untersuchungen mit gezielten Fragestellungen (etwa ROY 1982) sind Patienten nach definierten Diagnosekriterien ausgewählt worden. Nur in Einzelfällen sind die Krankenblattdiagnosen überprüft, diskutiert oder in Frage gestellt worden. Wie notwendig dies ist, wird bei RITZEL (1974) deutlich, der bei der Hälfte der von ihm analysierten Fälle atypische Krankheitsbilder feststellt. Das wird auch in unserer Untersuchung über die ambulanten Suizide sichtbar (FINZEN u. BEUSHAUSEN 1984), in der es sich als notwendig erwies, die ursprüngliche Krankenblattdiagnose, die auch die Behandlungsdiagnose der Therapeuten war, im Rahmen der Untersuchung zu reklassifizieren (s. u. Kap. 3). MODESTIN (1985) setzt sich mit dem gleichen Problem speziell im Hinblick auf die depressiven Kranken auseinander.

Krankheitsdauer

Verschiedene Untersucher heben die verhältnismäßig lange Krankheitsdauer bis zum Suizid hervor. Nur eine Minderheit der Patienten ist weniger als ein Jahr krank; viele mehr als fünf, ein beträchtlicher Teil sogar mehr als zehn Jahre (ERNST u. KERN 1974, WOLFERSDORF 1984, FINZEN 1986, KITZIG 1986). Unsere eigene kontrollierte Untersuchung läßt jedoch keine deutlichen Unterschiede zwischen den Suizidpatienten und der Kontrollgruppe hinsichtlich der Krankheitsdauer erkennen (HUNTEMANN 1987, FINZEN s. u. Kap.4).

Verweildauer

Die Mehrzahl der Patienten suizidieren sich während des ersten Jahres des stationären Aufenthaltes, über die Hälfte während der ersten sechs Monate (BEISSER u. BLANCHETTE 1961, ALSEN 1969, RITZEL 1974, RITZEL u. KORNEK 1983, WOLFERSDORF u.a. 1984). Diese durchgehende Tendenz wird von einzelnen Untersuchern in der Weise gedeutet, daß sie eine besondere Suizidgefährdung am Anfang der Hospitalisierung sehen. Eine solche Interpretation ist jedoch unzulässig. Denn in den meisten Krankenhäusern ist die Hälfte der Patienten nach weniger als einem Monat bereits wieder entlassen. Bei Aussagen über den Zeitpunkt der höchsten Gefährdung muß diese Beziehung jedoch hergestellt werden. ERNST (1974, 1979) verweist mit Recht auf eine erhöhte Gefährdung nach Ablauf von einigen Monaten Krankenhausaufenthaltes, nach sechs bis acht Monaten bei Patienten mit affektiven Psychosen, nach zehn Monaten bei Patienten mit schizophrenen Psychosen. Auch die Daten unserer kontrollierten Untersuchung stützen die Befunde von ERNST.

Zahl der Aufnahmen

Für die Zahl der vorangegangenen Aufnahmen gilt ähnliches wie für die Verweildauer. Auch hier kommt es zu einer Verzerrung der Risiken, wenn man bedenkt, daß der Anteil der Patienten mit Mehrfachaufnahmen geringer ist als jener, mit Erst- und Zweitaufnahmen. Stellt man dies in Rechnung, so ist bei Patienten von der dritten Aufnahme an eine besondere Gefährdung zu erkennen (ACHTE u.a. 1966, SLETTEN u.a. 1972, MAIER 1981, SCHLOSSER u. STREHLE-JUNG 1982). WOLFERSDORF u.a. (1984) verweisen mit Recht auf ihren Eindruck, daß diese Gefährdung besonders dann gegeben ist, wenn seit der letzten Krankenhausentlassung nur kurze Zeit vergangen ist bzw. wenn Krankenhausaufnahmen sich in jüngster Zeit gehäuft haben. Die Wiederaufnahme innerhalb von kurzer Zeit nach der Entlassung erwies sich in unserer kontrollierten Studie als eine der wenigen signifikanten Gefährdungsfaktoren (HUNTEMANN 1987, FINZEN u.a. s.u. Kap. 4, DRAKE u.a. 1984).

Freiwillige / unfreiwillige Behandlung

Über den Modus der Unterbringung gibt es nur in einzelnen Untersuchungen Angaben. Diese sind auch nur schwer vergleichbar, wenn die Studien in verschiedenen Ländern, selbst in verschiedenen Bundesländern oder zu verschiedenen Zeiten erstellt wurden. In älteren Untersuchungen sind die meisten Patienten unter Zwang in Behandlung, in den neueren meist freiwillig. Dabei bestehen natürlich auch Unterschiede zwischen Universitätskliniken, Abteilungen an allgemeinen Krankenhäusern und Großkrankenhäusern (vgl. GRANDEL 1978, WOLFERSDORF u.a. 1984). In unserer eigenen Untersuchung ist eine Entwicklung über die Zeit zu erkennen. In den ersten fünf Jahren waren sieben von 17 Patienten unfreiwillig in Behandlung. In den zweiten fünf Jahren war es nur einer von 23.

Suizide in der Familienvorgeschichte

Suizide bei Eltern, Geschwistern oder Freunden werden nur in einzelnen Untersuchungen erhoben. Wo dies geschehen ist, ist der Anteil erhöht. Bei MITTERAUER und PRITZ (1984) ist der Anteil mit 69,9 % als dramatisch hoch zu bezeichnen. Wir konnten immerhin 12,5 % Todesfälle durch Suizid bei einem Elternteil feststellen. Die Rate erhöhte sich auf 15 % unter Einbeziehung einer der Patientin nahestehenden Tante (es wurden keine Angehörigenbefragungen durchgeführt). Die Rate der Suizide unter den Eltern war deutlich höher als in der Kontrollgruppe (HUNTEMANN 1987). WOLFERSDORF u.a. (1984) geben mit 13,4 % eine erhöhte Suizidrate bei nahen Angehörigen an. HAENEL und PÖLDINGER (1986) heben den Suizid in der Familie auch im Bereich der allgemeinen Suizidforschung als Belastungsfaktor besonderer Art hervor.

Frühere Suizidversuche

Bei durchweg der Hälfte der Patienten, die sich im Krankenhaus suizidiert haben, sind frühere Suizidversuche bekannt geworden. In vielen Studien waren es wesentlich mehr (bis zu 80 %). Bei vielen Patienten (bis zu 40 %) waren Mehrfachsuizidversuche in der Vorgeschichte bekannt. Bei nicht wenigen hatten sich solche Suizidversuche während des letzten Krankenhausaufenthaltes ereignet (Übersicht bei GRANDEL 1978, WOLFERSDORF u. a. 1984, FINZEN 1986; für die Zeit nach der Entlassung FINZEN 1984; BEISSER u. BLANCHETTE 1961, ACHTE u. a. 1966, PETRI 1970, SLETTEN u. a. 1972, MITTERAUER 1981, SCHLOSSER u. STREHLE-JUNG 1982, FINZEN u. a. 1983, DRAKE u. a. 1984, WOLFERSDORF u. a. 1984).

Nur in einzelnen Studien finden sich Aussagen über die Methoden, die bei früheren Suizidversuchen angewandt wurden. Naturgemäß liegt hier ein erhöhter Anteil an sogenannten weichen Methoden vor. Dennoch bleibt die Brutalität vorangegangener gescheiterter Suizidversuche bemerkenswert. Stürze aus großer Höhe, vereinzelt auch vor den Zug mit schweren Verletzungen sind keine Ausnahmen. Ein gescheitertes Erhängen wird häufig genannt (FARBEROW u. a. 1966). DRAKE u. a. (1985) halten die Klärung der Beziehung früherer Suizidversuche zu den vollendeten Suiziden für ein künftiges wichtiges Forschungsthema.

Bekannte Suizidalität vor dem Suizid

Die Aussagen über eine bekannte Suizidalität vor dem Suizid sind uneinheitlich. Sie sind zum beträchtlichen Teil auch nur schwer verwertbar, weil Untersucher, die sich mit dieser Frage befaßt haben, immer wieder auf die defensive Haltung der betroffenen Therapeuten verweisen. Für diese geht es nach dem Suizid nicht nur um die Dokumentation des Krankheitsverlaufs und um die Erarbeitung einer wahrhaftigen Epikrise. Für sie geht es vorrangig auch um die Zurückweisung von möglichen Schuldvorwürfen bei der Abfassung der Epikrise und abschließenden Verlaufsbemerkungen. Hier kann es den Therapeuten vor Kritik, Schuldvorwürfen und Strafe schützen, wenn er in seiner Dokumentation deutlich macht, wie unvorhersagbar der Suizid des Patienten war.

Dennoch kristallisieren sich zwei etwa gleichstarke Gruppen heraus. Bei einer war das Suizidrisiko bekannt. Bei einzelnen Patienten war es sogar als erheblich bekannt. Es wurden entsprechende Maßnahmen getroffen. Bei einzelnen Patienten wurde sogar Dauerüberwachung im

Wachsaal angeordnet. Bei einer anderen, etwa gleichgroßen Gruppe war eine Gefährdung nicht zu erkennen. Die Patienten wurden oft in den Tagen vor dem Suizid als besonders gelockert, als besonders ruhig beschrieben (KEITH-SPIEGEL u. a. 1967, SLETTEN u. a. 1972, MITTERAUER 1982, RITZEL u. KORNEK 1983, WOLFERSDORF u. a. 1984).

Suizidmethoden

Die Suizidmethoden sind durchgängig harte Methoden. Erhängen und Sturz-aus-großer-Höhe oder vor-den-Zug stehen eindeutig im Vordergrund. Mehrere Untersucher weisen auf den Einfluß der Verfügbarkeit der Methode hin. So steht auf geschlossenen Stationen das Erhängen ganz im Vordergrund. Immer wieder wird das Stecktuch oder das Handtuch als Werkzeug erwähnt. MAIER (1980) erwähnt die Nähe des Hinterrheins zur Klinik Beverin als Erklärung für die Häufung der Suizidursache Ertränken. WOLFERSDORF u. a. (1984) sowie MITTERAUER (1982) und FINZEN (1985) verweisen auf die Rolle einer in der Nähe vorbeiführenden Eisenbahnlinie, SCHLOSSER und STREHLE-JUNG (1982) auf die Bedeutung des Klinikhochhauses. Die Frage, ob solche bevorzugten Suizidlokalitäten Einfluß auf die Suizidhäufigkeit haben, wird nur in unserem Bericht über eine Suizidserie in unserer Klinik sowie in unserer Analyse über einen möglichen Werther-Effekt im psychiatrischen Krankenhaus erörtert.

Tageszeit

Die Tageszeit des Suizides ist nur in wenigen Untersuchungen erfaßt. Ihre Dokumentation ist dann meist auch lückenhaft. Gerade bei Patienten, die sich unerlaubt entfernt haben, oder Patienten im Urlaub oder Ausgang ist sie nicht dokumentiert. Eine Häufung scheint jedoch am Spätnachmittag und am Vormittag zwischen 6.00 und 9.00 Uhr aufzutreten. WOLFERSDORF u. a. (1984) meinen, einen fortlaufenden Anstieg von Mitternacht bis Nachmittag zu erkennen.

Die uneinheitlichen Tendenzen sind am ehesten so zu deuten, daß Suizide während der allgemeinen Nachtruhe, zwischen Mitternacht und 6.00 Uhr, eher selten auftreten. Das gleiche gilt für Zeiten mit strukturierter Aktivität auf den Stationen und Abteilungen, wie Arbeits— und Beschäftigungstherapie. Gefährdungen treten in Zeiten unstrukturierter Geschäftigkeit auf, wie Aufstehen, Vorbereitung zum Schlafengehen, Pausenzeiten vor und nach dem Essen sowie Aufbruch zur und Rückkehr von der Beschäftigungs- und Arbeitstherapie.

Wochentag

Die Gefährdung an den einzelnen Wochentagen ist nur in wenigen Studien untersucht worden. Das hängt zum Teil sicher damit zusammen, daß die kleine Fallzahl meist aufschlußreiche Ergebnisse verhindert. WOLFERSDORF u. a. (1984) haben eine besondere Gefährdung am Wochenende hervorgehoben. Leider haben sie nicht zwischen Suiziden im Krankenhaus und während der Beurlaubung differenziert. Unser eigenes Material weist hier auf ein interessantes Phänomen hin: ein eindeutiger Gipfel am Wochenende. Aber dieser bedarf der Differenzierung: Am Freitag ereignen sich neun Suizide im Krankenhaus und zwei während der Beurlaubung. Am Samstag einer im Krankenhaus und zwei während der Beurlaubung. Am Sonntag einer im Krankenhaus und vier während der Beurlaubung.

Jahreszeitliche Verteilung

Im Hinblick auf die jahreszeitliche Verteilung ist kein einheitliches Muster zu erkennen. WOLFERSDORF u. a. verweisen bei ihrer großen Fallzahl auf eine erhöhte Gefährdung in den Monaten Juli, August und September mit über 35 %. Wir können diese an unserer kleineren Fallzahl mit 40 % bestätigen.

Suizidserien

Verschiedene Untersucher gehen auf das Problem der Ansteckung – bzw. der Imitation von Suizidhandlungen ein (z. B. MARTIN 1977). CRAWFORD und WILLIS (1966) beschreiben mehrere Doppelsuizide in einem Krankenhaus in enger zeitlicher Abfolge mit Verwendung der gleichen Suizidmethode. KOBLER und STOTLAND (1964) analysieren eine Suizidserie, die sie im Zusammenhang mit einer Spannungskonstellation in der betroffenen Klinik sehen. Sie führten sie auf einen Zerfall der therapeutischen Kultur in dieser Einrichtung zurück. Auch SCHLOSSER und STREHLE-JUNG (1982) berichten von einer Häufung von Suiziden im Zusammenhang mit einer bestimmten Konstellation in der von ihnen untersuchten Klinik. Davon abgesehen sind mir keine Beschreibungen solcher Serien und eines möglichen Zusammenhangs zwischen Suizidereignissen bekannt. Ich bin im Zusammenhang mit der Erörterung des Patientensuizids in der Tagesklinik (FINZEN 1977, 1983) darauf eingegangen. Unsere Wunstorfer Daten verweisen darauf, daß das Problem dringend der Analyse bedarf. Hier finden sich zehnmal zeitliche Konzentrationen von zwei oder mehr Suiziden in aufeinanderfolgenden Monaten, im gleichen Monat, ja in einzelnen Fällen sogar in der gleichen Woche. Einmal kommt es zu solchen Aneinanderreihungen von drei und einmal von vier Suiziden. In einzelnen Fällen gibt es deutliche Hinweise, daß die Patientensuizide auf die eine oder auf die andere Weise zusammenhängen (vgl. Kap. 8).

Offene Station – geschlossene Station
(Auswirkungen der »Liberalisierung«)

Die Frage der Behandlung auf einer offenen oder einer geschlossenen Station spielt in älteren Untersuchungen eine größere Rolle als in jüngeren. Meist haben diese Untersuchungen einen defensiven Charakter – etwa die von PETRI (1970) oder von LANGE (1966). Sie bemühen sich um den Nachweis, daß die Behandlung auf offenen Stationen nicht gefährlicher ist als auf geschlossenen. Diese Tendenz ändert sich, als in den siebziger Jahren erste Untersuchungen erscheinen, die auf einen Anstieg der Suizidraten in den letzten Jahrzehnten hinweisen.

Hier wurde eindringlich von ERNST und Mitarbeitern (1974, 1979, 1981) die Frage gestellt, welche Rolle die äußere Liberalisierung spiele. ERNST und Mitarbeiter präsentierten dazu auch das fundierteste Material. Ihre Arbeiten gehören zu den wenigen, die auch quantitative Daten über die Häufigkeit der Behandlung von Patienten auf offenen und geschlossenen Stationen in der Gesamtklinik vorlegen. Sie machten zugleich als erste deutlich, daß es sich hier nicht um eine einfache Frage der offenen oder geschlossenen Türen handelt, sondern daß das allgemeinere Phänomen einer »liberaleren« und damit zunächst einmal auch menschlicheren Behandlung, was hier auf dem Prüfstand steht. Das wird dadurch unterstrichen, daß überall, wo es untersucht worden ist eine relative Abnahme der Suizide im Krankenhausgelände, insbesondere auf Stationen zu verzeichnen ist, eine relative Zunahme dagegen während des erlaubten Ausgangs und während der Beurlaubung (WOLFERSDORF u. a. 1984). Auch unsere eigenen Daten bekräftigen diese Entwicklung. Fallanalysen dieses relativ neuen Suizidtyps liegen allerdings nicht vor.

Es gibt keine offenen Forderungen nach vermehrter geschlossener Behandlung. Es gibt jedoch intensive Diskussionen über die Möglichkeit, die unerwünschten Begleitwirkungen einer offeneren Psychiatrie in den Griff zu bekommen (z. B. REIMER 1978, LAUTER 1978, POHLMEIER 1979, RITZEL u. KORNEK 1983, insbesondere aber die Arbeiten von ERNST u. Mitarbeiter sowie von MAIER 1981). ERNST und KERN (1974) heben hier das Phänomen der Isolierung der Patienten besonders hervor, die unter offeneren und freizügigeren Bedingungen behandelt werden.

31

»Rehabilitationsdruck«

Der Patient in der rehabilitativen Situation wird in verschiedenen Untersuchungen als besonders gefährdet angesprochen, seit WOLPERT (1976) auf die hohe Suizidrate auf der Mannheimer Rehabilitationsstation hingewiesen hat, und ich das Problem (1977, 1983) anhand unserer Tageskliniksuizide erörtert habe. Die besondere Belastung des Patienten unter rehabilitativen Bedingungen ist bekannt, seitdem WING und BENNETT (1964) gezeigt haben, daß Patienten, die schlecht vorbereitet in ein Rehabilitationsprogramm gehen, in Gefahr sind, wieder akut psychotisch zu erkranken. Die vorhandenen Studien gehen aber eher in anekdotischer Weise das Problem an. Detailanalysen fehlen. (FINZEN 1977, HESSOE 1977, ERNST 1979, SCHLOSSER u. STREHLE-JUNG 1982, WOLFERSDORF 1984, DRAKE u. a. 1984, COTTON u. a. 1985).

Die Rolle der Psychopharmaka

Neuroleptika und Antidepressiva sind aus unterschiedlichen Gründen angeschuldigt worden, eine Rolle beim Patientensuizid zu spielen. Neuroleptika würden die Entwicklung von »pharmakogenen« Depressionen bei schizophrenen Patienten fördern und auf diese Weise eine suizidale Gefährdung bedingen. Antidepressiva vom aktivierenden, antriebssteigernden Typ, wie Imipramin, würden wegen ihrer besonderen Wirkungseigenschaften den endogen depressiven Patienten gefährden, indem sie ihn aktivierten, bevor sie seine depressive Verstimmung aufhellten (PÖLDINGER 1982). In der Literatur finden sich einige frühe Hinweise auf die angeblich suizidbegünstigende Wirkung von Neuroleptika (ALARCON 1969, MÜLLER 1982, HIRSCH u. KNIGHTS 1982).

In der Literatur über den Patientensuizid im psychiatrischen Krankenhaus spielt diese Frage eine bemerkenswert geringe Rolle. Eine frühe Arbeit von COHEN u. a. (1964) befaßt sich mit dieser Frage, verwirft sie aber sehr rasch. Die Autoren führen lediglich an, daß die Medikamente das Patientenverhalten ändern und daß man sich darauf einstellen müsse. Die Symptomenunterdrückung durch Medikamente können das Krankheitsbild maskieren und eine größere Belastbarkeit des Patienten vortäuschen als vorhanden ist.

Die Rolle der antidepressiven Medikamente wird von MAIER (1981) und von WOLFERSDORF und Mitarbeitern (1984) erwähnt. Das Problem wird aber nicht im Detail analysiert. ERNST u. a. (1981) betonen, daß Suizide unter der aktivierenden Wirkung von Antidepressiva nicht besonders aufgefallen seien. Eigene Untersuchungen, die sich zum Teil noch im

Gang befinden verweisen beide Themenkreise eher in den Bereich der psychiatrischen Legenden. Beim jetzigen Stand weist alles darauf hin, daß Medikamente beim Patientensuizid am ehesten dann eine Rolle spielen, wenn sie bei vorhandener Indikation nicht oder nicht in ausreichender Dosis gegeben worden sind, oder wenn sie mit falscher Indikation eingesetzt worden sind. Diese These wird von MODESTIN (1986) für die depressiven Kranken unterstrichen. Am ehesten ist die Maskierung bestehender Krankheitssymptome durch Medikamente von Bedeutung, die in der frühen Arbeit von COHEN u. a. (1964) hervorgehoben wurde.

Institutionelle Faktoren

Unter diesem Oberbegriff werden eine Reihe von möglichen Risikofaktoren von verschiedenen Untersuchern erörtert. Dazu gehört der Wandel der psychiatrischen Versorgung in den letzten Jahrzehnten ebenso (HESSOE 1977, BJARNASON 1982) wie die Öffnung von Stationen und die Einrichtung von teilstationären und ambulanten Diensten, die Geschlechtermischung, die Personalvermehrung, die Personal- und Patientenfluktuation und Spannungen unter dem Personal (KAHNE 1966, 1968). Hier werden Beziehungen hergestellt, die zum Teil plausibel, zum Teil weniger plausibel sind. GORENC und KLEFF (1981) beispielsweise finden eine Erhöhung der Suizidrate parallel zur Personalvermehrung in bayerischen psychiatrischen Krankenhäusern, andere eine Vermehrung der Suizidrate in Parallele zur Liberalisierung und Humanisierung der Behandlungsbedingungen in psychiatrischen Krankenhäusern (ERNST u. a. 1974, 1979, 1981). Die Ergebnisse von KAHNE oder von COSER (1977), die häufig zitiert werden, sind nur mit Einschränkungen zu verallgemeinern, weil sie sich auf besondere Bedingungen von Lehrkrankenhäusern in den Vereinigten Staaten mit hoher Personalfluktuation beziehen. KAHNES Hinweis auf die Bedeutung von intakten Ritualen der Behandlung und der Pflege, auf die Wichtigkeit von Stationsroutinen im Krankenhaus, vermitteln aber möglicherweise einen allgemeineren theoretischen Hintergrund für die Erklärung der Bedeutung von institutionellen Faktoren. Auch SCHLOSSER und STREHLE-JUNG (1982) sehen den Einfluß des Wandels in der Klinik in Verbindung mit einem bestimmten anspruchsvollen therapeutischen Konzept als Risikofaktor.

Funktionierende und risikoarme Behandlung für die Patienten ist nur dann gesichert, wenn alle Mitarbeiter wissen, was sie zu tun haben, und wenn die Patienten in einen sozialen Bezugsrahmen kommen, in dem sie wissen können, was von ihnen erwartet wird und was nicht. In einer Situation des Wandels, in der die Psychiatrie sich seit annähernd drei Jahrzehnten befindet, wird jedoch viel an Routine in Frage gestellt. Die Regeln der kustodialen Psychiatrie gelten nicht mehr. Regeln der therapeutischen und rehabilitativen Psychiatrie müssen erst erarbeitet und vor allem akzeptiert werden (FINZEN 1985).

Auf diesem Hintergrund kann es zu Spannungen und zu Unsicherheiten kommen, die eine vermehrte Gefährdung der Kranken mit sich bringen. In diese Kategorie von Risikofaktoren gehören auch Probleme wie Therapeutenwechsel, Therapiewechsel, Verlegung auf eine andere Station u. ä., wie sie insbesondere bei WOLFERSDORF und Mitarbeitern (1984) angesprochen werden.

Therapeutenfehler

Therapeutenfehler als mögliche Teilursache des Patientensuizids werden nur ausnahmsweise angesprochen. Es ist, als würde hier an ein Tabu gerührt. Lediglich KRIEGER (1978) hat aufgrund seiner Erfahrungen als Berater eines Coroners fünf, seiner Meinung nach, häufige Therapiefehler bei suizidalen Patienten dargestellt: die Verweigerung einer angemessenen und indizierten Therapie, die Meinung der Therapeuten, daß sie es mit einem hoffnungslosen Fall zu tun haben, die Unfähigkeit, Mitteilungen des Patienten richtig zu verstehen, Kommunikationsprobleme der Mitarbeiter untereinander, die Abschiebung des Patienten in das Milieu, in dem er ursprünglich suizidal wurde.

Ich habe versucht, einen anderen Aspekt möglicher Fehlerquellen auszuleuchten, die mir bei der Analyse unserer Ambulanzsuizide aufgefallen waren. Dabei handelte es sich im Grunde um handwerkliche psychiatrische Probleme: die richtige Diagnose, die richtige Einschätzung der Psychopathologie – beides mit der Konsequenz einer dazu passenden Therapie – und schließlich die Formulierung eines adäquaten Therapieziels, das der Belastbarkeit des Patienten Rechnung trägt (1984).

Die Therapeutenpersönlichkeit als Risikofaktor wird von ROTOV (1970) dargestellt. Er sieht zwei Arzttypen als besonders gefährdet: denjenigen, der besonders rigide und abweisend sei und denjenigen, der besonders weich, wohlmeinend und unentschlossen sei. ROTOV hebt genau wie QUEREN (1983) die Bedeutung der negativen Gegenübertragung hervor. Auch KAHNE (1968) beschäftigt sich mit der Rolle des psychiatrischen Psychotherapeuten beim Suizid seines Patienten. Er akzentuiert Aspekte der Anomie des Krankenhauses als suizidrisikosteigernd. FLINN u. a. (1978) gehen allgemein auf Probleme der Reaktion des Personals nach Patientensuiziden ein.

Verschiedene Untersucher haben es unternommen, die Gefährdungs-

34

faktoren in der Persönlichkeit des Patienten herauszuarbeiten. Versuche, Risikofragebögen zur Identifizierung besonders gefährdeter Patienten zu erstellen, sind durchweg gescheitert. (z. B. SHAFFER u. a. 1974). Bestimmte Persönlichkeitsmerkmale von Patienten, die eine besondere Gefährdung bedeuten, sind immer wieder hervorgehoben worden. DRAKE und Mitarbeiter (1985) beschreiben sie als Hoffnungs- und Perspektivlosigkeit und Bewußtsein einer schlechten sozialen Prognose. Sie meinen, daß alle diese Merkmale in die Zukunft gerichtet seien.

COTTON u. a. (1985) heben folgende Probleme als möglicherweise risikosteigernd hervor: die potentielle Gefährdung der Selbstachtung durch die Therapie; die Berücksichtigung der Erkenntnis, daß eine Psychose protektive Funktionen haben kann; die Differenzierung zwischen Nicht-Können und Nicht-Wollen durch den Therapeuten; die fehlende Anteilnahme an der Bürde der Verzweiflung des Patienten; die Notwendigkeit, dem Patienten bei der Bewältigung des Therapeutenverlustes zu helfen.

Übertragungskonstellationen

QUEREN (1983) ist in ihren Untersuchungen von Kliniksuiziden in der Nervenklinik Spandau auf ein Phänomen gestoßen, das sie mit MALTSBERGER und BUIE (1974) als »Gegenübertragungshaß« des Therapeuten bezeichnete. Patient und Therapeut geraten in den Clinch miteinander und können sich daraus nicht lösen:

«Die gleichzeitig signalisierte Hilfsbedürftigkeit des Patienten kann beim Therapeuten Angst vor der eigenen Hilflosigkeit auslösen (je eher, desto sozial näher ihm der Patient steht), die dieser mit verstärkten therapeutischen Anstrengungen versucht anzugehen; Allmachtsgefühle mögen sich einstellen. Die Erwartungen sind auf beiden Seiten so unrealistisch, daß damit die Konflikte vorprogrammiert sind: über kurz oder lang muß die Enttäuschung eintreten. Der Patient wirft dem Therapeuten Unfähigkeit vor, entwertet ihn und seine Arbeit, will nichts mehr von Therapie wissen, womit er den Therapeuten an einem zentralen Punkt trifft.«

Auf dem Hintergrund einer solchen Gefährdung der Patienten-Therapeuten-Beziehung analysieren COTTON u. a. (1985) kritische Probleme bei der psychotherapeutischen Behandlung von Schizophrenen, die in Gegenübertragungssituationen verstellt werden können. Dazu gehören die korrekte Einschätzung des Selbstwertgefühls des Patienten, das beim Schizophrenen besonders bedroht sei, die Würdigung der schützenden Funktionen der floriden psychotischen Symptome durch den Therapeuten, die Unterscheidung zwischen Nicht-Können und Nicht-Wollen, die Anteilnahme an der Last der Verzweiflung, die Förderung schützender familiärer Bindungen und die Bewältigung eines drohenden Therapeutenverlustes. Alle diese Probleme seien in der Psychotherapie und der allgemeinen Behandlung des Schizophrenen von besonderer Bedeutung, weil dieser so verletzlich sei, weil er so geringen Spielraum und so geringe Kompensationsmöglichkeiten habe. Gegenübertragungsprobleme werden auch bei KAHNE (1968) und bei FLINN u. a. (1978), bei MUNDT (1984) und FINZEN (1984) behandelt.

Suizidgründe: Hoffnungslosigkeit als Motiv

Es besteht Übereinstimmung, daß der Suizid auch beim psychotischen Patienten überwiegend nicht psychotische Gründe hat. Der Suizid in der akuten psychotischen Krise ist eher eine Ausnahme, der unter dem Einfluß von imperativen Stimmen ist selten. Immer wieder wird hervorgehoben, daß der Suizid nach langem Krankeitsverlauf geschieht, daß der Suizid sich ereignet, wenn der Patient die ungünstige Prognose seiner Krankheit wahrnimmt, wenn er einen sozialen Abstieg erlebt, wenn die Entlassung aus dem Krankenhaus sich immer wieder verzögert, wenn er in der Remissionsphase Zeit und Gelegenheit hat, über seine Lebenssituation nachzudenken. Hoffnungslosigkeit, Resignation und Verzweiflung werden immer wieder als entscheidende Suizidgründe angegeben.

Es scheint so zu sein, als wären die Suizidgründe die gleichen wie bei psychisch Gesunden, als wären die objektiven Faktoren, die ihn belasten, einschließlich seiner Einsamkeit, ausgeprägter, und seine Kompensationsmechanismen aufgrund seiner Krankheit, insbesondere aufgrund der Psychose, geringer als beim Gesunden. (ACHTE u. a. 1966, WARNES 1968, SLETTEN u. a. 1972, FLINN u. a. 1978, MAIER 1981, BUSTEED u. JOHNSTONE 1983, DRAKE u. a. 1984, WOLSDORF u. a. 1984, COTTON u. a. 1985). Von verschiedenen Autoren wird die Bedeutung der Haltung des Personals hervorgehoben. Die Hoffnungslosigkeit und der therapeutische Pessimismus der Behandelnden wird als Risikofaktor ersten Ranges angesehen (COSER 1977, MARTIN 1977, FLINN 1978, KRIEGER 1978).

Besondere Aspekte des Suizids nach Entlassung aus der Klinik

Über den Suizid psychiatrischer Patienten nach der Entlassung aus dem psychiatrischen Krankenhaus ist noch weniger bekannt als über den Kliniksuizid. Die 28 Studien, die ich erfaßt und aufgearbeitet habe waren von recht unterschiedlicher Qualität. Sie erhärten jedoch den Verdacht, daß der Suizid nach Klinikentlassung und während der ambulanten Behandlung ein noch bedrohlicheres Problem darstellt als der Suizid während der Behandlung im psychiatrischen Krankenhaus. Die angegebenen Suizidraten reichen von 120 bis 775 pro 100000 behandelte Kranke für die Gesamtheit der Untersuchungszeiträume, von 250 bis 1.550 im ersten Jahr. Sie liegen, wenn man sie mit denen von MODESTIN (1982) zusammengetragenen Suizidraten für den stationären Bereich vergleicht, eindeutig höher. Auch eine besondere Gefährdung während des ersten Jahres, insbesondere aber während der ersten drei Monate nach der Entlassung wird durch die Literatur hervorgehoben.

Die Angaben über die Krankheitsbilder der Betroffenen ergeben ein buntes Bild. Sie sind nur unter größter Vorsicht zu interpretieren, zum einen, weil die Ausgangspopulationen sehr unterschiedlich sind, zum anderen, weil die Kriterien für die Diagnostik oft unklar bleiben. Das gilt insbesonere für die Zuordnung zu den Kategorien affektive Psychose/depressive Neurose. Klassifikationskriterien (DSM III) werden nur von ROY (1982) und FINZEN u. a. (1984) angegeben. Dennoch schälen sich auch bei zurückhaltender Betrachtung zwei Risikogruppen heraus: Patienten mit Psychosen aus dem schizophrenen Formenkreis und Patienten mit affektiven Psychosen. Dabei scheint bei den Patienten mit affektiven Psychosen gegenüber den Untersuchungen zum Suizid im Krankenhaus ein Übergewicht zu bestehen, wenn man die Ausgangspopulation in Betracht zieht. Eine besondere Gefährdung von Patienten mit bipolaren affektiven Psychosen wird von mehreren Autoren (so MORRIS) betont.

Als Ursache für die besondere Gefährdung der Patienten im ambulanten Raum wird allgemein die hohe Belastung angegeben, mit der die Kranken nach der Behandlung konfrontiert werden. Zu Einzelheiten und Tabellenübersichten über Suizidraten, Zeitpunkt des Suizids nach der Entlassung, Diagnosen und der Häufigkeit früherer Suizidversuche sei auf meine Übersicht in der Suizidprophylaxe (1984) verwiesen.

Merkmalsbeschreibung des typischen Patienten,
der sich in der Klinik suizidiert

Aufgrund der epidemiologischen und epidemiologisch—kasuistischen Literatur muß der besonders gefährdete psychiatrische Patient folgendermaßen beschrieben werden:
Es handelt sich um einen Mann oder eine Frau zwischen zwanzig und sechzig Jahren. Er ist eher ledig, verwitwet oder geschieden als verheiratet. Aber er lebt meist trotzdem nicht allein. Zwischen ihm und den Menschen, mit denen er zusammenlebt, bestehen Spannungen. Er hat berufliche Schwierigkeiten. Oft hat er einen deutlichen beruflichen oder sozialen Abstieg erlebt. Er ist schizophren, oder er leidet an einer affektiven Psychose. Auch wenn andere Grundstörungen bestehen, ist seine Stim-

mung oft depressiv. Er ist nicht alkohol- oder medikamentenabhängig. Aber er hat nicht selten Probleme mit Alkohol oder Medikamenten. In seiner Familienvorgeschichte sind vermehrt psychische Krankheiten bekannt. Auch Suizide von nahen Angehörigen kommen gehäuft vor. Er hat meist einen oder mehrere Suizidversuche begangen. Auf jeden Fall ist Suizidalität ein Problem, mit dem er sich bereits auseinandergesetzt hat.

Seine Krankheit dauert länger als ein Jahr, meist sogar mehr als fünf Jahre. Er ist nicht zum ersten Mal im psychiatrischen Krankenhaus, oft fünfmal oder mehr. Er ist oft erst kurz vor der letzten Wiederaufnahme entlassen worden. Sein Krankheitsverlauf ist chronisch oder chronisch-rezidivierend. Die Behandlungsfortschritte während der Krankenhausbehandlung sind schleppend. Während typischerweise weit über die Hälfte der Patienten nach weniger als dreißig Tagen entlassen werden, tritt der Suizid typischerweise jenseits dieses Zeitraumes, aber im ersten Behandlungsjahr ein. Ist er Langzeitpatient, ist er besonders gefährdet, wenn er sich in einer rehabilitativen Situation befindet, oder wenn seine Station großen Veränderungen ausgesetzt ist. Insgesamt wird der Behandlungsverlauf von den Therapeuten als schleppend, die Prognose als eher negativ gesehen. Das subjektive Erleben des Patienten entspricht dem. Er äußert Resignation, Hoffnungslosigkeit und sieht keine Zukunftsperspektive.

Er hat zum Zeitpunkt des Suizids keine floriden Symptome, allenfalls die Depressivität ist schwerwiegend. Er befindet sich eher auf einer offenen Aufnahmestation oder einer Rehabilitationsstation als auf einer geschlossenen Abteilung. Er hat Ausgang oder Urlaub oder entfernt sich unerlaubt von einer offenen Station. Selten suizidiert er sich im Wachsaal. Dann leidet er eher unter akuten Symptomen, wie depressiver Verzweiflung. Oft nutzt er den Weg zu therapeutischen Aktivitäten im Krankenhausgelände oder zurück zur Station (Arbeitstherapie, Beschäftigungstherapie) zum Suizid.

Unmittelbar vor dem Suizid wird er entweder überhaupt nicht als suizidal eingeschätzt, oder seine Suizidgefährdung wird von den Therapeuten – in Absprache mit dem Patienten – als kontrollierbar betrachtet. Er bevorzugt harte Suizidmethoden, die in seiner Umgebung besonders leicht zugänglich sind (auf der geschlossenen Station Erhängen, sonst Sturz-vor-den-Zug oder -aus-großer-Höhe oder Ertränken, je nach Geographie des Krankenhauses).

Er erhält neuroleptische oder antidepressive Medikamente oder beides. Er suizidiert sich in therapiefreien Zeiten, wenn das Pflegepersonal abgelenkt oder anderweitig beschäftigt ist, oder wenn die Personalbesetzung nur gering ist – am frühen Morgen, um die Mittagszeit oder am Spätnachmittag und Abend, nicht jedoch in der Nacht zwischen Mitternacht und

6.00 Uhr morgens. Er bevorzugt keinen bestimmten Wochentag. An Wochenenden suizidiert er sich eher zu Hause als in der Klinik. Jahreszeitlich scheint eine gewisse Präferenz für die Monate Juli, August und September zu bestehen.

Mit seinen Therapeuten und Pflegern befindet er sich oft im Clinch. Es besteht der Eindruck, daß er die an ihn gestellten Erwartungen erfüllen kann aber nicht will. Vom Pflegepersonal wird er wegen seiner Unzufriedenheit und seiner ständigen Klagen schließlich nicht mehr oder nur widerwillig angehört. Er sperrt sich gegen die Aufnahme ins Krankenhaus und will möglichst bald wieder raus. Aber er ist vom Leben draußen überfordert; oder er hat sich ans Krankenhausmilieu angepaßt und fühlt sich von der geplanten Entlassung bedroht, weil sie ihn überfordert, die Therapeuten ihm dies jedoch nicht abnehmen. Oft geraten die Therapeuten in einen regelrechten Gegenübertragungshaß zu ihm, weil die gegenseitigen Erwartungen unrealistisch sind und zu schweren Enttäuschungen geführt haben. Nach dem Suizid ist die typische Reaktion der Therapeuten: auf die Dauer mußte es ja kommen; oder: ist es nicht vielleicht das beste für ihn – eine Haltung, die jede Suizidprophylaxe im Krankenhaus bedroht.

3. Kapitel
Methodenprobleme – Barrieren der Forschung

Zusammenfassung

Die bisherigen Ergebnisse der Erforschung des Suizids im psychiatrischen Krankenhaus und nach der Entlassung aus stationärer psychiatrischen Behandlung stehen auf schwachen Füßen. Die verfügbaren Untersuchungen sind durch mannigfache methodologische Probleme belastet. Diese bestehen in der lückenhaften Erfassung von Suiziden psychiatrischer Patienten, im Problem der kleinen Zahl, der mangelnden Vergleichbarkeit von Untersuchungen aus verschiedenen Institutionen, der Problematik der Vergleichbarkeit der Verhältnisse in den gleichen Kliniken über lange Zeiträume hinweg, in mangelnden Vergleichsmaßstäben, in lückenhafter und defensiver Dokumentation bei retrospektiven Untersuchungen.

1. Für die Zukunft wird es notwendig sein, halbprospektive Forschungsansätze zu entwickeln, die unmittelbar im Anschluß an einen Suizid die Sicherung von sozialen, demographischen und klinischen Daten, die Registrierung von lebensverändernden Ereignissen sowie Umgebungsbefragungen und die Erfassung und Analyse des therapeutischen Bezugssystems ermöglichen. Dabei kann eine Verbundforschung zwischen verschiedenen Kliniken sinnvoll und notwendig sein. Die heute vorliegenden Forschungsergebnisse lassen die Feststellung zu, daß es nirgendwo gelungen ist, den Suizid im psychiatrischen Krankenhaus zu verhindern. Die berichteten Suizidraten in der Literatur schwanken um mehr als eine Zehnerpotenz. Sicher – wiewohl wenig beachtet – ist aber auch, daß das Suizidrisiko im Anschluß an die Krankenhausbehandlung um ein Vielfaches höher ist als während des Hospitalisierungszeitraumes. Überspitzt formuliert kann man sagen, für den Patienten ist das Gefährlichste an der psychiatrischen Krankenhausbehandlung die Entlassung.

2. Bei Untersuchungen über den Patientensuizid wird gemeinhin die Arbeitsdiagnose der Therapeuten zugrunde gelegt. Das bietet sich an, weil die Datensicherung meist retrospektiv durch Auswertung der Krankenunterlagen erfolgt. RITZEL hat aber bereits 1974 hervorgehoben, daß es sich bei den Patienten, die sich während der Behandlung suizidieren, um

41

diagnostisch atypische, schwierig zu klassifizierende Krankheitsbilder handelt. Wir haben deshalb die Arbeitsdiagnosen bei 21 Ambulanz- und 40 Kliniksuiziden anhand der Krankenunterlagen kritisch überprüft, anhand von DSM-III-Kriterien klassifiziert und zu größeren Diagnosegruppierungen zusammengefaßt. Dabei war bei beiden Gruppen in einem Drittel der Fälle eine Reklassifizierung erforderlich. Typischerweise handelte es sich um Krankheitsbilder bei jungen Leuten, die von den Therapeuten als neurotisch (Borderline) eingestuft waren, bei denen aber die Klassifikationsmerkmale einer Psychose aus dem schizophrenen Formenkreis eindeutig bestanden. Oder es handelte sich um Patienten, die als neurotisch-depressiv angesehen waren, bei denen aber affektive Psychosen mit phasischem Verlauf nachgewiesen werden konnten. In Einzelfällen waren allerdings auch schwere depressive Bilder mit Wahnsyndromen fälschlich als Psychosen aus dem schizophrenen Formenkreis eingeordnet worden. Die falsche diagnostische Einordnung hatte in den meisten Fällen therapeutische Konsequenzen. Diese erstreckte sich auf Medikation, auf Psychotherapie und auf die Entscheidung über Entlassung bzw. Zwangsunterbringung. Künftige Untersuchungen zum Patientensuizid werden diese Diskrepanz zwischen Arbeits- und Forschungsdiagnose zu berücksichtigen haben.

3. Die Wahl des Untersuchungszeitraumes ist eines der heikelsten Methodenprobleme bei der Erforschung des Kliniksuizids. Am Beispiel von vierzig Suiziden, die sich innerhalb von zehn Jahren an unserem Landeskrankenhaus ereigneten, werden Unterschiede zwischen der ersten und der zweiten Hälfte dieses verhältnismäßig kurzen Zeitabschnitts herausgearbeitet: in den ersten fünf Jahren gab es nur Suizide von geschlossenen Stationen aus; aber alle Aufnahmestationen waren bis dahin geschlossen geführt worden, und die Rehabilitationsabteilungen hatten erst zaghaft ihren Betrieb aufgenommen. In der ersten Hälfte waren 41 %, in der zweiten nur vier Prozent gesetzlich untergebracht; die übrigen waren freiwillig in Behandlung. In der ersten Hälfte war nur ein Patient (sechs Prozent) zum Zeitpunkt des Suizids länger als 75 Tage in der Klinik; in der zweiten Hälfte waren elf (45 %) länger als 120 Tage in der Klinik gewesen. In der ersten Hälfte ereigneten sich 28 % der Suizide in enger zeitlicher Nachbarschaft (im gleichen oder in benachbarten Monaten); in der zweiten Hälfte, unter Einbeziehung des Jahres 1985, 79 %. Solche Unterschiede unterstreichen die Bedeutung der Zeitperspektive als methodologisches Problem ersten Ranges.

Vorbemerkung

Die Erforschung des Suizids unter psychiatrischer Behandlung wird heute durch die gleichen Methodenprobleme belastet, mit denen wir uns bereits vor fünfzehn Jahren in Tübingen konfrontiert sahen. Diese Methodenprobleme beeinträchtigen die Aussagekraft der vorliegenden Untersuchungsergebnisse erheblich. Zum Teil entwerten sie sie vollständig; das gilt vor allem für epidemiologische und vergleichende klinische Studien.

Ich will versuchen, eine Liste solcher allgemeiner methodologischer Probleme aufzustellen, um mich anschließend mit ihnen auseinanderzusetzen:

☐ das Problem der Erfassung der Suizide im psychiatrischen Krankenhaus und nach der Krankenhausentlassung.
☐ das Problem der kleinen Zahlen.
☐ das Problem der Vergleichbarkeit verschiedener Kliniken.
☐ das Problem der Vergleichbarkeit von Daten aus unterschiedlichen Zeiträumen.
☐ fehlende Maßstäbe: die Unsicherheit über das Suizidrisiko bei psychischen Krankheiten.
☐ mangelhafte und defensive Dokumentation
☐ Unterschiede zwischen therapeutischen Institutionen und therapeutischen Strategien.
☐ die Beziehung zwischen allgemeiner Suizidrate, Suizidrate im Krankenhaus und nach der Entlassung.

Darüber hinaus will ich zwei spezifischen Problemen nachgehen, die gelöst werden müssen, wenn wir zu einigermaßen zuverlässigen Ergebnissen über Patientensuizid kommen wollen.

Das erste betrifft die Diagnose: es macht einen Unterschied, ob wir für unsere Untersuchungen die Diagnose übernehmen, mit denen die Therapeuten gearbeitet haben, oder ob wir die Diagnose der Patienten, die sich suizidiert haben, anhand von wissenschaftlichen Kriterien überprüfen. Ich werde am Beispiel einer ambulanten und einer stationären Patientengruppe zeigen, welche Verzerrungen die Folge sind, wenn man sich für einen der beiden möglichen Wege entscheidet, ohne den anderen zu beachten.

Von ähnlicher Bedeutung für die Ergebnisse ist die Wahl und die Abgrenzung des Untersuchungszeitraumes. Das gilt in besonderer Weise in einer Zeit, in der die Konzepte psychiatrischer Versorgung sich in Bewegung befinden. Auch hier kann ich am Beispiel der Entwicklung in unserer Klinik zeigen, wie die Berücksichtigung bzw. die Vernachlässigung der jeweiligen Phasen der Klinikentwicklung dazu beitragen kann, mögliche Erkenntnisse zu verdeutlichen oder zu verwischen.

Einige allgemeine Schwierigkeiten
bei der Untersuchung des Patientensuizids

Man darf Selbstmordstatistiken psychiatrischer Krankenhäuser nicht ungeprüft hinnehmen. Das war das erste, was wir anläßlich unseres Tübinger Forschungsprojekts über Patientensuizide gelernt haben. Schon in der Literatur fanden wir Hinweise darauf, daß die offiziellen Krankenhausstatistiken über Suizide von Patienten mit großer Zurückhaltung zu betrachten sind. PETRI (1970) etwa betont, wie mühsam es ist, die tatsächlich geschehenen Selbstmorde im psychiatrischen Krankenhaus zu ermitteln.

In fast allen Krankenhäusern gibt es entsprechende Statistiken. Suizide sind sogenannte besondere Vorkommnisse. Sie müssen der Fach- und Dienstaufsicht gemeldet werden und als durch Pflegepersonal und Therapeuten unverschuldet verteidigt werden. Aber die Wirklichkeit sieht anders aus. Suizide werden von den verantwortlichen Therapeuten mit aller Macht verleugnet. Und das schlägt sich auch in den Statistiken nieder.

Im Forschungsalltag sieht das so aus: Offiziell waren während der zehn Jahre, die wir uns als Untersuchungszeitraum gesetzt hatten, nur neun Suizidfälle registriert worden. Wir hätten uns damit zufrieden geben können. Die Zahl bewegte sich in der Größenordnung, die die statistischen Angaben des Landschaftsverbandes Rheinland für ihre psychiatrischen Krankenhäuser auswiesen (KOESTER und ENGELS 1970). Wir versuchten stattdessen, uns an Patientensuizide der letzten Jahre zurückzuerinnern. Als wir die ersten Lücken in der Statistik entdeckten, befragten wir Pfleger und Schwestern, die schon länger im Krankenhaus gearbeitet hatten: »Da ist mal einer aus der Beschäftigungstherapie gesprungen«, hieß es. »Ich erinnere mich an jemand, der ist weggelaufen und hat sich erhängt«, sagte ein anderer. »Da hat sich mal jemand im Heizungskeller verkrochen und Tabletten genommen.« Zahlreiche solcher Ereignisse wurden berichtet. Es war schwierig, den erinnerten Vorkommnissen Namen von Patienten zuzuordnen. Einzelne stellten sich später auch als nicht belegbare Gerüchte heraus.

Schließlich hatten wir eine im Grunde naheliegende Idee. Wir wandten uns an die Polizei, die verpflichtet ist, über alle unnatürlichen Todesfälle – Suizide gehören dazu – Ermittlungen anzustellen. Es stellte sich heraus, daß die Landespolizei ein Archiv führt (bzw. bis zur Verwaltungsreform 1974 geführt hat), in dem sämtliche Suizide aus dem Regierungsbezirk erfaßt wurden.

44

Wir machten uns die Mühe, die dort registrierten Namen aus zehn Jahren mit den 12 000 Namen von Patienten zu vergleichen, die in dieser Zeit in der Klinik behandelt worden waren. Das überraschende Ergebnis: Statt neun Suiziden aus der Statistik und 14 weiteren aus der Mitarbeiterbefragung konnten wir schließlich 31 Fälle von vollendeten Suiziden namhaft machen, die sich im Untersuchungszeitraum während der Behandlung in unserer Klinik ereignet hatten. Selbst so spektakuläre Ereignisse wie ein Suizid durch Sprung von einem der höchsten deutschen Kirchtürme, über den in allen Zeitungen berichtet worden war, war in der Klinikstatistik nicht bekannt.

Unser Nachhaken im Rahmen der Untersuchung ergab, daß in Krankengeschichten und Entlassungsbüchern oft kein Vermerk über den Tod oder den Suizid der Patienten zu finden war. Wenn sich der Suizid während eines Urlaubs ereignet hatte, wurde er nicht selten rückwirkend entlassen. Wenn der Suizidversuch nicht zum sofortigen Tod geführt hatte, galt er für das Krankenblatt und die Statistik als verlegt in die Innere oder in die Chirurgische Klinik.

Solche Methoden von Selbstverteidigung und von Verleugnung sind menschlich. Ich will sie auch nicht angreifen. Ich will aber nachdrücklich hervorheben, daß solche Methoden von Abwehr und Verleugnung überall da verfälschen, wo sie nicht erkannt und nicht berücksichtigt werden.

Bei der Beschäftigung mit dem Suizid nach Entlassung aus dem Krankenhaus ist das nicht anders. Wir haben hier keine so eindrucksvollen Belege in der Hand wie im Hinblick auf den Krankenhaussuizid. Aber einige Daten, die wir anläßlich unserer Untersuchungen zum Suizid psychisch Kranker nach Entlassung aus dem Krankenhaus erhoben haben (MÜLLER 1978), stimmen nachdenklich: Wir erfaßten insgesamt 63 Patientensuizide. Zwei Drittel der Betroffenen (41) stammten aus dem Kreis Tübingen, obwohl nur ein Viertel der Aufnahmen der Klinik von dort kamen und nur ein Zehntel der Einwohner des Regierungsbezirks dort lebten. Es kann nicht so sein, daß die Zahl der Suizide in Tübingen tatsächlich um ein Vielfaches höher liegt als in den Nachbarkreisen. Hier spricht alles dafür, daß auch die Polizeistatistik nicht vollständig ist – daß die Erhebungen und Ermittlungen am Sitz der Polizeidirektion gründlicher sind als in entfernteren Bezirken, in denen die Ermittlung auf dem Wege der Amtshilfe durchgeführt werden.

Zusammenfassend ist festzuhalten: Hätten wir uns bei unseren Untersuchungen auf die offizielle Krankenhausstatistik verlassen, wären neun Patienten Gegenstand unserer Untersuchung geworden; so waren es 31. Hätten wir uns bei der Untersuchung des Suizids nach Entlassung aus dem Krankenhaus auf die Nachbarkreise von Tübingen beschränkt, so hätten wir in Reutlingen sieben und in Böblingen einen Suizid identifiziert; in Tübingen waren es 41. Rechnet man diese Zahl auf alle entlassenen Patienten im Untersuchungszeitraum um, muß man eine Dunkelziffer von etwa 100 in Betracht ziehen.

Angesichts solcher Differenzen sind bei Untersuchungen über Patientensuizide Zweifel gegenüber den vorgelegten Zahlen angebracht, wenn die Methode der Datenerhebung und die damit verbundenen Schwierigkeiten nicht dargestellt werden. Das war beispielsweise nur bei fünf von 19 Arbeiten über den Krankenhaussuizid der Fall, die wir entsprechend überprüft haben.

Insbesondere eine Erfahrung gibt zu denken: je weiter die Suizide zeitlich zurückliegen, desto schwieriger ist es, sie zu erfassen. Diese Tatsache könnte bei der von zahlreichen Autoren berichteten Beobachtung eine Rolle spielen, daß die Suizide in psychiatrischen Krankenhäusern im Lauf der letzten Jahrzehnte an Häufigkeit zugenommen haben.

Das Problem der kleinen Zahlen

Untersuchungen über den Patientensuizid stützen sich fast immer auf recht kleine Zahlen. Das liegt in der Natur der Sache. Glücklicherweise sind Suizide psychiatrischer Patienten verhältnismäßig selten: Bei sechs der von MODESTIN (1982) aufgeführten 39 Studien handelt es sich um mehr oder weniger kasuistische Arbeiten, die drei bis neun Suizidfälle erfaßt haben; neun berichten über bis zu zwanzig, fünf weitere über bis zu fünfzig Patienten. Studien, die umfangreicher sind, berichten in aller Regel nicht über ein Krankenhaus, sondern über die psychiatrischen Krankenhäuser eines Bezirks oder eines ganzen Landes. Oder sie berichten über einen extrem langen Zeitraum wie etwa ERNST (1979), der das Züricher Burghölzli zwischen 1900 und 1977 zum Gegenstand seiner Untersuchung macht.

Auf die Problematik der zusammenfassenden Betrachtung langer Zeiträume oder unterschiedlicher Kliniken wird noch einzugehen sein. Die Problematik der kleinen Zahlen versteht sich von selbst. Ein Beispiel möge das unterstreichen. MODESTIN (1982) errechnet in seiner Arbeit über den Suizid in der psychiatrischen Institution anhand unserer von GRANDEL (1978) vorgelegten Tübinger Zahlen einen Anstieg der Suizidrate innerhalb eines Fünfjahreszeitraumes auf das Doppelte. Er berechnet für die Jahre 1965 bis 1969 eine Rate von 175 auf 100 000 Aufnahmen, für die Jahre 1970 bis 1974 eine Rate von 344.

Ich halte dieses Vorgehen aus zwei Gründen für bedenklich. Zum einen bin ich nicht sicher, ob es uns gelungen ist, die Suizide in den Jahren 1965 bis 1966 und 1967 vollständig zu erfassen. Ich habe da eher Zweifel. Zum anderen ergibt sich eine völlig andere Rechnung, wenn man nicht Fünf-jahresintervalle, sondern von 1967 an Vierjahresintervalle bildet. Dann beträgt die Rate 287 in der ersten und 333 in der zweiten Periode. Verschiebt man nur einen einzigen Suizidfall aus dem zweiten in das erste Intervall nivelliert sich der Unterschied vollends.

Mit kleinen Zahlen läßt sich nur schlecht statistisch arbeiten. Schon kleinste Lücken in der Erfassung können zu Umkehrungen von Ergebnissen führen, die auf den ersten Blick überzeugend erscheinen. Zurückhaltung bei der Interpretation von Befunden aus solchen Studien ist angebracht.

Das Problem der Vergleichbarkeit verschiedener Kliniken

Es gibt unterschiedliche Ansätze, das Problem der kleinen Zahl zu überwinden. Einer davon besteht darin, die Zahlen aus unterschiedlichen Institutionen zusammenzufassen. Das ist gewiß ein legitimer Weg. Die Verbundforschung hat dazu beigetragen, Probleme zu lösen, die sonst nur schwer zugänglich gewesen wären. Dennoch lassen sich die Ergebnisse unterschiedlicher Studien aus verschiedenen Kliniken nicht ohne weiters miteinander vergleichen. Noch weniger ist es zulässig, ihre Ergebnisse einfach aufzuaddieren, um daraus Schlußfolgerungen zu ziehen. Die von uns im Zusammenhang mit unserer Tübinger Studie gesichteten Arbeiten (vgl. GRANDEL 1978) gehen von heterogenen und teilweise kaum vergleichbaren Voraussetzungen aus. Die Erhebungszeiträume schwanken zwischen sechs und 43 Jahren. Die erfaßten Suizide differieren zwischen neun und 27. Die Suizidrate reicht von 42 auf 100000 bei LIPSCHUTZ (1942) bis 380 bei LEVY (1953). Eine Klinik behandelt nur Männer, in einer anderen werden bestimmte Altersgruppen ausgeschlossen. Es wäre unsinnig unter solchen Voraussetzungen Durchschnittswerte zu errechnen.

Es bleibt natürlich die Möglichkeit der Verbundforschung mit dem gleichen methodologischen Ansatz in unterschiedlichen Institutionen. Aber auch hier sei vor allzu großem Optimismus gewarnt. Das gilt zumindest für retrospektive Projekte. Hier besteht die Gefahr, daß sich verschiedene Therapiekonzepte und strukturelle Unterschiede der Institutionen in einer Weise überlagen, daß die zusammengefaßten Ergebnisse noch weniger aussagekräftig sind als die kasuistischen Einzeldaten.

Lediglich die prospektive Verbundforschung verspricht Abhilfe. Sie kann handfeste epidemiologische Daten liefern. Sie ermöglicht möglicherweise auf dem Weg über die epidemiologische Forschung auch Rückschlüsse auf Faktoren, die in verschiedenen Kliniken zu unterschiedlichen Suizidraten führen. Denn wir gehen ja davon aus, daß der

47

Suizid psychiatrischer Patienten auch etwas mit der Art und Weise der Behandlung zu tun hat, die die Betroffenen erfahren oder nicht erfahren.

Das Problem der Vergleichbarkeit von Daten aus unterschiedlichen Zeiträumen

Daten aus der gleichen Instituition, die über einen Zeitraum von mehreren Jahrzehnten erhoben wurden, sind manchmal ebensowenig zuverlässig miteinander vergleichbar, wie Material aus unterschiedlichen Einrichtungen. Gerade psychiatrische Kliniken haben in den vergangenen Jahrzehnten oft radikale Veränderungen erfahren. Kustodiale Einrichtungen sind in therapeutisch orientierten Kliniken verwandelt worden. Die Zahl der Aufnahmen hat sich nicht selten vervielfacht. Die Zusammensetzung der Klientel ist heute völlig anders als vor dreißig oder gar vor sechzig Jahren.

Lebten früher überwiegend langzeitig hospitalisierte Schizophrene in psychiatrischen Krankenhäusern, werden diese heute zunehmend durch alte Patienten, Alkoholiker und persönlichkeitsgestörte Menschen verdrängt, die zur Krisenintervention ins Krankenhaus kommen. Viele früher riesige Anstalten sind drastisch verkleinert worden. Nach den Schockverfahren in den 40er Jahren, den Psychopharmaka in den 50er und 60er Jahren, haben soziotherapeutische und psychotherapeutische Behandlungsmethoden Eingang in das psychiatrische Krankenhaus gefunden.

Die Behandlungsatmosphäre ist freier und offener geworden. Aber das ist es nicht allein. Es haben sich so viele Dinge geändert, daß der Versuch mancher Autoren, die von ihnen geltend gemachten Steigerung der Suizidrate in den letzten Jahren auf die liberalere Behandlung zurückzuführen, schon methodologisch auf schwachen Füßen stehen. Auf dem jetzigen Stand der Forschung müssen wir festhalten: wenn es zutrifft, daß die Suizidrate angestiegen ist, können wir derzeit keine zuverlässigen Aussagen darüber machen, warum das so ist. Wir werden uns den Problemen der Wahl des Untersuchungszeitraums im dritten Abschnitt dieses Kapitels ausführlich zuwenden.

Fehlende Maßstäbe:
Die Unsicherheit über das Suizidrisiko bei psychischen Krankheiten

Das Suizidrisiko im Zusammenhang mit psychiatrischer Hospitalisierung und Entlassung aus dem Krankenhaus kann nicht isoliert betrachtet werden. Es ist bekannt, daß Menschen, die einmal psychisch krank gewesen sind, mit einer erhöhten Suizidrate belastet sind. In unserer Tübinger Studie fanden wir in einer Untersuchung von Suiziden in der Allgemeinbevölkerung bei 30% Angaben über eine psychiatrische Vorbehandlung (PIEPER 1977).

MÜLLER (1981) berichtet über die Ergebnisse der Enquête de Lausanne: «Insgesamt ist die Suizidalität bei ehemaligen psychiatrisch-psychisch gestörten Kranken deutlich erhöht gegenüber der Gesamtbevölkerung... ohne daß große Unterschiede zwischen Geschlechtern festzustellen wären, kann festgehalten werden, daß die höchste Suizidrate (11% für Männer und 10% für Frauen) bei ehemals depressiven oder manisch-depressiven Patienten zu finden ist. An zweiter Stelle kommt mit 7,3% für die Männer und 5,4% für die Frauen der Alkoholismus.»

Bei den Schizophrenen beträgt sie 3,10% für die Männer und 2,88% für die Frauen. Hierbei ist zu bedenken, daß die Enquête lediglich eine Beobachtungsperiode von 20 Jahren in der zweiten Lebenshälfte der von psychischer Krankheit Betroffenen erfaßt hat. Wie unterschiedlich die Suizidraten bei psychisch Kranken angegeben werden, verdeutlicht eine Studie über Suizid und endogener Psychose von SCHARFETTER, ANGST und NÜSPERLI (1979). Im Rahmen dieser Arbeit ermitteln sie eine Literaturübersicht über den Anteil der endogenen Psychosen am Suizid:

Anteil (in %) der endogenen Psychosen am Suizid

Autor	Jahr	% Suizide
Achté	1961	2
Niskanen	1970	2
Niskanen	1973	2,33
Weichbrodt	1937	3
Bingler	1930	6
Dellanoy	1927	9
Säker	1938	12
Robins et al.	1959	13,9
Gruhle	1940	15
Yessler et al.	1961	22
Ringel	1961	34
Parnitzke	1961	36
Acke	1973	40
Lungershausen	1969	40

Mit dem fehlenden Vergleichsmaßstab meine ich folgendes: für die Beurteilung des Krankenhaussuizides ist es ein Unterschied, ob Patienten – bzw. ehemalige Patienten – einer bestimmten Diagnosegruppe häufig oder selten durch Suizid sterben – unabhängig davon, ob sie sich in psychiatrischer Behandlung befunden haben oder nicht. Die Literatur legt nahe, daß es bisher keiner psychiatrischen Institution gelungen ist, den

Suizid im psychiatrischen Krankenhaus ganz zu verhindern. Deshalb muß die Frage lauten: Trägt die psychiatrische Behandlung dazu bei, die Suizidrate zu vermindern oder nicht? Trägt sie möglicherweise sogar dazu bei, das Suizidrisiko zu erhöhen?

Eine andere wichtige Frage muß lauten: Wie verhält sich das Suizidrisiko in der Phase nach der Entlassung aus der stationären Behandlung zum Suizidrisiko im psychiatrischen Krankenhaus und zum Lebenszeitsuizidrisiko bei den entsprechenden Krankengruppen? Erst wenn wir über Vergleichsmaßstäbe verfügen, die eine zuverlässige Beurteilung zulassen, werden wir in die Lage versetzt, Maßnahmen zur Suizidverhinderung zu ergreifen und in ihrer Wirksamkeit zu überprüfen. Derzeit scheinen aber nicht nur die Daten über den Suizid im Zusammenhang mit psychiatrischer Behandlung auf schwachen Füßen zu stehen, sondern auch die Daten über die Suizidgefährdung psychisch Kranker und ehemals psychisch Kranker ganz allgemein.

Mangelhafte und defensive Dokumentation

Die bisher vorliegenden Untersuchungen zum Suizid unter psychiatrischer Behandlung sind – soweit mir bekannt – ohne Ausnahme, retrospektive Untersuchungen. Fast alle stützen sich bei der Datenerhebung auf Krankenunterlagen oder Ermittlungsakten. Nur im Einzelfall werden Mitarbeiter oder Angehörige befragt. Mit Hilfe solcher Unterlagen lassen sich jedoch retrospektiv nur wenige Daten zuverlässig erfassen. Dokumentationen, die für den klinischen Gebrauch hergestellt worden sind, sind für die Forschung in aller Regel wenig brauchbar.

Bei der Suizidforschung kommt jedoch noch etwas dazu. Für die Therapeuten und für die Angehörigen ist der Suizid ein einschneidendes Ereignis. Es führt zu Schuldgefühlen und nicht selten zu Vorwürfen von dritter Seite. Die vom Suizid Mitbetroffenen sind gehalten sich zu rechtfertigen und ihr Verhalten gegenüber dem Patienten so darzustellen, daß sie kein Schuldvorwurf treffen kann. Bei Suiziden ist die Krankenblattdokumentation in der Regel defensiv. Das führt dazu, daß wichtige Informationen zurückgehalten oder verdeckt werden: etwa Rückschläge in der Behandlung, Krisen in der Beziehung zu den Therapeuten oder zu Mitpatienten oder lebensverändernde Ereignisse, denen die Behandelnden größere Aufmerksamkeit hätten schenken müssen.

Daraus ist zu folgern, daß retrospektive Untersuchungen allenfalls geeignet sind, grobe epidemiologische Informationen zum Problem des Patientensuizids zu vermitteln. Um weiterreichende Informationen zu erhalten, ist es notwendig, semiprospektive Studien durchzuführen. Unmittelbar im Anschluß an einen Kliniksuizid müssen klinische, soziale und demographische Daten von einem Forschungsteam gesichert werden. Zugleich müssen Umgebungsbefragungen bei den Angehörigen durchgeführt werden. Außerdem ist eine Analyse des therapeutischen Rahmens und der Beziehung zwischen dem Patienten, den Therapeuten und den Mitpatienten unabdingbar. Wir benötigen Detailinformationen über das soziale Leben des Patienten und seiner sozialen Beziehung in der Phase vor dem Suizid.

Ein solcher Ansatz ist aufwendig. Aber er ist längerfristig notwendig, wenn wir wirksame Suizidprophylaxe unter den Bedingungen in psychiatrischer Behandlung betreiben wollen.

Unterschiede zwischen therapeutischen Institutionen und therapeutischen Strategien

Wir gehen davon aus, daß der Patientensuizid kein rein epidemiologisches Problem ist. Wir unterstellen, daß die Art und die Qualität der psychiatrischen Behandlung mit dem Suizid in Zusammenhang zu bringen ist. Wenn die Suizidrate in einer Klinik hoch ist, liegt die Vermutung nahe, daß die Behandlungsqualität dort schlecht ist. Aber ist das so einfach?

Wenn es wirklich so sein sollte, daß die Suizidrate heute höher ist als vor dreißig oder fünfzig Jahren, kann die Beziehung zwischen psychiatrischer Behandlung und Suizid nicht so einfach sein: niemand wird bestreiten, daß die Qualität der psychiatrischen Behandlung und die Leistungsfähigkeit der Psychiatrie heute im allgemeinen unvergleichlich besser ist als vor fünfzig Jahren.

Es gibt aber noch weitere Hinweise darauf, daß die Beziehung zwischen Qualität und Behandlung und Suizidrate wesentlich komplizierter ist. Ich habe den Eindruck, daß Patientensuizide gehäuft an Kliniken vorkommen, denen ich zunächst eine hervorragende Behandlungsqualität bescheinigen würde: etwa der von uns untersuchten Tübinger Universitätsnervenklinik mit einer Suizidrate von 256 pro 100 000, dem Mannheimer Zentralinstitut für Seelische Gesundheit (WOLPERT u. a. 1976) mit einer fraktionierten Suizidrate von 940 auf der Rehabilitationsstation und von 200 im übrigen Klinikbereich; oder der Psychiatrischen Klinik der Medizinischen Hochschule Hannover mit einer Suizidrate von 425 pro 100 000 (SCHLOSSER u. STREHLE-JUNG 1982). Auch Beobachtungen aus meinem jetzigen Arbeitsfeld legen eher eine Umkehrung nahe: Die Suizidrate ist in therapeutisch inaktiven Bereichen unseres Krankenhauses niedrig, in therapeutisch aktiven eher hoch.

Offenbar ist eine differenziertere Betrachtung angebracht. Es ist durchaus möglich, daß eine verstärkte therapeutische Aktivität zugleich den Behandlungserfolg verbessert und das Suizidrisiko erhöht. Die von WOL-

51

PERT angegebenen Daten sprechen ebenso dafür wie eigene Erfahrungen in der Tagesklinik (FINZEN 1977) und Beobachtungen im Rehabilitationsbereich unseres Krankenhauses. Möglicherweise ist hier die Übereinstimmungs-/Unterstimulationshypothese John WINGS (z.B. 1981) zur Anwendung zu bringen. Es kann sein, daß bestimmte Formen intensiver psychiatrischer Behandlung einzelne Patienten in ähnlicher Weise überfordern, wie es die Belastungen nach der Krankenhausentlassung ebenso zu tun scheinen.

Offenbar müssen wir lernen, außer Medikamenten auch psychotherapeutische und soziotherapeutische Maßnahmen zu dosieren und in ihrer Auswirkung auf den Patienten abzuschätzen. Schießlich wird dies in verstärktem Maße notwendig sein, wie REIMER und HENSELER (1981) mißglückte Interventionen bei Suiziden von Patienten analysieren, die in einzelpsychotherapeutischer Behandlung gestanden haben.

Die Beziehung zwischen allgemeiner Suizidrate, Suizidrate im Krankenhaus und nach der Entlassung

Zahlreiche Untersuchungen (zuletzt MODESTIN 1982, BJARNASON 1982) legen nahe, daß die Suizidrate in den psychiatrischen Krankenhäusern in den letzten Jahren angestiegen ist. Dazu kann man in unterschiedlicher Weise Stellung nehmen. Nach dem gegenwärtigen Stand der Methodologie der Suizidforschung im psychiatrischen Krankenhaus kann man dieses Ergebnis derzeit noch bestreiten. Man kann es aber auch auf eine unterschiedliche Zusammensetzung der Klientel des pschiatrischen Krankenhauses zurückführen. Man kann schließlich mannigfaltige Ursachen dafür suchen, etwa in der offeneren psychiatrischen Behandlung oder in der geringeren Wachsamkeit der Therapeuten. Zum Beispiel ist es möglich, daß mehr suizidale Patienten und Patienten nach Suizidversuchen zur Kriseninterventation in psychiatrische Krankenhäuser verlegt werden, etwa aus Intensivstationen und Ambulanzen von Allgemeinkrankenhäusern.

Es gibt aber auch die Auffassung, eine erhöhte Suizidrate im psychiatrischen Krankenhaus habe ihre Ursache darin, daß eine Verlagerung des Suizidrisikos aus dem Zeitraum nach der Entlassung in die Zeit der stationären Behandlung stattgefunden habe. Es gelte heute allgemein als akzeptiert, daß die Therapeuten sich der Suizidalität ihrer Patienten stellen müssen. Es genüge nicht, sie mit Medikamenten, Isolierung oder Fixierung zu verdecken. Die therapeutische Auseinandersetzung mit der Suizidalität aber erhöhe das Risiko in der aktuellen Behandlungssituation. Gleichzeitig werde die langfristige Prognose aber gebessert. Das führe möglicherweise zu einer Erhöhung der Suizidrate für den Zeitraum nach der Entlassung.

Diese Hypothese verdient es, über die ersten negativen Ergebnisse von ERNST und Mitarbeitern (1981) hinaus, überprüft zu werden. Es dürfte aber schwierig sein, ein handhabbares Forschungsinstrumentarium für die Beantwortung solcher Fragen zu entwickeln. Dennoch sind Antworten für die Einordnung des Stellenwertes des Kliniksuizids von grundlegender Bedeutung. Deswegen sollten zunächst indirekte Wege beschritten werden, um der Lösung des Problems näherzukommen. Dazu kann die Beobachtung der Entwicklung der allgemeinen Suizidrate in der Bevölkerung gehören, die Analyse der Suizidhäufigkeit von Menschen mit psychiatrischer Vorgeschichte in Relation zur Allgemeinbevölkerung und schließlich die Erforschung des Suizids von Patienten und ehemaligen Patienten im ambulanten Raum.

In den folgenden Abschnitten werde ich mich zwei Spezialproblemem zuwenden. Am Beispiel der Patienten, die sich in unserem Krankenhaus in Wunstorf zwischen 1975 und 1984 suizidiert haben, will ich zeigen, wie sich die diagnostische Einordnung durch Therapeuten beziehungsweise durch Forscher auf die Untersuchungsergebnisse auswirkt und wie die Wahl des Untersuchungszeitraumes dazu beitragen kann, die Ergebnisse zu verzerren.

Arbeitsdiagnose, Forschungsdiagnose – ein Dilemma

Vom Suizid während der psychiatrischen Klinikbehandlung sind am häufigsten schizophrene Kranke bertroffen. Unter den Suiziden nach Krankenhausentlassung überwiegen die Depressiven. Diese Tendenz zeichnet sich bei der Analyse der wissenschaftlichen Untersuchungen zu diesem Problemkreis ab. In den meisten Studien ist die Relation der Suizidhäufigkeit zum Anteil der jeweiligen Patientengruppen an der Klinikpopulation nicht herausgearbeitet. Wo Kontrollgruppen hinzugezogen werden, zeigt sich, daß die Suizide Depressiver auch in der Klinik überrepräsentiert sind (z. B. HUNTEMANN 1987). Lediglich in den ersten Tagen nach der Klinikentlassung scheinen schizophrene Kranke am verwundbarsten zu sein (SJÄLVMORD 1985). Gegenüber den schizophrenen und affektiven Psychosen treten alle anderen Erkrankungen in ihrer Bedeutung zurück. Insbesondere fällt auf, wie selten Alterskranke und Alkoholkranke vom Suizid im Krankenhaus betroffen sind (vgl. SCHLOSSER u. STREHLE-JUNG 1982, WOLFERSDORF u. a. 1984, FINZEN 1984, 1986).

Nur aus wenigen Untersuchungen geht hervor, wie die Diagnosen gewonnen werden. Da die meisten retrospektiven Studien durch Krankenblattauswertung erfolgten, kann man unterstellen, daß die Arbeitsdiagnosen der Therapeuten übernommen wurden, wenn dies nicht ausdrücklich anders vermerkt ist. Das ist von Bedeutung, weil RITZEL (1974) betont, daß es sich bei einem beträchtlichen Teil der von ihm untersuchten Patientensuizide um »diagnostisch atypische bzw. schwierig klassifizierbare Fälle handelte, und bei einer anderen Gruppe eine psychische Multimorbidität vorlag.« Die atypische Symptomatik und die phänomenologische Vielfalt der Krankheitsbilder hätten die Beurteilung der Suizidgefährdung erschwert. Auch WOLFERSDORF u. a. (1984) weisen darauf hin, daß die Krankheitsbilder von Patienten, die sich suizidiert haben, nicht selten durch Alkohol- oder Medikamentenmißbrauch kompliziert werden, so daß eine diagnostische Einordnung gelegentlich schwerfällt.

Wir sind bereits in einer Untersuchung über ambulante psychiatrische Behandlung und Suizid und in Überlegungen zu den Konsequenzen einer falschen diagnostischen Einordnung auf die Problematik der Übernahme der Therapeutendiagnosen durch die Forscher eingegangen (FINZEN u. BEUSHAUSEN 1984, FINZEN 1984). DRAKE u. a. (1985) gehen in den Schlußfolgerungen, die sie aus einer Übersicht über den Suizid von Schizophrenen ziehen, so weit, daß sie weitere Untersuchungen, die nicht auf überprüfbare Diagnosekriterien zurückgreifen, für überflüssig und wertlos erklären.

Die Beziehung zwischen Arbeitsdiagnosen und Forschungsdiagnosen und ihre Konsequenzen für die weitere wissenschaftliche Untersuchung des Patientensuizids wird uns im folgenden beschäftigen. Wir werden die diagnostische Einordnung von vierzig Patienten analysieren, die sich zwischen 1975 und 1984 während der stationären Behandlung im Niedersächsischen Landeskrankenhaus Wunstorf suizidierten, und die von einundzwanzig, die sich das Leben nahmen, nachdem sie sich zwischen 1977 und 1983 in ambulanter Behandlung im gleichen Krankenhaus befunden hatten (vgl. FINZEN u. BEUSHAUSEN 1984, vgl. unten, 5. Kap.).

Wir werden dabei die Arbeitsdiagnosen der Therapeuten, die den Krankenunterlagen entnommen sind, den Forschungsdiagnosen gegenüberstellen, die von den Untersuchern nach gründlicher Analyse der Krankenunterlagen und aufgrund persönlicher Kenntnis der Patienten in enger Anlehnung an die DSM-III-Kriterien abgeleitet wurden. Solches Vorgehen ist in mancher Hinsicht anfechtbar, weil die Krankenblätter lückenhaft sind und manche Symptome sowie die Häufigkeit und die Dauer ihres Auftretens gewiß nicht registriert sind. Wir stellen auch nicht den Anspruch, daß die Diagnosen, die wir (zwei erfahrene Ärzte für Psychiatrie) für unser Projekt abgeleitet haben, in jedem Einzelfall zutreffen. Bei zwei Patienten hatten wir beträchtliche Mühe, zu einem gemeinsamen Ergebnis zu kommen. Entscheidend, und u. E. für künftige Unter-

suchungen wichtig, ist die große Diskrepanz unserer für Forschungs-
zwecke gewonnenen Diagnosen zu den Arbeitsdiagnosen der Therapeuten.

Ergebnisse

Ambulante Patienten

Bei den ambulanten Patienten erwies es sich als notwendig, sieben von 21
Diagnosen zu reklassifizieren. Am auffälligsten ist die Veränderung zugunsten der affektiven Psychosen. Drei Patienten, die von den Therapeuten als neurotisch-depressiv betrachtet wurden, hatten Depressionen mit
einem eindeutigen phasischen Verlauf und klar abgrenzbaren Vitalsym-
ptomen. Bei einer 57jährigen Patientin war die Diagnose endogene
Depression früher auch schon gestellt worden. Die Fixierung auf die
Psychodynamik und die Interpretation bestimmter Verhaltensweisen der
Patientin als »neurotisches« Agieren hatte die Therapeuten veranlaßt, sich
für diese Arbeitsdiagnose zu entscheiden.

Die als atypisch klassifizierte Psychose einer 65jährigen Frau erwies
sich nach der Analyse des Ambulanzblattes und der Unterlagen über vier
vorangegangene Krankenhausaufenthalte innerhalb von 15 Jahren eindeutig als endogene Depression. Die Wahnsymptome scheinen hier die
Therapeuten verunsichert zu haben. Für die Behandlung hatte das in diesem Fall keine Konsequenzen. Die Patientin wurde therapiert, als hätte
sie eine endogene Depression.

Bei zwei Patienten, einem Studenten und einem Abiturienten, wurde
die Diagnose eines Borderline-Syndroms von uns zugunsten einer
Psychose aus dem schizophrenen Formenkreis verworfen. Bei dem Studenten war die Diagnose einer schizophrenen Psychose anläßlich früherer
stationärer Aufenthalte schon gestellt aber aufgrund des Verlaufs wieder
verworfen worden. Sie taucht immerhin noch als differentialdiagnosti-
sche Erwägung auf.

Konsequenzen für die Behandlung

Wer als neurotisch depressiv betrachtet wird, wird anders behandelt als
ein endgogen Depressiver; ein Patient mit einem Borderline-Syndrom
anders als ein Schizophrener. Solche Konsequenzen wurden in zwei Fällen durch Stellungnahme der verantwortlichen Ärzte bekräftigt. Die The-
rapeutin, die den Abiturienten mit dem angeblichen Borderline-Syndrom auf eigenen Wunsch, gegen ihren Rat, aus stationärer Behandlung
entlassen und an die Ambulanz verwiesen hatte, erklärte: wenn sie sich
damals zur Schizophrenie-Diagnose durchgerungen hätte, hätte sie we-

	Arbeits-diagnose	Forschungs-diagnose
Schizophrenie	11	13
Affektive Psychose	1	5
Atypischen Psychose	1	–
Persönlichkeitsstörungen (einschl. Neurose und Borderline)	7	2
Alkoholismus	1	1
Psychoorg. Störungen (einschl. Epilepsie)	–	–
	21	21

Tabelle 1: ambulante Patienten

nigstens den Versuch unternommen, ihn auch gegen seinen Willen auf der Station zurückzuhalten.

Der Therapeut, der die Behandlung eines 36jährigen, angeblich neurotisch-depressiven Ingenieurs durchführte, erklärte, wenn er die Diagnose einer endogenen Depression gestellt hätte, hätte er spätestens nach dem vorangegangenen Suizidversuch eine Zwangseinweisung durchgesetzt. In diesem Fall, der in der rückwirkend vorgenommenen Reklassifikation am eindeutigsten ist, war auch der wahrscheinliche Grund für die diagnostische Blindheit des Therapeuten zu lokalisieren: die massive Gegenübertragung in der Beziehung zum Patienten, der in den Augen des Therapeuten eine ähnlich schwere Lebenskrise in seinem Betrieb durchlebte wie der Vater des Therapeuten einige Jahre vorher.

Klinikpatienten
Zwei Drittel der Klinikpatienten, die sich suizidiert hatten, litten unter Psychosen aus dem schizophrenen Formenkreis, ein Viertel unter affektiven Psychosen. Bei zwei Patienten bestanden neurotische Depressionen, bei zwei weiteren Anfallsleiden. In dieser Weise zumindest erfolgte die diagnostische Einordnung für unser Projekt. Die Arbeitsdiagnosen der Therapeuten waren anders. Wir verwarfen sie bei 13 von 40 Patienten. Wie die Tabelle 2 zeigt, erfolgten die größten Verschiebungen zuungunsten der Neurosen/Persönlichkeitsstörungen und zugunsten der affektiven Psychosen. Nicht so sichtbar wird das Ausmaß der Verschiebung bei der Diagnose Schizophrenie, weil wir hier zwei Fälle mit affektiven Psychosen ausgeschieden und fünf mit ursprünglich anderen Diagnosen hinzugefügt haben.

	Arbeits- diagnose	Forschungs- diagnose
Schizophrenie	23	26
Affektive Psychose	4	10
Atypischen Psychose	1	–
Persönlichkeitsstörungen (einschl. Neurose und Borderline)	8	2
Alkoholismus	–	–
Psychoorg. Störungen (einschl. Epilepsie)	4	2
	21	21

Tabelle 2: stationäre Patienten

Die Klassifikation war bei sechzehn der vierzig Patienten mit Schwierigkeiten verbunden, die sich zum Teil auch in den differentialdiagnostischen Erwägungen der Therapeuten niedergeschlagen hatten. In Einzelfällen blieb sie auch nach der Überprüfung uneindeutig. Zwei der als schizophren klassifizierten litten an schizoafektiven Psychosen, die während des langjährigen Krankheitsverlaufes zeitweise als reine affektiven Psychosen imponiert hatten. Einer der Anfallskranken, der sieben Jahre im Krankenhaus verbracht hatte, war eindeutig gleichzeitig psychotisch. Die Diagnose einer Schizophrenie ist wahrscheinlich, war aber aufgrund der Krankenblatteintragungen nicht mit Sicherheit zu treffen. Bei der zweiten Diagnose einer Anfallskrankheit – es handelte sich um eine 25jährige Patientin – war das Leiden durch Alkohol- und Medikamentenmißbrauch kompliziert. Es bestand zugleich eine schwere Persönlichkeitsstörung.

In einem Fall war bei einer 63jährigen Patientin die Diagnose einer paranoiden Psychose im Involutionsalter gestellt und mit der ICD-Nr. 297.1 versehen worden. Die mangelhafte Krankenblattführung erlaubte keine abschließende Überprüfung der Diagnose. Anamnestische Hinweise ließen jedoch eine chronische schizophrene Psychose als wahrscheinlich erscheinen. Bei einer 61jährigen Patientin wurde die Diagnose einer neurotischen Depression gestellt. Ohne Zweifel lag eine schwere Persönlichkeitsstörung vor. Die mangelhafte Krankenblattführung erlaubte auch hier keine Sicherung oder Widerlegung der Diagnose.

In zwei Fällen wurde die Krankenblattdiagnose einer Psychose aus dem schizophrenen Formenkreis zugunsten der einer endogenen Depression verworfen. Dabei handelte es sich um einen 58jährigen Mann mit vier früheren Klinikaufenthalten, dessen Vater bereits durch Suizid gestorben war, sowie um eine 48jährige Frau mit vier früheren Klinikaufenthalten, deren Mutter durch Suizid verstorben war. Beide hatten bereits mehrere Suizidversuche in der Vorgeschichte. Beide litten unter einem ausgeprägten Wahn, der vermutlich ein Grund für die Einordnung durch die Therapeuten als schizophrene Psychose gewesen war.

In vier Fällen wurden Patienten mit anderen Krankenblattdiagnosen von uns als schizophrene Kranke klassifiziert. Es handelte sich um die Diagnose eines Borderline-Syndroms, kompliziert durch Alkoholmißbrauch bei einem 24jährigen Mann mit mehrfachen Krankenhausaufenthalten und mehrfachen Suizidversuchen in der Vorgeschichte, dessen Vater sich im Jahr zuvor ebenfalls in unserem Krankenhaus suizidiert hatte; um einen 35jährigen Mann mit vier früheren Krankenhausaufenthalten ohne Suizidversuche in der Vorgeschichte, bei dem ebenfalls die Diagnose eines Borderline-Syndroms bzw. einer Kernneurose gestellt worden war; um einen 29jährigen Mann mit vier früheren Krankenhausaufenthalten ohne frühere Suizidversuche in der Vorgeschichte, bei dem die Diagnose einer Persönlichkeitsstörung, kompliziert durch Alkoholmißbrauch gestellt worden war, sowie um einen 41jährigen Mann mit fünf früheren Krankenhausaufenthalten ohne frühere Suizidversuche, bei dem ein psychoorganisches Syndrom bei Persönlichkeitsstörung und Alkoholmißbrauch gestellt worden war.

Bei einem Patienten war die Diagnose über die Einweisungsdiagnose »Zustand nach CO-Vergiftung« am Morgen vor dem Suizid nicht hinausgelangt. Hier handelte es sich um eine endogene Depression bei einem 58jährigen Mann, der deswegen schon vorher in einer anderen Klinik behandelt worden war, und dessen Aufnahmeanlaß ein gerade abgelaufener Suizidversuch war. In einem weiteren Fall verwarfen wir die Diagnose einer depressiven Neurose zugunsten der einer affektiven Psychose bei einem 41jährigen Mann, der 13 psychiatrische Krankenhausaufenthalte hinter sich gebracht hatte, und dessen Entlassung jetzt nach 341 Tagen unmittelbar bevorstand.

Bei zwei Frauen hatten die Therapeuten ebenfalls erhebliche Schwierigkeiten der diagnostischen Einordnung gehabt. Es handelte sich um eine 57jährige Patientin, die fünf psychiatrische Krankenhausaufenthalte und mehrere Suizidversuche hinter sich gebracht hatte und sich am dritten Tag nach der Aufnahme im Wachsaal einer geschlossenen Station erhängte. Ihr Agieren und ihre Klagsamkeit wurde von der behandelnden Ärztin trotz bekannter Vordiagnose einer endogenen Depression als »neurotisch« interpretiert. Ähnlich war die Situation bei einer 61jährigen Patientin mit sieben vorangegangenen Suizidversuchen, deren Mutter bereits durch Suizid gestorben war. Auch der Suizid dieser Patientin ereignete sich wenige Tage nach der Aufnahme.

Unabhängig von den Schwierigkeiten bei der diagnostischen Einordnung war das Krankheitsbild bei mindestens sechs der vierzig Patienten durch Alkohol- oder Medikamentenmißbrauch kompliziert.

Konsequenzen für die Behandlung

Die Feststellung, daß die Diagnose bei so vielen Patienten, die sich suizidiert hatten, entweder mit Komplikationen verbunden oder während des Behandlungsverlaufs schon strittig war oder von uns für das Untersuchungsprojekt verworfen werden mußte, ließ die Frage nach den Konsequenzen für die Behandlung aufkommen. War sie konsistent mit der Diagnose? Bestanden Widersprüche? In unserer Studie über den Suizid ambulanter Patienten wurden viele Widersprüche sichtbar. Wir sind oben noch einmal darauf eingegangen. Wir nahmen diese zum Anlaß für ein gesondertes Projekt, das am Beispiel der Medikation der Konsistenz von Behandlung und Diagnose bei solchen Patienten nachgehen soll. Bereits die kasuistische Betrachtung macht Widersprüche sichtbar:

Bei einer 28jährigen Patientin wird die Vordiagnose einer Psychose aus dem schizophrenen Formenkreis während des stationären Aufenthaltes verworfen. Sie wird als neurotisch depressiv klassifiziert und konfliktorientiert psychotherapeutisch behandelt. Gleichzeitig wird die Medikation von 15 mg Haloperidol täglich fortgesetzt.

Eine 57jährige Patientin, die wir als phasisch-depressiv eingeordnet haben, erhält von der behandelnden Ärztin 24 mg Haldol täglich. Gleichwohl ist sie der Auffassung, daß diese »neurotisch« agiert. Die Ankündigung der Kranken, sie werde sich suizidieren, wird nicht ausreichend ernstgenommen.

Ein 58jähriger Mann, den die Therapeuten als schizophren diagnostizieren, bei dem aber ein schwerer depressiver Wahn besteht, wird mit 30 mg Mianserin und zwei Tabletten Distraneurin zur Nacht behandelt. Seine Medikation spiegelt die Ratlosigkeit der Therapeuten, die sich durch den Gesamtverlauf des letzten stationären Aufenthaltes verfolgen läßt.

Wie bei den ambulanten Patienten hat die diagnostische Klassifizierung Konsequenzen für die Medikation, für die Art und Weise psychotherapeutischen Vorgehens, für soziotherapeutische Maßnahmen und im Hinblick auf Fragen von Ausgang, Beurlaubung und Entlassung. Am deutlichsten werden die Probleme der Diagnostik und ihrer Folgen am Beispiel der Medikamentenbehandlung. Diese werden wir an anderer Stelle einer eingehenden gesonderten Analyse unterziehen.

Schlußfolgerungen

Die Erforschung des Suizids während psychiatrischer Behandlung steht erst am Anfang. Sie wird durch mannigfache Methodenprobleme und Unzulänglichkeiten bisheriger Untersuchungen beeinträchtigt. In diesem Zusammenhang gerät die Klassifikation der Diagnosen ins Blickfeld. RITZEL (1974) hatte bereits vor mehr als einem Jahrzehnt die Problematik der diagnostischen Einordnung von Patienten hervorgehoben, die sich während der Behandlung im Krankenhaus suizidiert haben. Er hatte hervorgehoben, daß ihre Krankheitsbilder oft vielfältig und atypisch seien. DRAKE u. a. (1985) haben die Notwendigkeit einheitlicher und damit vergleichbarer Diagnosekriterien als Grundvoraussetzung für die fruchtbare weitere Forschung auf diesem Gebiet gefordert. Unsere Ergebnisse bekräftigen beides. Sie zeigen die Komplexität der Krankheitsbilder und die Uneinheitlichkeit der Diagnose durch die Behandelnden. Sie machen aber zugleich deutlich, daß die Heranziehung überprüfbarer Diagnosekriterien allein nicht ausreicht. Das mag angehen, wenn wir diagnostisch einheitliche Gruppen zum Gegenstand unserer Untersuchung machen. Andererseits wirft gerade die Diskrepanz zwischen der Arbeitsdiagnose der Therapeuten und der Forschungsdiagnose ein Schlaglicht auf die Problematik, mit der wir es zu tun haben.

Wir haben bei den ambulanten wie bei der stationären Patienten, die sich suizidiert haben, in fast einem Drittel der Fälle die Arbeitsdiagnose der Therapeuten für unser Projekt verworfen. Dabei seien die Schwierigkeiten bei der Überprüfung der Sicherung der Diagnose nicht verschwiegen. Die vorhandenen Aufzeichnungen waren zum Teil lückenhaft, zum

59

Teil mangelhaft. Ein Rest an Unsicherheit bleibt sowohl bei einzelnen der Diagnosen, die wir reklassifiziert haben, wie bei einzelnen, die wir haben bestehen lassen. Bemerkenswert ist, daß es in den Krankenhausunterlagen an differentialdiagnostischen Erwägungen keineswegs fehlt, ja daß die von uns gewählte Klassifikation während eines langjährigen Krankheitsverlaufes in manchen Fällen auch schon getroffen und dann wieder verworfen worden war. In Einzelfällen bleibt unklar, ob die schriftlich fixierte Diagnose auch tatsächlich als Entscheidungsgrundlage gedient hat, oder ob sie den Zweck hatte, den Schweregrad der Erkrankung gegenüber Dritten zu verbergen, um auf diese Weise Stigmatisierung zu vermeiden. Wenn dies der Fall war, können wir uns des Verdachts nicht erwehren, daß die Therapeuten sich damit am Ende gelegentlich selber getäuscht haben.

Unbeschadet der Notwendigkeit einheitlicher Diagnosekriterien für die künftige Forschung darf die Arbeitsdiagnose der Therapeuten nicht vernachlässigt werden. Sie bestimmt die Art der Behandlung. Sie bestimmt die Definition des Behandlungsziels und die Art und Weise des Umgangs mit dem Kranken. Es ist eine wichtige Frage, warum der Therapeut eine Diagnose anders stellt als es ein unbefangener Dritter anhand der in der Klinik üblichen Diagnosekriterien tun würde. Hier gerät die Frage nach Therapeutenvariablen ins Blickfeld. Es ist wahrscheinlich, daß psychiatrische Patienten sich nicht nur aus Gründen ihrer Krankheit und ihrer Lebenssituation suizidieren, sondern daß der Suizid auch eine Komplikation, eine unerwünschte Begleitwirkung der Behandlung sein kann. Das Beziehungsgefüge zwischen dem Therapeuten und dem Patienten mit Übertragungs- und Gegenübertragungsreaktionen, das Stationsmilieu, der Ausbildungsstand von Ärzten und Krankenpflegern und die Qualität der fachärztlichen Kontrolle bedürfen unserer verstärkten Aufmerksamkeit. Unsere erste Konfrontation mit der Häufigkeit der Abweichung von Arbeitsdiagnose und Forschungsdiagnose hat innerhalb unserer Klinik zu Reaktionen geführt: der Institutionalisierung eines psychopathologischen Trainings für alle Assistenzärzte und der Verstärkung der oberärztlichen Kontrolle bei der Überprüfung der Arbeitsdiagnosen.

Die Wahl des Untersuchungszeitraums als methodologisches Problem

Eines der Methodenprobleme bei der Untersuchung des Suizids psychiatrischer Patienten während der Behandlung ist die kleine Fallzahl. Sie wird auf zwei Wegen überwunden: durch die Analyse von Suiziden aus mehreren Krankenhäusern (z. B. WOLFERSDORF mit der baden-württembergischen Arbeitsgemeinschaft) oder durch die Zusammenfassung von

Suizidereignissen, die viele Jahre, zum Teil Jahrzehnte auseinanderliegen (z. B. ERNST mit seinen Untersuchungen über das Burghölzli). Die Problematik beider Vorgehensweisen habe ich in meinen allgemeinen Überlegungen zu den Methodenproblemen bei der Erforschung des Patientensuizids (1983; vgl. oben) erörtert.

Im folgenden will ich den Versuch unternehmen, die damit verbundenen Schwierigkeiten am Beispiel des Faktors Zeit aufgrund der mir vorliegenden Daten über vierzig Suizide zu unterstreichen. Diese haben sich im gleichen Krankenhaus im Zehnjahreszeitraum von 1975 bis 1984 ereignet. Trotz des verhältnismäßig kurzen Zeitraumes und der verhältnismäßig kleinen Zahl läßt die Betrachtung gesonderter Zeitabschnitte Unterschiede erkennen, die zu weiterem Nachdenken Anlaß geben.

Das Krankenhaus

Die betroffene Klinik, das NLK Wunstorf, machte in den Jahren von 1975 bis 1979 eine stürmische Entwicklung durch. 1975 und 1976 wechselten die ärztliche, die Pflegedienst- und die Verwaltungsleitung. Im ersten Jahr wurden vier von sechs leitenden Arztpositionen neu besetzt. Im gleichen Jahr wurden 25 weitere Ärzte, Psychologen und Sozialarbeiter eingestellt, die ohne Ausnahme keine Berufserfahrung hatten. Die Zahl der Aufnahmen und Entlassungen stieg im ersten Jahr um vierzig Prozent an; die Zahl der belegten Betten reduzierte sich in den ersten fünf Jahren um fast die Hälfte – auch in Folge der Neueröffnung neuer klinischer Einrichtungen im Einzugsgebiet (vergl. Finzen 1983).

Das Konzept änderte sich grundlegend. Die vorher geschlossene Anstalt wurde in ein weitgehend offenes therapeutisch und rehabilitativ orientiertes Krankenhaus verwandelt. Eine, später zwei spezielle Rehabilitationsstationen wurden aufgebaut. Eine systematische Weiterbildung für Ärzte in Psychiatrie und Psychotherapie sowie eine Fachweiterbildung in der Psychiatrie für Krankenpfleger wurde vorangetrieben. Die Arbeit in den ersten fünf Jahren konzentrierte sich vor allem auf die Patienten der Aufnahmebereiche. Sie fand ihren vorläufigen Abschluß Mitte 1979 mit der Öffnung der Hälfte der bis dahin geschlossen geführten Aufnahmestationen.

Von 1980 an folgte eine allmähliche Verlagerung der Arbeitsschwerpunkte auf die Bereiche der Langzeitpatienten und der Gerontopsychiatrie. Wesentliche strukturelle Veränderungen in den Jahren 1982 und 1983 bestanden in Neudefinition der Abteilungen; die Unterscheidung zwischen Akut- und Langzeitbereiche (nicht Stationen) wurde aufgegeben; eine erste und eine zweite psychiatrische Klinik übernahmen die Akut-

und Dauerversorgung von Patienten definierter Einzugsgebiete; auch die Suchtklinik und die gerontopsychiatrische Klinik versorgten ihre Patienten von der Aufnahme bis zur Entlassung oder während einer erforderlichen langzeitigen Unterbringung; 1982 und 1983 erfolgte im Rahmen des Bezuges von zwei neuen Bettenhäusern die Mischung von Männern und Frauen auf fast allen Stationen; die Leitungsaufgaben im ärztlichen Bereich wurden in dieser Zeit gleichzeitig sehr stark dezentralisiert.

Ein weiterer Faktor, der die Änderung der Leitungsstruktur betrifft, sei noch erwähnt. 1981 schied der bisherige Stellvertreter des Direktors aus, um selber Leiter eines psychiatrischen Krankenhauses zu werden. Einer der Oberärzte des Aufnahmebereiches folgte ihm mit sechsmonatiger Verzögerung. In den Monaten vor seinem Ausscheiden war der Direktor für drei Monate zu einem Gastaufenthalt ins Ausland beurlaubt. Im Anschluß an das Ausscheiden des bisherigen Stellvertreters und Leiters des Funktionsbereichs Aufnahme wurde der Beschluß der Neustrukturierung der Funktionsbereiche Akut- und Langzeitpsychiatrie in erste und zweite psychiatrische Klinik gefaßt und gegen zum Teil heftigen Widerstand der Assistenten durchgesetzt.

Die Entwicklung der Suizidhäufigkeit

Die Entwicklung der Suizidhäufigkeit in der Klinik läßt auf den ersten Blick keine Parallelität zur inneren und äußeren Neustrukturierung des Krankenhauses erkennen. Zwischen 1975 und 1980 treten nur geringgradige Schwankungen in der Suizidhäufigkeit auf. Ab 1981 kommt es praktisch zu einer Verdoppelung, die bis 1984 anhält. Die erste Tabelle, in der ich eine Aufschlüsselung nach Jahrgängen und der Behandlung auf offenen, geschlossenen und Rehabilitationsstationen vorgenommen habe, stellt diese Entwicklung im einzelnen dar. Der optische Eindruck, den sie vermittelt, legt unabhängig von den Zahlen nahe, daß sich von 1980 an etwas verändert hat.

Die Erwartung, die Suizidrate im Krankenhaus müßte in den ersten Jahren einer besonders stürmischen und zeitweise mühsam kontrollierbaren Entwicklung mit unerfahrenen akademischen Therapeuten und heftigen Konflikten zwischen Ärzten, Psychologen und Sozialarbeitern als den »Neuen« auf der einen Seite und den Mitarbeitern des pflegerischen Dienstes als den »Alten« auf der anderen Seite (vgl. FINZEN 1985) steigen, traf offenbar nicht zu. Die Öffnung weiter Bereiche des Krankenhauses und die radikal andere Handhabung von Beurlaubung und Ausgang als in den Jahren vorher, blieb ohne Auswirkung. Die Suizidrate betrug in den Jahren von 1975 bis 1980 etwa 85 auf 100 000 Behandlungsepisoden oder

	Station geschlossen	offen	Reha	gesamt
1975	3		(+ 1 Neurologie)	4
1976	2			2
1977	2		1	3
1978	4			4
1979	1			1
1980	1	1	1	3
1981	4	1	1	6
1982	1	2	3	6
1983	2	3	–	5
1984	1	3	2	6
	21	10	9	40

Tabelle 3

105 auf 100 000 Aufnahmen. Von 1981 an verdoppelte sie sich, zumal die Zahl der Aufnahmen wie der behandelten Patienten leicht zurückging.

Eine Parallelität zur Entwicklung der Klinik ist allenfalls mit fast zweijähriger Verzögerung zur Offenheit der beiden Aufnahmestationen zu erkennen. Die eine der beiden Rehabilitationsstationen war bereits Jahre vorher eingerichtet und von Anfang an offen geführt worden. Die weiteren wichtigen Strukturveränderungen, wie Umzug in neue Stationsgebäude, neue Zusammensetzung der Stationen, Mischung von Männern und Frauen fanden erst 1982 und 1983 statt und blieben ohne erkennbare Wirkung.

Veränderungen 1981–1984 gegenüber 1975–1980

Auf der Suche nach Patienten- und Institutionsmerkmalen, die sich im zweiten gegenüber dem ersten Analysezeitraum verändert haben, ergeben sich nur wenige auffällige Faktoren. Die Suizidhäufigkeit pro Jahr hat sich verdoppelt. Aber Diagnosen, frühere Suizidversuche, frühere Aufnahmen, Altersverteilung und selbst die äußeren Umstände unterscheiden sich kaum: ähnlich viele Patienten suizidieren sich während des Ausgangs, des Urlaubs, auf dem Weg zur Arbeitstherapie oder auf der Station (dies sind ohnehin nur insgesamt fünf). Bei der Suizidmethode zeichnet sich eine Tendenz zugunsten des Eisenbahnsuizids ab (36 gegenüber 48 %). Angesichts der kleinen Zahl relativiert sich diese Tendenz aber wieder.

Auffällige Unterschiede sind hingegen in dreifacher Hinsicht zu erkennen: im Anteil der freiwilligen Patienten, in der Verweildauer und in der Anzahl von Suiziden im kurzen Zeitabstand (im gleichen Monat oder in benachbarten Monat). Diese drei Faktoren sollen besonders betrachtet werden. Die Problematik offene/geschlossene Station wird gesondert analysiert werden. Die Unterschiede zwischen den Zeitabschnitten, wie sie aus der Tabelle 1 sichtbar werden, sind gravierend. Ihre Ursachen sind komplex. Sie sind gewiß nicht allein – aber auch – darauf zurückzuführen, daß es vor Mitte 1979 keine offenen Aufnahmestationen gab.

Der Unterbringungsmodus

Bis 1980 waren sieben von siebzehn Patienten, die sich während des Klinikaufenthaltes suizidierten, nach den Bedingungen des Psychisch Krankengesetzes bzw. dessen Vorläufer untergebracht (41 %). In den folgenden Jahren war es nur einer von 23 (vier Prozent). Dieser eine gesetzlich untergebrachte Patient befand sich im übrigen auf einer offenen Rehabilitationsstation. Der Beschluß war als eine Art Behandlungsauflage herbeigeführt und erstaunlicherweise erreicht worden, um die Fortsetzung der rehabilitativen Bemühungen sicherzustellen. Der Patient suizidierte sich nach 202 Behandlungstagen. Der Anteil der Freiwilligen an der Risikogruppe war nur während der ersten anderthalb Jahre steil angestiegen. Danach war er verhältnismäßig gleichbleibend.

Die Verweildauer

Der Unterschied in der Verweildauer in der ersten Hälfte des Analysezeitraumes zu der zweiten Hälfte ist möglicherweise der eindrucksvollste Befund. Im ersten Abschnitt waren 15 von 16 Patienten zum Zeitpunkt ihres Suizids weniger als 75 Tage in der Klinik gewesen. Einzige Ausnahme war ein Langzeitpatient mit einer Psychose bei einem gleichzeitig bestehenden Anfallsleiden, der sich seit sieben Jahren ununterbrochen in der Klinik befunden hatte. Er hatte Anfang 1975 nach langjähriger Unterbringung erst wenige Tage Ausgang gehabt. Sein Suizid stand übrigens im engem zeitlichen Zusammenhang mit dem vorangegangenen Suizidversuch eines für ihn verantwortlichen Therapeuten.

Demgegenüber befanden sich elf von 24 Patienten im zweiten Abschnitt zum Zeitpunkt ihres Suizids länger als 120 Tage im Krankenhaus (der letzte Patient aus dem Jahre 1980 wurde in diesem Fall beim zweiten Abschnitt mitgezählt; sonst wären es zehn von 23). Bei vier davon handelt es sich um ausgesprochene Langzeitpatienten mit Aufenthalten von mehr als einem Jahrzehnt, von denen sich drei allerdings in einer rehabilitativen Situation befanden; die übrigen sieben befanden sich in einer rehabilitativen Situation auf einer Rehabilitationsstation. Einzige Ausnahme bildet eine Patientin, die wenige Wochen vor ihrem Suizid von der Rehabilitationsstation wegen Suizidgefährdung auf eine geschlossenen Station zurückverlegt worden war.

Dieser Befund entspricht der Zunahme der Suizide im Rehabilitationsbereich von Ende 1980 an. Dazu ist anzumerken, daß diese Stationen etwa zu Beginn der achtziger Jahre einen Wandel ihres Aufgabenschwerpunktes erfuhren. Bis dahin hatten sie sich auf die Wiedereingliederung von Patienten konzentriert, die sie aus dem Aufnahmebereich übernommen hatten, von da an widmeten sie sich auch Langzeitpatienten, die sich bereits lange in der Klinik befunden hatten oder solchen Patienten mit häufigen Aufnahmen, deren Wiedereingliederung vorher gar nicht erst versucht worden wäre, weil sie als aussichtslos angesehen worden wäre.

Doppelsuizide und Serien
Mit der Problematik von Doppelsuiziden und Suizidserien werde ich mich im Kapitel 8 über den »Werther-Effekt« im psychiatrischen Krankenhaus gesondert auseinandersetzen. Hier soll dieses Phänomen unter dem Gesichtspunkt der Häufigkeit in den beiden Abschnitten der Krankenhausentwicklung noch einmal betrachtet werden. Es fällt auf, daß solche Doppelselbstmorde (mindestens zwei Suizide im gleichen Monat oder im benachbarten Monaten) in den ersten fünf Jahren nur zweimal auftreten. Von 1980 an hingegen treten acht solcher Suizidereignisse in enger zeitlicher Beziehung zueinander auf, davon zwei Serien mit vier und drei Suziden. Im Jahre 1985 treten im übrigen zwei weitere solcher Ereignisse hinzu. Zum Teil liegen diese Suizide nur wenige Tage auseinander.

Im ersten Fünfjahres-Zeitabschnitt ereigneten sich 28 % aller Suizide in enger zeitlicher Nachbarschaft, im zweiten Abschnitt – unter Einbeziehung des Jahres 1985 – 79 % (23 von 30).

Diskussion

Die vorliegende Untersuchung ist ein Beitrag zur Verdeutlichung der Methodenproblematik bei der Erforschung des Suizids während der psychiatrischen Behandlung. Die kleine Zahl der Patienten macht es notwendig, entweder auf Daten aus mehreren Kliniken zurückzugreifen oder die Untersuchung auf längere Zeiträume auszudehnen. Die von mir vorgelegten Daten zeigen, daß dieser zweite Weg schon bei einem Abschnitt von nur zehn Jahren problematisch ist, wenn das Krankenhaus sich in einem Prozeß der Veränderung befindet. Die Zahl der Suizide verdoppelt sich im zweiten gegenüber dem ersten Analyseabschnitt.

	1975	1976	1977	1978	1979	1980	1981	1982	1983	1984	1985
Jan.	–	–	–	1	–	–	–	–	–	2	–
Febr.	–	–	1	1	–	1	1	–	–	1	–
März	–	–·	–	–	–	–	–	2	1	–	–
April	–	–	–	–	–	–	1	–	–	1	–
Mai	1	–	–	–	–	–	–	–	–	–	–
Juni	–	1	–	–	1	–	1	–	–	1	2
Juli	–	–	1	1	–	–	1	1	1	1·	–
Aug.	1	–	–	–	–	–	–	1	2	–	–
Sept.	1	1	–	1	–	2	–	–	1	–	–
Okt.	–	–	1	–	–	–	1	–	–	–	1
Nov.	–	–	–	–	–	–	–	2	–	–	1
Dez.	1	–	–	–	–	–	1	–	–	–	–

Tabelle 4: Zeitpunkt der Suizide

Aber nicht nur das: bestimmte Merkmale eines beträchtlichen Teils der Patienten, die sich suizidieren, verändern sich. Im ersten Abschnitt sind 41 % zwangsuntergebracht; im zweiten Abschnitt nur noch einer. Im ersten Abschnitt ist nur ein Patient zum Zeitpunkt des Suizids länger als 75 Tage in Behandlung (sechs Prozent). Im zweiten Abschnitt befinden sich elf (45 %) länger als 120 Tage in der Klinik; und diese Patienten befinden sich – mit einer Ausnahme – in einer rehabilitativen Situation, wenn sie nicht unmittelbar auf einer Rehabilitationsstation behandelt werden.

Über die Beleuchtung der Methodenprobleme hinaus bieten diese Ergebnisse in aller Zurückhaltung eine Interpretationsmöglichkeit für die Vermehrung der Suizide im zweiten Analyseabschnitt an: es handelt sich um andere Patienten, um eine Klientel, bei der die Behandlung in früheren Jahren lange vorher aufgegeben worden wäre, bei denen ein Versuch der Rehabilitation gar nicht erst unternommen worden wäre. Dabei mag dahingestellt sein, ob dieser neue Behandlungsansatz mit einer schwer beeinträchtigten Klientel vermeidbare Risiken heraufbeschworen hat oder nicht.

Unsere Ergebnisse unterstreichen zugleich, daß die einfache Formel, mehr offene Stationen gleich mehr Suizide, so nicht gilt. Sie mag – wie ERNST (1979) hervorgehoben hat, mit zeitlicher Verzögerung eine Rolle spielen. Entscheidend aber wird die andere Gewichtung der therapeutischen Ziele. Auch die Tatsache, daß sich die Umstände des Suizids während des Ausgangs, des Urlaubs, auf dem Weg zur Arbeits- und Beschäftigungstherapie und auf Station in den beiden Zeitabständen nicht voneinander unterscheiden, spricht dafür.

Für mich überraschend legt die unterschiedliche Häufung von zeitlich benachbarten Doppelsuiziden und Suizidserien im zweiten Abschnitt eine weitere Interpretationsmöglichkeit für den Anstieg der Suizidrate nahe. Auch diese ist mit aller Zurückhaltung anzuwenden. Die Häufung, die auf ein Imitationsverhalten weist (SCHMIDKE und HÄFNER 1986), geht parallel zur Verbesserung der krankenhausinternen Kommunikation – und dem öffentlichen Charakter der meisten Suizidereignisse der letzten beiden Jahre auf dem örtlichen Bahnhof mit dem entsprechenden Aufsehen.

Stationen in allen Bereichen des Krankenhauses wurden geöffnet. Ein reichhaltigeres soziales Leben wurde gestaltet. Kommunikationsmöglichkeiten wurden in der Caféteria, beim Patientensport, in der Arbeits- und Beschäftigungstherapie und in der Kirche verstärkt angeboten, die mit mannigfachen Veranstaltungen zugleich als Begegnungszentrum dient. Außerdem erhielten die Patienten die Möglichkeit, einander auf den Stationen zu besuchen und praktisch unbegrenzt Besuch von Angehörigen zu empfangen. Alles dies schafft einen Resonanzboden auch für die Ausbreitung der Information über den Suizid von Mitpatienten und die Verstärkung des Gedankens an den Suizid als Lösungsmöglichkeit für die eigenen Probleme. Bei den Interviews mit den Patienten unserer beiden Kontrollgruppen (HUNTEMANN 1987, FÜRST 1987) haben die Kranken dies immer wieder thematisiert. So könnte es sein, daß die soziale Aktivierung des Krankenhauses mit ihrer Verbesserung der Kommunikation zwischen Therapeuten und Patienten und den Patienten untereinander neben vielen positiven Wirkungen auch unerwünschte Wirkungen hat, die künftig verstärkter Beachtung bedürfen.

Schlußfolgerungen

Trotz kleiner Zahlen läßt die Analyse von Patientensuiziden in der Klinik bereits innerhalb eines Untersuchungsabschnittes von zehn Jahren deutliche Unterschiede erkennen, die bei globaler Betrachtung verwischt würden. Die Suizidhäufigkeit verdoppelt sich im letzten gegenüber dem ersten Teilabschnitt. Der Schwerpunkt verlagert sich von geschlossenen auf offene und Rehabilitationsstationen. Im ersten Abschnitt sind fast zur Hälfte unfreiwillige, im zweiten, mit einer Ausnahme, freiwillige Patienten betroffen. Die Verweildauer der Kranken zum Zeitpunkt des Suizids steigt, ebenso die Häufigkeit von Doppelsuiziden bzw. Suizidereignissen in enger zeitlicher Nachbarschaft. Dagegen bleiben andere Aspekte, wie etwa die relative Häufigkeit des Suizids während des Ausgangs, des Urlaubs oder in der Beschäftigungstherapie unverändert.

Einfache Zusammenhänge mit der Entwicklung des Krankenhauses sind nicht herzustellen. Die gesamten zehn Jahre sind durch den Wandel von der kustodialen zur therapeutischen Psychiatrie geprägt. Die Entwicklung war allerdings in den ersten fünf Jahren stürmischer und ungeplanter als in den letzten. Es kann dennoch sein, daß eine zeitliche Verzögerung der Auswirkungen der Veränderungen der ersten Jahre im Zusammenwirken mit der Entwicklung von rehabilitativen Konzepten und der Intensivierung der Behandlung der langzeitig hospitalisierten Kranken eine Rolle spielen. Die verstärkte Betroffenheit von Patienten mit längerer Verweildauer – im zweiten Abschnitt etwa – spräche dafür. Auf diese Problematik werde ich im Zusammenhang mit der Analyse der Patientensuizide auf offenen und geschlossenen Stationen verstärkt eingehen. Die Möglichkeit, daß die verbesserte Kommunikation zwischen den Patienten im Krankenhaus ein Risikofaktor sein könnte, wird durch die Häufung von Suizidserien und Suizidereignissen in enger zeitlicher Nachbarschaft nahegelegt. Diesem Aspekt werde ich in einer gesonderten Untersuchung über den »Werther-Effekt« im psychiatrischen Krankenhaus nachgehen.

Im folgenden Kapitel werden wir einige allgemeine epidemologische Daten von Patienten, die sich im psychiatrischen Krankenhaus suizidiert haben, untersuchen und sie mit denen einer Kontrollgruppe vergleichen.

4. Kapitel
Suizid in der Klinik

Eine kontrollierte Untersuchung

Zusammenfassung

Vierzig Patienten unserer psychiatrischen Klinik, die sich innerhalb eines Zehnjahreszeitraums suizidiert haben, werden mit einer Kontrollgruppe von Kranken verglichen, die sich an einem Stichtag in der Klinik befanden. Die Untersuchung läßt erkennen, daß die Patienten, die sich das Leben genommen haben, schwerer krank sind als die anderen. Das bezieht sich auf die Diagnose. Es wird häufiger eine Schizophrenie oder eine affektive Psychose diagnostiziert. Es bezieht sich aber auch auf die Dauer der Erkrankung, auf die Häufigkeit der Krankenhausaufnahme, auf die Häufigkeit des kurzfristigen Rückfalls nach der letzten Entlassung, auf die Verweildauer und auf die Häufigkeit vorangegangener Suizidversuche. Dabei ist hervorzuheben, daß es sich bei den Patienten der Vergleichsgruppe auch um eine Auswahl handelt. Gerontopsychiatrische und suchtkranke Patienten sind nicht erfaßt. Patienten, die nur kurzzeitig zur Krisenintervention zur Aufnahme kommen, sind in der Kontrollgruppe unterrepräsentiert.

Die Diagnose einer Psychose, eine lange Krankheitsdauer, vermehrte Wiederaufnahmen, Rückfälle kurze Zeit nach der letzten Entlassung sowie Suizidversuche in der eigenen und Suizide in der Familiengeschichte sind als Risikofaktoren zu betrachten. Sie reichen für sich allein nicht aus, Suizidgefährdung zu erkennen, wenn Suizidalität nicht klinisch sichtbar ist. Sie sind jedoch Faktoren, auf die während der Behandlung erhöhte Aufmerksamkeit gerichtet werden sollte. Wir haben sie in unserer Klinik zum Bestandteil einer Liste zur Feststellung einer möglichen »Basis-Suizidalität« gemacht, zusammen mit dem subjektiven Faktor »Hoffnungslosigkeit«, den wir als fehlende Perspektive umschrieben haben.

In den letzten Jahren sind vermehrt Untersuchungen über den Patientensuizid im psychiatrischen Krankenhaus durchgeführt und veröffentlicht worden. Einer der schwerwiegensten Mängel solcher Studien ist das Fehlen von Vergleichskollektiven. Arbeiten zum Patientensuizid sind fast immer deskriptiv. Durch das Fehlen von Vergleichsdaten zu Patienten, die sich nicht suizidiert haben, wird die Aussagekraft der Ergebnisse und Befunde gemindert.

Dieser Mangel gilt auch für unsere Tübinger Untersuchung, die 31 Patienten erfaßte – 16 Männer und 15 Frauen – die sich zwischen 1965 und 1974 suizidiert hatten, während sie in der psychiatrischen Universitätsklinik behandelt wurden. Bei mehr als der Hälfte von ihnen hatte eine Psychose aus dem schizophrenen Formenkreis bestanden, bei einem weiteren Viertel eine affektive Psychose. Die Suizidrate lag bei 256 pro 100 000 Aufnahmen. Bei zwei Drittel der Betroffenen war eine Suizidgefährdung bei der Krankenhausaufnahme bekannt oder wurde vermutet. Fast drei Fünftel wiesen Suizidversuche in der Vorgeschichte auf; zehn hatten während des Klinikaufenthaltes, der mit dem Suizid endete, Suizidversuche unternommen. Zwei Drittel befanden sich zum Zeitpunkt des Suizids auf einer offenen Abteilung oder in der Tagesklinik. Diese Zahl entsprach dem Anteil der unter offenen Bedingungen behandelten Patienten der Klinik. Aber auch unter Wachsaalbedingungen hatten sich mehrere Suizide ereignet – einer davon wenige Tage nach der Verlegung auf die geschlossene Station wegen Suizidgefährdung. (FINZEN u. a. 1983, GRANDEL 1978).

Unsere Untersuchung enthielt Hinweise auf mögliche Risikofaktoren. Es blieb jedoch offen, ob sie für die Suizidprophylaxe von Bedeutung sein könnten, weil Vergleichsmaßstäbe fehlten. Unser zweiter Untersuchungsansatz sollte diesem Dilemma abhelfen. Wir haben deshalb den Versuch unternommen, die Merkmale von vierzig Patienten, die sich innerhalb eines Zehnjahreszeitraumes (1975 – 1984) in unserem psychiatrischen Krankenhaus in Wunstorf das Leben genommen haben, mit zwei Kontrollgruppen zu vergleichen: zum einen mit 101 Patienten, die sich bei einer Stichtagerhebung im Jahre 1985 auf den psychiatrischen Erwachsenen-Aufnahmestationen, auf der Rehabilitationsstation und in der Tagesklinik des Krankenhauses befanden. Diese Stationen wurden ausgewählt, weil sich mit zwei Ausnahmen alle Patientensuizide auf diesen Stationen ereignet hatten. Zum anderen haben wir damit begonnen, die Merkmale von 168 aufeinanderfolgenden Aufnahmen mit den Daten der Patienten zu vergleichen, die sich suizidiert haben (FÜRST 1988).

Beide Ansätze haben ihre Schwächen. Diese bestehen im wesentlichen darin, daß die Suizide sich innerhalb eines Zehnjahreszeitraumes ereignet haben. Die Kontrolluntersuchungen beziehen sich dagegen auf einen Tag bzw. einen Monat in den Jahren 1985 und 1986. Die institutionellen Faktoren, die durch die stürmische Entwicklung des Krankenhauses in den 70er Jahren bestimmt waren, haben also auf die Kontrollgruppenpatienten keinerlei Einfluß gehabt. Diese Schwäche wäre durch Paarbildung von Suizidpatienten und anderen Kranken auszuräumen gewesen, die zum gleichen Zeitpunkt aufgenommen wurden. FARBEROW u. a. (1966) und MODESTIN (1986) haben diesen Weg beschritten. Wir hätten dafür aber andere methodische Schwierigkeiten eingetauscht, z. B. die Notwendigkeit, auch bei den Patienten der Kontrollgruppe auf Krankenakten zurückgreifen zu müssen. Eine Übersicht über die vorhandenen kontrollierten Studien und Probleme findet sich bei DRAKE u. a. 1985.

Unbeschadet der mangelhaften Berücksichtigung der Krankenhausentwicklung bei der Auswahl der Kontrollgruppen hoffen wir, mit unseren Untersuchungsansätzen genaueren Aufschluß über Risikofaktoren im Hinblick auf den Kliniksuizid zu gewinnen als das durch rein deskriptive Studien möglich ist. Der Vergleich der Suizidpatienten mit den Neuaufnahmen des Jahres 1986 ist noch nicht abgeschlossen. Ausgewählte Ergebnisse des Vergleichs zwischen Suizidpatienten und den Patienten des Stichtagkollektivs werden wir im folgenden vorlegen. Wir haben uns für diese Art der Kontrollgruppe entschieden, weil sie am ehesten die Probleme spiegelt, mit denen Ärzte und Krankenpfleger psychiatrischer Kliniken am Morgen bei Dienstbeginn und am Abend beim Verlassen der Station konfrontiert sind: Welcher der Patienten ist besonders gefährdet? Wer muß besonders überwacht werden? Mit wem muß man dringlich reden? Bei wem muß man intervenieren?

Die Daten über die Patienten der Kontrollgruppe wurden durch persönliche Interviews gewonnen. Die Krankenunterlagen wurden ergänzend zugezogen. Die Daten über die Suizidpatienten wurden zum Teil durch retrospektive Krankenblattauswertung, zum Teil durch Erhebungen bei den verantwortlichen Therapeuten unmittelbar nach dem Suizid gewonnen. Einzelheiten zur Methodik und umfassende Daten und Tabellen finden sich in den Dissertationen von HUNTEMANN (1987) und OESTEREICH (1988). Zur Beantwortung von einzelnen Fragen wurde das Suizidkollektiv um jene sechs Patienten erweitert, die sich in den Jahren 1985 und 1986 suizidierten. Spezielle Fragestellungen, wie institutioneller Faktoren, Methodenprobleme und der Bedeutung der Medikamentenbehandlung wurden gesonderte Analysen gewidmet.

Ergebnisse

Im Krankenhaus ereigneten sich zwischen 1975 und 1984 vierzig Suizide. Das entspricht einer Suizidrate von etwa 160 auf 100000 Aufnahmen. Allerdings lag sie mit etwa 240 in der zweiten Hälfte des Untersuchungszeitraumes doppelt so hoch wie in der ersten Hälfte mit 120.

Demographische Daten

Männer und Frauen waren unter den 40 Suizidpatienten gleichhäufig vertreten (19 gegenüber 21). In der Kontrollgruppe befanden sich 55 Männer gegenüber 46 Frauen. Die Unterschiede sind ohne Bedeutung. Die Altersstruktur der Suizidanten weicht kaum von der der Kontrollgruppe ab. Bei den Suizidanten findet sich der bekannte erste Gipfel im zweiten und dritten Lebensjahrzehnt. Und ein zweiter, weniger ausgeprägter, im Alter zwischen 55 und 65. Die Konfessionszugehörigkeit weist wiederum keine Besonderheiten auf.

Bei der Untersuchung des Familienstandes fallen eher Unterschiede zwischen Männern und Frauen auf, sowohl in der Kontrollgruppe wie bei den Suizidanten, als Unterschiede zwischen diesen beiden Gruppen. Männer, auch solche über dreißig Jahre, sind deutlich häufiger ledig als Frauen. Immerhin zeigt sich eine unerwartete Tendenz: Ledige sind unter den Suizidanten bei den Über-Dreißigjährigen unterrepräsentiert (36,7 % gegenüber 27,6 %), Verheiratete gegenüber der Kontrollgruppe überrepräsentiert (55,2 % gegenüber 41,7 %).

Der Familienstand sagt nichts über die Wohnsituation aus. Hier zeichnete sich die Tendenz ab, daß Suizidanten häufiger mit einem Partner zusammenlebten (42,5 %) als Patienten der Kontrollgruppe (28,7 %) und seltener bei einem Elternteil (15 % gegenüber 26,7 %). Alle anderen Unterschiede waren nicht bemerkenswert. Auch die auffälligen Befunde waren allerdings nicht signifikant.

Wohnsituation	Kontrollgruppe		Suizidanten	
	N	%	N	%
Partner	29	28,7	17	42,5
Elternteil	27	26,7	6	15,0
allein	24	23,8	11	27,5
andere	21	20,8	6	15,0
Gesamt	101	100,0	40	100,0

Tabelle 1: Die Wohnsituation

Eine Beziehung zwischen freiwilligem und unfreiwilligem Aufenthalt im psychiatrischen Krankenhaus läßt sich nicht herstellen. 83 % der Suizidanten gegenüber 77 % der Patienten der Kontrollgruppe befanden sich freiwillig in der Klinik. Allerdings ergibt sich hier im Laufe des Untersuchungsjahrzehnts eine Verschiebung. Betrug der Anteil der Freiwilligen in den ersten fünf Jahren noch zehn von siebzehn (61 %), so waren es in den fünf Jahren danach 22 von 23 – unter Einbeziehung der Jahre 1985 und 1986 sogar 28 von 29 (96 %).

Klinische Daten

Die Krankheitsbilder
Die Diagnosen der Suizidanten wurden von den Untersuchern auf der Grundlage der Krankenunterlagen überprüft und erforderlichenfalls nach DSM-III-Kriterien reklassifiziert. Bei der Kontrollgruppe wurde zunächst die Therapeutendiagnose zum Zeitpunkt der Stichtagerhebung zugrunde gelegt. Die Hauptdiagnosen (schizophrene und affektive Psychosen) wurden anschließend ebenfalls nach DSM-III-Kriterien gesichert. Es zeigt sich, daß schizophrene Patienten bei der Querschnittsuntersuchung und unter den Suizidanten gleichhäufig vertreten sind. Demgegenüber ist die Diagnose affektive Psychose bei den Suizidanten gegenüber der Kontrollgruppe dreimal so hoch. Der Unterschied ist wegen der kleinen Zahlen jedoch nicht als statistisch signifikant zu sichern. Im übrigen ist nicht auszuschließen, daß sich einzelne der Erkrankungen, die unter der Rubrik neurotische Depressionen, Persönlichkeitsstörungen, psychogene Reaktionen erfaßt sind, im weiteren Krankheitsverlauf als affektive Psychosen herauskristallisieren.

Diagnosen	ICD-Schlüssel	Querschnitt N	%	Suizidanten N	%
Schizophrene Psychosen	295	68	67,3	26	65
Affektive Psychosen	296	8	7,9	10	25,0
Neurosen,	300.4				
Persönlichkeitsstörungen	301				
Reaktionen	309	17	16,8	2	5,0
Psychische Störung					
bei Epilepsie	310/345	5	5,0	2	5,0
Andere	294/291	3	3,0	0	0,0
Gesamt		101	100,0	40	100,0

Tabelle 2: Diagnosen

Das Fehlen von gerontopsychiatrischen und Suchtkranken-Patienten in der Kontrollgruppe erklärt sich mit der Auswahl der Stationen. Suizide fanden während des zehnjährigen Untersuchungszeitraumes weder im Bereich der Gerontopsychiatrie noch im Bereich der großen, gesondert geführten Suchtkrankenabteilung der Klinik statt, die immerhin fast die Hälfte der Aufnahmen bewältigt. Sie konzentrierten sich mit zwei Ausnahmen auf die Aufnahme- und Rehabilitationsstationen im Allgemeinpsychiatrischen Erwachsenenbereich.

Die Krankheitsdauer

In der Literatur ist umstritten, ob die Gefahr des Patientensuizids eher zu Beginn oder eher im späteren Verlauf der Erkrankung erhöht ist. Da konkrete Daten über den Krankheitsbeginn bei der Auswertung von Krankenunterlagen nur schwer zu erlangen sind, beschritten wir zwei Ansätze. Zunächst verglichen wir den Abstand zwischen erster Hospitalisierung und Suizid mit dem Abstand zwischen erster Hospitalisierung und Erhebungsstichtag bei der Kontrollgruppe. Innerhalb des ersten Jahres suizidierten sich 16 % der erfaßten Patienten. Der Anteil der Kontrollgruppenpatienten mit entsprechendem Abstand zur Ersthospitalisierung betrug demgegenüber 34 %. Der Unterschied erweist sich im Vierfeldertest als signifikant ($p < 0,05$).

Während sich für eine Zeitdauer von zwei bis zehn Jahren keine Unterschiede zwischen beiden Teilkollektiven erkennen lassen, sind Suizidanten, deren erste Erfahrung mit psychiatrischem Klinikaufenthalt länger als zehn Jahre zurückliegt, gegenüber der Kontrollgruppe überrepräsentiert (36,8 % zu 21,8 %). Im Gegensatz zu dem verminderten Suizidrisiko für die Zeit unmittelbar nach der Erstaufnahme in eine Klinik läßt sich eine erhöhte Gefährdung für eine Patientenkarriere von mehr als zehn Jahren im Vierfeldertest nicht belegen. Erwähnenswert ist noch, daß sich die Tendenz eines mit der Dauer der Erkrankung wachsenden Suizidrisikos nicht unbegrenzt fortsetzt. Oberhalb von 20 Jahren gleichen sich die Häufigkeiten in beiden Teilkollektiven wieder an (9,9 % in der Kontrollgruppe und 7,9 % bei den Suizidanten). In diesem Zusammenhang sei noch einmal erwähnt, daß die Kontrollgruppe nur Patienten von Aufnahme- und Rehabilitationsstationen erfaßt. Auch wenn die Dauer der Patientenkarriere insgesamt verglichen wird, ergibt sich im Wilcoxon-Test kein Zusammenhang zur Suizidhäufigkeit.

In einem zweiten Ansatz wurde versucht, die Krankheitsdauer unabhängig von der Ersthospitalisierung zu ermitteln. Bei den Patienten, die sich suizidiert hatten, geschah das anhand der Krankenunterlagen. Die Patienten der Kontrollgruppe wurden zusätzlich befragt. Der Vergleich der gewonnenen Daten ergab keine verwertbaren Unterschiede zwischen beiden Gruppen. Das mag damit zu tun haben, daß eine konkretisierbare Vorgeschichte bei vielen Suizidpatienten unmittelbar vor der Ersthospitalisierung endete.

74

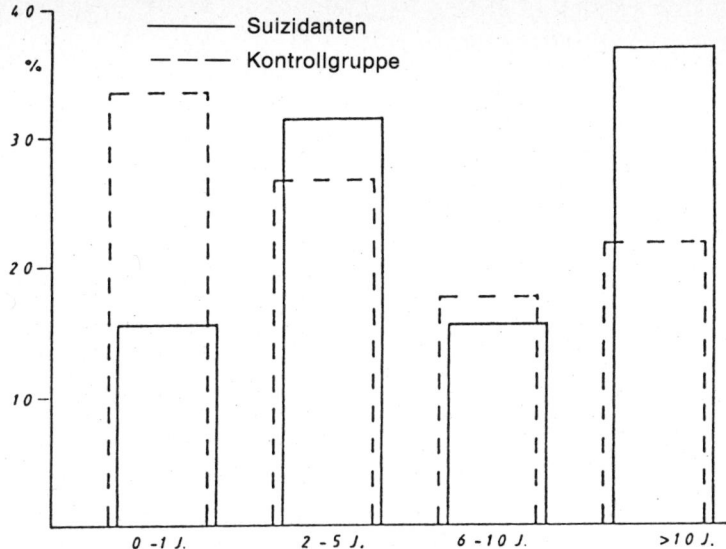

Abbildung 1: Zeit seit der ersten Hospitalisierung

Die Häufigkeit psychiatrischer Klinikaufenthalte

Auch die Frage, ob psychiatrische Patienten bei der Ersthospitalisierung oder erst bei Wiederaufnahmen besonders gefährdet sind, ist in der Literatur umstritten. Nach unseren Daten weisen die Suizidanten in der Vorgeschichte häufigere Klinikaufenthalte auf als die Patienten der Kontrollgruppe. Diese Tendenz ist allerdings nicht besonders ausgeprägt. Mit 4,6 Aufnahmen (Standardabweichung 2,9 Aufenthalte) überschreitet der Durchschnittswert der Suizidanten den der Kontrollgruppe nicht wesentlich. Der Median beträgt vier Klinikaufenthalte und übertrifft den der Vergleichsgruppe damit um durchschnittlich eine Hospitalisierung.

Der Abbildung 2 zufolge ist das Suizidrisiko während der beiden ersten Aufenthalte eher gering einzuschätzen. Auch Patienten, die häufiger als siebenmal stationär psychiatrisch behandelt wurden, sind ihrem Anteil an der Kontrollgruppe entsprechend am Kliniksuizid beteiligt. Eine kontinuierlich mit der Anzahl psychiatrischer Hospitalisierungen wachsende Suizidgefährdung läßt sich also nicht formulieren. Dieses wurde durch den Wilcoxon-Test bestätigt.

Im Vierfelder-Test wurden Patienten und Suizidanten mit drei bis sieben Hospitalisierungen den übrigen Probanden gegenübergestellt. Es wurde geprüft, ob eine Abhängigkeit besteht zwischen der Anzahl an

Zahl der Aufnahmen	Klinikquerschnitt		Suizidanten	
	N	%	N	%
1	22	22	5	12,5
2	23	23	5	12,5
3–5	31	31	17	42,5
mehr als 5	24	24	13	32,5
Gesamt	100	100	40	100,0

Tabelle 3: Hospitalisierungshäufigkeit bei Suizidanten und
Kontrollgruppe

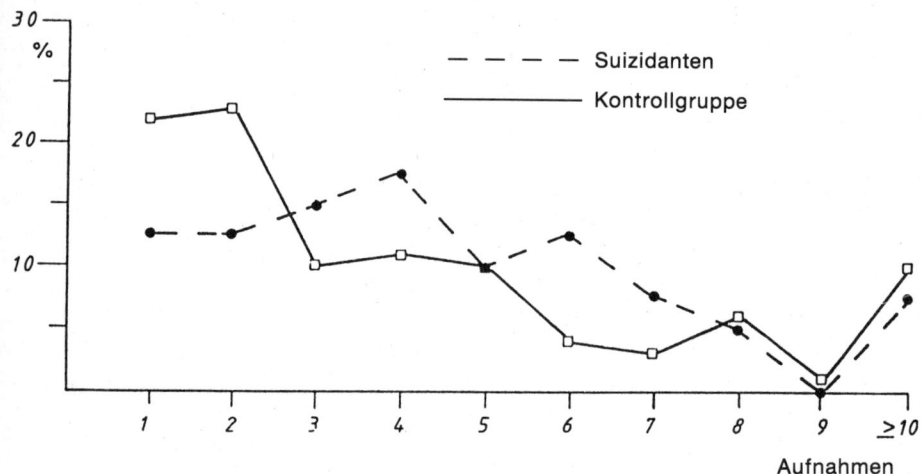

Abbildung 2: Die Anzahl der Klinikaufenthalte bei der Kontrollgruppe
und den Suizidanten

Aufnahmen und dem Suizidgeschehen. Ein solcher Zusammenhang
wurde bestätigt (p < 0,01). Patienten, die in ihrer Vorgeschichte drei– bis
siebenmal stationär aufgenommen worden sind, sind demnach erhöht gefährdet.

Der Abstand zwischen Wiederaufnahme und letzter Entlassung
Uns war aufgefallen, daß Patienten, die sich während der Behandlung in
der Klinik suizidierten, in jüngerer Zeit gehäuft entlassen und wiederaufgenommen worden waren. Insbesondere der Abstand zwischen der letz-

ten Entlassung und der Wiederaufnahme schien uns in manchen Fällen recht kurz zu sein. Auf dieses Phänomen haben auch WOLFERSDORF u. a. (1984) und DRAKE (1985) sowie GRANDEL (1978) aus unserer Gruppe hingewiesen. Die kontrollierte Untersuchung gab uns Gelegenheit, diese unsystematische Beobachtung durch Vergleich mit der Kontrollgruppe zu überprüfen.

Das Ergebnis ist für sich allein schon überraschend. 52 % der mehrfach aufgenommenen Patienten der Stichtagserhebung waren innerhalb von sechs Monaten nach der letzten Entlassung erneut in eine Klinik eingewiesen worden. Bei den Suizidanten waren es fast 70 %. Einzelheiten vermittelt die Tabelle 4. Die Abbildung 3 verdeutlicht diese Zusammenhänge.

Wiederaufnahmefrist	KG		Suizidanten	
	N	%	N	%
0– 30 Tage	14	18,7	13	38,2
31– 60 Tage	10	13,3	6	17,6
61–120 Tage	8	10,7	3	8,8
121–180 Tage	7	9,3	2	5,9
181–365 Tage	9	12,0	2	5,9
mehr als ein Jahr	27	35,9	8	23,5
Gesamt	75	100,0	34	100,0

Tabelle 4: Abstand zwischen letzter Klinikentlassung und Wiederaufnahme

38,2 % der Suizidanten waren innerhalb nur eines Monats vor dem Aufenthalt, währenddessen sie sich das Leben nahmen, aus einer stationären Behandlung entlassen worden (in der Kontrollgruppe waren es 18,7 %). Der Median beträgt nur zwei Monate. Im Vierfelder–Test wurde ermittelt, daß ein Zusammenhang besteht zwischen einer Aufnahmefrist von weniger als 120 Tagen und dem Suizidgeschehen ($p < 0,05$).

Wird ein Patient innerhalb von vier Monaten nach Entlassung wieder in die Klinik aufgenommen, muß man mit einem erhöhten Suizidrisiko rechnen. Bemerkenswert ist es, daß sich dieses erhöhte Risiko nur auf den Abstand zwischen letzter Entlassung und Wiederaufnahme erstreckt. Bei der vorletzten sind keine Unterschiede zu erkennen (vgl. HUNTEMANN 1987).

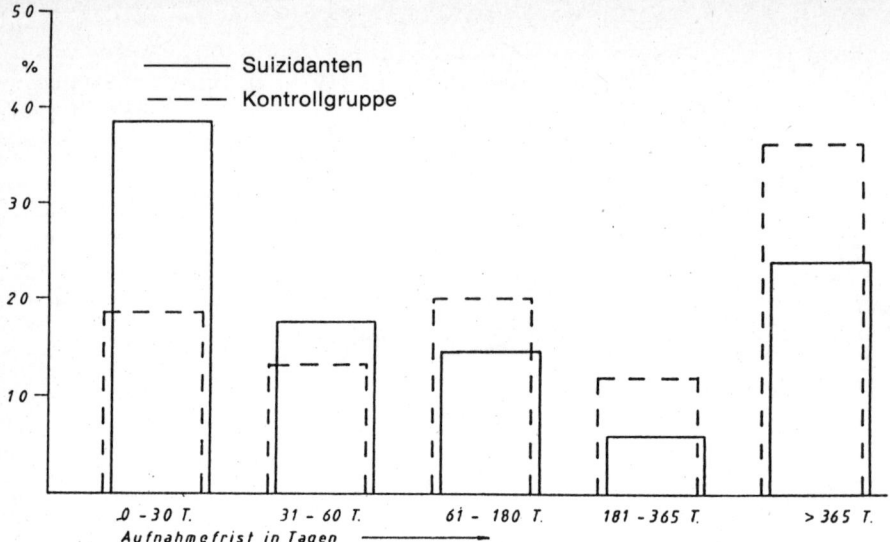

Abbildung 3: Abstand zwischen letzter Klinikentlassung und Wiederaufnahme

Die Verweildauer

Bei der Analyse der Verweildauer bis zum Suizid ergaben sich im ersten Ansatz keine signifikanten Unterschiede. Allerdings waren Patienten, die sich länger als ein halbes Jahr in der Klinik befunden hatten, unter den Suizidpatienten gegenüber der Kontrollgruppe überrepräsentiert (25 % gegenüber 9 %). Das Bild ändert sich, wenn man die Entwicklung der Klinik berücksichtigt. Der erste Fünfjahreszeitraum unterscheidet sich im Hinblick auf die Verweildauer bis zum Suizid eindeutig vom zweiten: Im ersten hatten sich 15 von 16 Patienten (93 %) zum Zeitpunkt ihres Suizids weniger als drei Monate in der Klinik befunden (genau weniger als 75 Tage). Demgegenüber waren elf von 24 Patienten (46 %) während des zweiten Abschnitts zum Zeitpunkt des Suizids länger als 120 Tage im Krankenhaus gewesen. Ich bin diesem Phänomen im Zusammenhang mit der Analyse des Einflusses der Klinikentwicklung auf die Suizidgefährdung an anderer Stelle ausführlich nachgegangen. Die Problematik der Wahl einer Stichtagspopulation als Kontrollgruppe wird hier besonders deutlich (vgl. 3. Kap.).

Die Tendenz zu einer längeren Verweildauer bis zum Suizid fällt im übrigen auch bei Einbeziehung der Jahre 1985 und 1986 an. In der Tabelle

78

5 haben wir die entsprechenden Daten für die Querschnittserhebung sowie die Gesamt- und Teilkollektive der Suizidanten einander gegenübergestellt. In der Abbildung 4 werden die Relationen noch einmal graphisch dargestellt. An dieser Stelle sei darauf verwiesen, daß die Unterschiede noch deutlicher werden, wenn die Aufnahmen auf den entsprechenden Stationen als Vergleichsgruppe herangezogen werden: Über die Hälfte der Aufnahmen sind nach weniger als einem Monat, dreieinviertel nach weniger als zwei Monaten wieder entlassen.

Tage	Kontrollgruppe % n = 101	Suizide % (alle) n = 46	Suizide % (1975–80) n = 16	Suizide % (1981–86) n = 30
0– 30	33	28	31	20
31– 60	25	28	31	20
61– 90	11	20	31	10
91–120	14	−8	–	–
120–180	8	8	–	10
180–365	6	18	–	23
>365	3	15	7	17

Tabelle 5

Daten zum Suizid

Suizide in der Familienvorgeschichte
Suizide in der Familienvorgeschichte von Patienten, die sich während des Klinikaufenthaltes suizidiert haben, scheinen häufig zu sein. Wir müssen aber damit rechnen, daß die Krankenblattaufzeichnungen unvollständig sind. Bei 12,5 % der Suizidanten und 6 % der Kontrollgruppe hatte sich ein Elternteil suizidiert. Immerhin war bei weiteren 16,5 % der Kontrollgruppenpatienten, die unmittelbar befragt werden konnten, ein Suizid in der weiteren Familie oder im Bekanntenkreis bekannt.

Suizidversuche in der Vorgeschichte
35 Patienten der Kontrollgruppe (35 %) hatten in der Vorgeschichte einen oder mehrere Suizidversuche zu verzeichnen.
Die Frauen hatten mit 39 % häufiger als die Männer (30,9 %) versucht, sich das Leben zu nehmen. Unter den Patienten mit früheren Suizidhandlungen befanden sich zu 42,8 % solche mit Mehrfachsuizidversu-

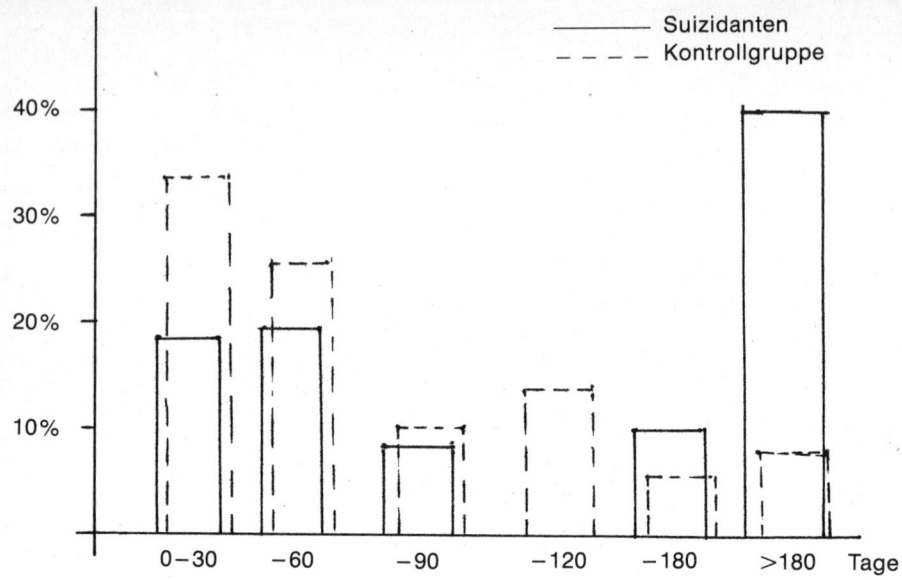

Abbildung 4: Die Verweildauer

chen. Die Spannweite beträgt 0 bis 13 Suizidversuche. Legt man die Gesamtzahl von 101 erfaßten Patienten zugrunde, resultiert ein arithmetisches Mittel von 0,69 Suizidversuchen (Standardabweichung 1,6 Suizidversuche). Für Patienten mit mindestens einem bekannten Versuch lautet der Durchschnitt 2,0 Suizidversuche (Standardabweichung 2,1 Suizidversuche).

Mit 80 % ist der Anteil der Suizidanten mit mindestens einem früheren Suizidversuch mehr als doppelt so hoch wie der in der Kontrollgruppe. Diese Differenz erweist sich im Vierfelder-Test als hochsignifikant (p < 0,001). Unter den Suizidanten mit Suizidversuch in der Vorgeschichte weisen 25 (78,1 %) mehrere Versuche auf. Auch das erhöhte Auftreten von Mehrfachsuizidversuchen stellt sich im Vergleich zur Kontrollgruppe als signifikant dar (p < 0,01).

Tabelle 6 zeigt, daß Kontrollgruppenpatienten mit Neurosen, Persönlichkeitsstörungen und psychogenen Reaktionen am häufigsten Suizidversuche in der Vorgeschichte aufweisen. Eine Patientin hat 13 (!) Suizidversuche hinter sich. Demgegenüber haben nur ein Viertel der Kontrollgruppenpatienten mit psychotischen Störungen bereits Suizidversuche begangen – gegenüber mehr als drei Viertel der Suizidanten.

80

Diagnosen	Querschnitt		Suizidanten	
	N	%	N	%
Schizophrenien	19	27,9	20	76,9
Affektive Psychosen	2	25,0	8	80,0
Neurosen, Persönlichkeits- störung und psychogene Reaktionen	11	64,7	2	100,0
Organische Psychosen, Epilepsien und Alkohol- psychose	3	37,5	2	100,0
Gesamt	35	34,7	32	80,0

Tabelle 6: Frühere Suizidversuche

Umstände des Suizids

Auf die besonderen Aspekte der Umstände des Suizids wird an anderer Stelle eingegangen, z. B. bei der Erörterung der Frage, ob die Unterbringung auf einer offenen Station ein Risikofaktor ist. Hier sei nur noch einmal erwähnt, daß sich 16 der 40 Suizides während des (überwiegend erlaubten) Ausgangs ereigneten, zehn während einer Beurlaubung, neun auf dem Wege zur Arbeits- oder Beschäftigungstherapie bzw. auf dem Weg zurück zur Station und nur fünf auf den Stationen. Die Suizidmethoden waren ohne Ausnahme hart. Mit 17 stand der Sturz vor den Zug an erster Stelle (vgl. FINZEN 1986). Die jahreszeitliche Verteilung weist mit 40 % einen Schwerpunkt in den Monaten Juli, August und September auf. Die Bestimmung der Tageszeit des Suizids war zum Teil ungenau, besonders bei Beurlaubungen. Bemerkenswert ist dagegen die Verteilung auf die Tage der Woche, wenn gleichzeitig berücksichtigt wird, welche Patienten am Wochenende beurlaubt waren.

Auf den ersten Blick scheint die Suizidhäufigkeit an allen Tagen in der Woche gleich zu sein. Lediglich am Freitag wird ein Gipfel sichtbar (11 statt durchschnittlich 5 bis 6 Suizide). Das Bild ändert sich jedoch, wenn man die Selbsttötung während der Beurlaubung gesondert betrachtet: am Samstag und am Sonntag ereignet sich jeweils nur ein Suizid in der Klinik – die anderen während der Beurlaubung zu Hause. Am Freitag sind es zwei von elf.

Wegen der kleinen Zahlen sind Signifikanzberechnungen nicht möglich. Die Tendenz ist jedoch auch in den Jahren 1985 und 1986 bestehen geblieben, wo sich zwei weitere Suizide am Samstag und einer am Sonntag ereigneten – alle während einer Beurlaubung.

Diskussion

Wir haben einige ausgewählte Merkmale von 40 Patienten eines psychiatrischen Krankenhauses, die sich innerhalb eines Zehnjahreszeitraumes suizidiert haben, mit entsprechenden Merkmalen einer Kontrollgruppe verglichen. Diese bestand aus 101 Patienten, die sich an einem Stichtag im Jahre 1985 auf einer der psychiatrischen Aufnahmestationen dieses Krankenhauses (ohne Gerontopsychiatrie und Sucht), auf der Rehabilitationsstation oder in der Tagesklinik befunden hatten. Von einer dieser Stationen aus hatten sich 95 % aller Suizide in der Klinik ereignet.

Die Entscheidung für eine Stichtagserhebung zur Auswahl der Kontrollgruppe erfolgte, weil auf diese Weise eine »Population at Risk« erfaßt wird. Auf die Weise kommen wir der Situation des Stationsarztes am nächsten, der sich täglich Rechenschaft über die mögliche Gefährdung der ihm anvertrauten Patienten abzulegen hat. Eine andere Wahl der Kontrollgruppe hätte mit Sicherheit andere Ergebnisse gehabt: sei es, daß wir die Langzeitstationen, die Gerontopsychiatrie und die Suchtabteilung miteinbezogen hätten; sei es, daß wir eine Gruppe von neuaufgenommenen Patienten als Vergleichskollektiv herangezogen hätten. In einem zweiten Ansatz (FÜRST 1987) werden wir letzteres im übrigen nachholen.

Die Wahl der Kontrollgruppe birgt einige Probleme. Sie stellt die »Population at Risk« eines Stichtages dar. Deswegen haben wir sie ausgewählt. Aber ihr fehlt die zeitliche Dimension der zehnjährigen Klinikentwicklung, auf deren Hintergrund sich die Patientenbehandlung abgespielt hat, sich die untersuchten Suizide ereignet haben. Diese Schwäche wird bei einzelnen Untersuchungsaspekten besonders deutlich. Im Zusammenhang mit der Erörterung der Verweildauer bis zum Suizid werden wir darauf zurückkommen. Dennoch hat unser Untersuchungsansatz einige bemerkenswerte Ergebnisse zutage gefördert, die ohne Vergleichsgruppe möglicherweise unbeachtet geblieben wären.

Demographische Merkmale

Männer und Frauen sind unter den Suizidanten und in der Kontrollgruppe gleichhäufig vertreten. Das ist aus der Literatur über den Patientensuizid hinlänglich bekannt (vgl. Übersichten bei FINZEN 1984 und 1986). Überraschender ist es, daß Patienten, die sich während der Behandlung suizidiert haben, jenseits des dreißigsten Lebensjahres häufiger verheiratet und seltener ledig sind als die Patienten der Kontrollgruppe und daß sie häufiger mit einem Partner und seltener mit einem Elternteil zusammenleben als die Patienten der Kontrollgruppe. Diese Unterschiede sind nicht signifikant. Eine ähnliche Tendenz ist jedoch auch von anderen festgestellt worden. Das Problem wird in der Literatur kontrovers diskutiert (vgl. FINZEN 1986). Während die einen Isolierung und Vereinsamung als wichtige Teilursache des Patientensuizids hervorheben, betonen die anderen die Angst vor Vereinsamung, Partnerschaftsprobleme und Verlust des Partners als Teilmotive. Letzteren schließen wir uns an.

Krankheitsbilder Die Analyse der Diagnosen bestätigt die Befunde zahlreicher anderer Untersucher (z. B. WOLFERSDORF u. a. 1984). Die Schizophrenie steht bei den Patienten, die sich suizidieren, an erster Stelle. Es folgen die affektiven Psychosen. Relativ zur Vergleichspopulation erweisen sich jedoch die Kranken mit affektiven Psychosen als die weitaus gefährdeteren. Diese Tendenz ist in der Literatur durchgehend. Eine Signifikanzberechnung entfällt allerdings wegen der zu kleinen Zahlen.

Krankheitsverlauf Auch die Beobachtung anderer, daß der Patientensuizid meist nicht am Anfang und nicht in der Akutphase der Erkrankung vorrangig zu befürchten ist, läßt sich durch unsere Daten bestätigen. Der Krankheitsverlauf bis zum Suizid ist eher lang. Bei 16 % der Suizidanten liegt die erste Hospitalisierung weniger als ein Jahr zurück im Vergleich zu 34 % bei der Kontrollgruppe. Dieser Unterschied ist signifikant. Auch der Anteil der Suizidanten, bei denen der erste Klinikaufenthalt länger als zehn Jahre zurückliegt, ist deutlich höher als bei der Kontrollgruppe. Dazu paßt, daß Suizide sich nur in 25 % beim ersten oder zweiten Klinikaufenthalt ereignen, während sich 45 % der Patienten der Kontrollgruppe zum ersten oder zweiten Mal in der Klinik aufhalten. Suizide treten signifikant gehäuft auf beim dritten bis siebten Klinikaufenthalt.

Verweildauer Beim Vergleich der Verweildauer von Suizidanten und Kontrollgruppenpatienten ergibt sich auf den ersten Blick kein Unterschied. Hier ist jedoch die differenzierte Betrachtung des Zehnjahreszeitraumes von Bedeutung. In den ersten fünf Jahren sind vorrangig Patienten mit kurzer Verweildauer (unter 75 Tagen) betroffen. In der zweiten Hälfte sind es vorrangig Patienten mit einer längeren Verweildauer (mehr als 120 Tage). Diese Tendenz setzt sich auch nach Abschluß des eigentlichen Untersuchungszeitraumes in den Jahren 1985 und 1986 fort. Vergleicht man diese Daten mit denen der Kontrollgruppe so ist hier eindeutig längere Verweildauer zu erkennen. Diese Tendenz wird im übrigen noch klarer, wenn man alle neuaufgenommenen Patienten in der Klinik als Vergleichsgruppe heranzieht. 52 % der neuaufgenommenen Patienten sind nach 30

Tagen wieder entlassen. Aber nur 20 % der 30 Suizide nach 1980 ereigneten sich im ersten Monat des Aufenthaltes. Diese Relation bestätigt die Befunde von ERNST (1979).

Der Unterschied zwischen den beiden Abschnitten des Untersuchungszeitraumes läßt Raum für weitere Überlegungen. Die naheliegendste ist folgende: in den ersten fünf Jahren konzentrierte sich die gesamte therapeutische Anstrengung in der Klinik auf die akut kranken Patienten. Rehabilitative Konzepte waren noch nicht entwickelt. Die chronisch Kranken waren weitgehend sich selber überlassen. Sie wurden entweder auf den Langzeitstationen mehr oder weniger behütet oder – nach notdürftiger Behebung der Akutsymptomatik – wieder entlassen. Seit Anfang der achtziger Jahre änderte sich dies. Differenzierte Konzepte für die Behandlung und die Rehabilitation von Patienten mit chronisch rezidivierendem Krankheitsverlauf wurden entwickelt. Die Erhöhung der Zahl der Suizide bei dieser Patientengruppe ist als unerwünschte Begleitwirkung dieser verstärkten therapeutischen Anstrengung zu interpretieren.

Suizid und Behandlung Daß Suizid und Therapie bzw. Rehabilitationsanstrengungen etwas miteinander zu tun haben wird durch einen anderen Befund unterstrichen, den man sonst als kurios ansehen könnte: nur zwei von vierzig Suiziden (unter Einschluß neuerer Zahlen zwei von 46) ereigneten sich am Samstag oder Sonntag – also in der »therapiefreien Zeit« in der Klinik. Dagegen treten an diesen Tagen gehäuft Suizide während der Beurlaubung zu Hause auf. Das ist nicht nur banal, weil die meisten Beurlaubungen ja auch am Wochenende erfolgen. Es legt vielmehr nahe, daß das Risiko für die Kranken dort am höchsten ist wo sie am meisten gefordert werden – also während der Woche in der Klinik und am Wochenende während der Beurlaubung zu Hause.

Frühere Suizidversuche Daß frühere Suizidversuche bei psychiatrischen Patienten, die sich später suizidieren, gehäuft in der Anamnese vorkommen, ist von zahlreichen Untersuchern festgestellt worden. Bei uns ist der Unterschied zur Kontrollgruppe klar, deutlich und signifikant (35 % gegenüber 80 %).

Auch Suizide in der Familienvorgeschichte sind bei den Suizidanten mit 12,5 % häufiger als bei der Kontrollgruppe mit 6 %. Diese Unterschiede sind nicht signifikant. Aber sie sind in Übereinstimmung mit denen anderer Untersucher (MITTERAUER 1984, WOLFERSDORF u. a. 1984). Bemerkenswert scheint uns jedoch, daß bei den Patienten der Kontrollgruppe, die wir direkt befragt haben, von 22,5 % der Patienten Suizide in der weiteren Familie und im Freundeskreis berichtet wurden. Bei den Suizidanten, bei denen wir auf die Krankenblattunterlagen zurückgreifen mußten, waren vergleichbare Ergebnisse schon wegen der Lückenhaftigkeit des Materials nicht zu erheben.

Schlußfolgerungen

Der Vergleich der 40 Patienten, die sich suizidiert haben, mit einer Kontrollgruppe von Kranken, die sich an einem Stichtag im Jahre 1985 in der Klinik befanden, läßt klar erkennen, daß die Patienten, die sich das Leben genommen haben, schwerer krank sind als die anderen. Das bezieht sich auf die Diagnose. Es wird häufiger eine Schizophrenie oder eine affektive Psychose diagnostiziert. Es bezieht sich aber auch auf die Dauer der Erkrankung, auf die Häufigkeit der Krankenhausaufnahme, auf die Häufigkeit des kurzfristigen Rückfalls nach der letzten Entlassung, auf die Verweildauer und auf die Häufigkeit vorangegangener Suizidversuche. Dabei ist hervorzuheben, daß es sich bei den Patienten der Vergleichsgruppe ja auch schon um eine Auswahl handelt. Gerontopsychiatrische und suchtkranke Patienten sind nicht erfaßt. Patienten, die nur kurzzeitig zur Kriseninterventionen zur Aufnahme kommen sind in der Kontrollgruppe unterrepräsentiert.

Die Diagnose einer Psychose, eine lange Krankheitsdauer, vermehrte Wiederaufnahmen, Rückfälle kurze Zeit nach der letzten Entlassung sowie Suizidversuche in der eigenen und Suizide in der Familiengeschichte sind als Risikofaktoren zu betrachten. Sie reichen für sich allein nicht aus, Suizidgefährdung zu erkennen, wenn Suizidalität nicht klinisch sichtbar ist. Sie sind jedoch Faktoren, die während der Behandlung erhöhte Aufmerksamkeit signalisieren sollten. Wir haben sie in unserer Klinik zum Bestandteil einer Liste zur Feststellung einer möglichen »Basis-Suizidalität« gemacht, zusammen mit dem subjektiven Faktor »Hoffnungslosigkeit«, den wir als fehlende Perspektive umschrieben haben (vgl. Kap. 14).

5. Kapitel
Suizid nach Klinikentlassung und während der ambulanten Behandlung

Zusammenfassung

Aus der spärlichen Literatur geht hervor, daß das Suizidrisiko psychiatrischer Patienten nach der Krankenhausentlassung wesentlich höher ist als während des Klinikaufenthaltes. Unsere Tübinger Untersuchung hatte das bekräftigt. Die vorliegende Teilstudie erfaßt 21 Suizide unserer Wunstorfer Krankenhausambulanz für Vor- und Nachsorge psychischer Krankheiten. Das sind 0,8% aller behandelten Patienten und entspricht einer Suizidrate von 600 auf 100000 Behandlungsepisoden. Zum Zeitpunkt des Suizids befanden sich 13 Patienten in Ambulanzbehandlung, drei in der Klinik. Die übrigen waren weiterverwiesen worden oder hatten die Behandlung abgebrochen. Fast zwei Drittel litten an Psychosen aus dem schizophrenen Formenkreis. Anders als in der Literatur berichtet, ereigneten sich die meisten Suizide (fast zwei Drittel) mehr als zwölf Monate nach der letzten Krankenhausentlassung.

Die Problematik des Suizides nach Entlassung aus stationärer psychiatrischer Behandlung – unabhängig davon, ob eine Nachbetreuung stattfindet oder nicht – ist wenig erforscht. Im Rahmen einer Literaturübersicht (1984) fand ich 29 Arbeiten, die sich mit dem Suizid nach der Klinikentlassung oder während der ambulanten Behandlung befaßten. Viele von ihnen weisen beträchtliche methodische Mängel auf; andere haben nur geringen Informationswert.

Dem steht gegenüber, daß das Suizidrisiko bei früheren psychiatrischen Patienten deutlich erhöht ist (SCHARFETTER, ANGST und NÜSPERLI 1979, GESTRICH und STIEF 1981). In einer eigenen Untersuchung (PIEPER 1977, FINZEN u.a. 1983) stellten wir fest, daß bei 30% der 256 Bewohner des Kreises Tübingen, die sich zwischen 1965 und 1974 das Leben nahmen, eine psychiatrische Erkrankung bekannt war. Jeweils ein Viertel von ihnen war wegen Psychosen aus dem schizophrenen Formenkreis, wegen affektiver Psychosen oder neurotischer Störungen ambulant oder in der Klinik behandelt worden. Ein Achtel waren suchtstoffabhängig. Dazu kamen jedoch weitere 23% der nicht psychiatrisch Vorbehandelten, bei denen laut Ermittlungsakten der Kriminalpolizei, die wir für unsere Untersuchung herangezogen hatten, massive Alkoholprobleme bestanden. Soziale und demographische Unterschiede zwischen Gruppen mit bekannter psychischer Erkrankung und den übrigen Suizidanten ließen sich nicht nachweisen. Auffällig war jedoch die unterschiedliche Häufigkeit vorangegangener Suizidversuche mit 58 % bei den psychiatrisch Vorbehandelten und 29 % bei den anderen. Andere Untersucher (z. B. BARRACLOUGH 1976) fanden noch wesentlich höhere Anteile an bekannter psychischer Krankheit bei vollendetem Suizid. POSER u. a. (1987) berichten im Hinblick auf die Suchtproblematik eine ähnliche Größenordnung wie wir sie gefunden haben.

Daß es trotz der bekannten Bedeutung des Patientensuizids nach Klinikentlassung so wenige Untersuchungen dazu gibt, liegt vor allem an Methodenproblemen. Es ist nur unter großen Schwierigkeiten möglich, Suizide nach der Entlassung und während der ambulanten Behandlung vollständig zu erfassen. Auf der anderen Seite bleiben zahlreiche Aussagen über den Patientensuizid spekulativ, solange wir nicht auf umfassendere Informationen über das weitere Schicksal entlassener Patienten zurückgreifen können.

Suizid nach Klinikentlassung

Einen ersten Versuch haben wir (MÜLLER 1978, FINZEN u. a. 1983) in Tübingen unternommen. Damals gelang es uns, 63 Suizide an Patienten zu erfassen, die zwischen 1965 und 1974 in der Universitäts-Nervenklinik aufgenommen worden waren. Es waren 29 Frauen und 34 Männer. In dieser Zeit waren in der Klinik rund 12000 psychisch Kranke (Aufnahmen) behandelt worden.

Die Ergebnisse unserer damaligen Untersuchung sind wegen der zugrundeliegenden kleinen Zahl in ihrer Aussagekraft in mancher Hinsicht begrenzt. Der Mangel gilt insbesondere für die sozialen und demographischen Daten wie der Angaben zum Alter, zum Geschlecht, zum Familienstand, zur Konfession, zur Schichtzugehörigkeit oder zur Wohnsituation.

Die klinischen Diagnosen – 22 % Schizophrene, 27 % affektive Psychosen, 35 % neurotische Störungen, 10 % Abhängige, 5 % hirnorganische Syndrome – decken sich weitgehend mit denen der vorhandenen Literatur (vgl. FINZEN 1984). Schizophrene und Depressive sind etwa gleich häufig vertreten. Ein leichter Überhang von Kranken mit affektiven Psychosen ist nicht überzeugend. Der Anteil der Kranken mit neurotischen und Persönlichkeitsstörungen entspricht nicht ganz der Häufigkeit dieser Diagnosegruppe unter den Patienten der Klinik. Das ist um so bemerkenswerter, als etwa die Hälfte der Patienten dieser Diagnosegruppe nach einem Suizidversuch zur Aufnahme gekommen waren.

Im Hinblick auf die Diagnose unterscheiden sich die Patienten, die sich im Krankenhaus suizidiert haben von jenen, die nach der Entlassung Suizid begingen. In unserer Untersuchung von 31 Patienten der gleichen Klinik im gleichen Zeitraum waren mehr als die Hälfte (52 %) schizophren. Bei 26 % bestand eine affektive Psychose, bei 16 % eine neurotische Störung und bei 6 % eine Abhängigkeitsproblematik (GRANDEL 1978). Auch dieses Ergebnis wird durch die Literatur bekräftigt. Es besteht der Eindruck, als seien Schizophrene während des Krankenhausaufenthaltes am stärksten suizidgefährdet. Demgegenüber besteht die Suizidgefährdung der Patienten mit affektiven Psychosen über die Entlassung hinaus in gleicher Weise – möglicherweise sogar noch verstärkt.

In unseren Untersuchungen stehen 31 Kliniksuizide 63 Suizide nach Entlassung gegenüber. Die Suizidrate nach Krankenhausentlassung ist also doppelt so hoch wie während der stationären Behandlung. Sie beträgt 0,25 % oder 250 pro 100 000 Einwohner in der stationären, 0,525 % oder 525 pro 100 000 Einwohner in der nachstationären Phase.

Damit nicht genug. Wir können davon ausgehen, daß wir die Suizide unter stationärer Behandlung für den Untersuchungszeitraum vollständig erfaßt haben. Für die Phase nach der Entlassung sind sie lückenhaft. Zum einen standen uns für die Ermittlung der Daten nur Unterlagen aus einem Regierungsbezirk zur Verfügung, in dem etwa zwei Drittel der in der Klinik aufgenommenen Patienten ihren Wohnsitz hatten. Zum anderen ist die extrem hohe Suizidrate in Tübingen selber (41 Suizide; 1,5 % oder 1500 pro 100 000) gegenüber angrenzenden Bezirken nur durch die Erfassungslücken zu erklären. Tatsächlich entspricht diese Rate den Ergebnissen eine Reihe von Untersuchungen in anderen Ländern: RORSMAN (1973) für Lund in Schweden 1,5 %, INNES (1970) für Glasgow 1,5 %, JAMES (1964) für Westaustralien 2,3 % und Pokorny (1964) 1,0 %. Damit liegt die Suizidrate für die Zeit nach der Entlassung aus dem Krankenhaus etwa sechsmal so hoch wie für den Zeitraum der Hospitalisierung. Überspitzt formuliert ist für den psychiatrischen Patienten nichts so gefährlich wie die Entlassung aus dem psychiatrischen Krankenhaus.

Diese Gefährdung wird nicht durch Berufung auf die bekannte hohe Suizidrate ehemaliger psychiatrischer Patienten relativiert. Denn sie besteht nachweislich in unmittelbarem zeitlichen Zusammenhang mit der Krankenhausentlassung. In unserer Untersuchung suizidierten sich fast ein Viertel der Betroffenen einen Monat nach der Entlassung, fast die Hälfte innerhalb von drei Monaten und fast zwei Drittel innerhalb von sechs Monaten. Mit anderen Worten: innerhalb der ersten drei Monate nach der Entlassung, die bei zwei Dritteln erfolgte, weil sie geheilt oder gebessert seien, suizidierten sich genausoviele Patienten wie während des Krankenhausaufenthaltes. Berücksichtigen wir die Dunkelziffer – oder berücksichtigen wir nur die Zahlen für den Kreis Tübingen – so steigt die Suizidrate in den ersten drei Monaten nach der Krankenhausentlassung auf das Dreifache jener zur Zeit der Hospitalisierung an!

Offenbar werden die Patienten bei der Entlassung von einer Fülle von Belastungen konfrontiert, die nicht nur zu Versagen und klinischen Rückfällen, sondern im Einzelfall auch zum Suizid führen können. Worin diese Belastungen im einzelnen bestanden haben, können wir aufgrund unseres epidemiologischen Ansatzes nicht feststellen. Aber sie sind nicht schwer zu erraten: Verlust der Geborgenheit durch das Krankenhaus; Konfrontation mit den Erwartungen von Angehörigen, beruflicher Streß, Auseinandersetzung mit dem Bewußtsein, daß die Erkrankung nicht vollständig überwunden ist; schließlich unzureichende therapeutische Stütze durch die ambulante Behandlung.

Unser Ansatz läßt keine Aussage über die Art der Weiterbetreuung zu. Immerhin wurden 90 % unserer Patienten zur Weiterbehandlung an einen Arzt, die Hälfte an einen Nervenarzt überwiesen. Aber ob und in welcher Weise diese zum Tragen gekommen ist, wissen wir nicht. Bei rückblickender Betrachtung hätte es nahegelegen, jenen 28 Patienten (44 %) im einzelnen nachzugehen, die sich innerhalb von drei Monaten nach der Krankenhausentlassung suizidierten. Dies hätte jedoch vom Aufwand her den Rahmen unseres Untersuchungsansatzes gesprengt. Da der Untersuchungszeitraum sich über zehn Jahre erstreckt wären die Schwierigkeiten, von den nachbehandelnden Therapeuten verläßliche Angaben zu bekommen, kaum überwindbar gewesen.

Suizid während der ambulanten Behandlung

Allerdings wäre es verfehlt, die Suizidgefährdung nach der Krankenhausentlassung allein im Zusammenhang mit vorhandener oder fehlender Nachbehandlung zu betrachten. Vielfältige Faktoren aus dem Lebensumfeld des Patienten gehen neben Krankheit und Behandlung in das Bündel von Risikofaktoren und Belastungen ein, das der psychiatrische Patient nach der Entlassung aus der Klinik und während der ambulanten Behandlung mit sich herumtragen muß. Wir versuchten deshalb, durch die Analyse der Suizide von Patienten einer Spezialambulanz für Vor- und Nachsorge psychisch Kranker weiteren Aufschluß darüber zu gewinnen, ob sich spezifische Gefährdungsfaktoren abgrenzen lassen. Für uns war dabei von besonderem Interesse, ob sich die Schlußfolgerungen, die wir aus unserem ersten Projekt gezogen hatten – etwa die Sicherung des Übergangs aus der Klinik in die ambulante Betreuung – in irgendeiner Weise sichtbar niederschlagen würden.

Fragestellung und Methodik

Wir haben uns zum Ziel gesetzt, die Suizide von Patienten einer »Sprechstunde für Vor- und Nachsorge psychischer Krankheiten« zu erfassen, zu beschreiben und zu analysieren. Es handelt sich dabei um eine einem großen psychiatrischen Krankenhaus angeschlossene Ermächtigungsambulanz. Der Schwerpunkt ihrer Arbeit liegt bei der Langzeitbehandlung von Patienten mit chronisch-rezidivierenden psychiatrischen Erkrankungen, insbesondere mit Psychosen aus dem schizophrenen Formenkreis und mit affektiven Psychosen.

Die Suizide wurden auf doppelte Weise identifiziert: durch Sichtung der Krankenunterlagen und durch Befragung der Mitarbeiter. Es ist möglich, daß nicht jeder Suizid ehemaliger Patienten bekanntgeworden ist. Die vorgelegten Daten wurden durch Auswertung der ambulanten und stationären Krankenblätter gewonnen. Lücken wurden durch Rückfragen bei Ambulanzmitarbeitern, in Einzelfällen auch bei Hausärzten, soweit wie möglich gefüllt.

Ergebnisse

In der Zeit zwischen dem 1.10.1975 und dem 30.9.1983 wurden in unserer psychiatrischen Ambulanz 2550 Kranke behandelt. Seit Ende 1977 wurden uns 21 Suizide von Patienten oder ehemaligen Patienten bekannt. Das ist ein Anteil von 0,82 %. Die Suizidrate beträgt bei rund 500 Behandlungsepisoden pro Jahr (Summe der Dauerpatienten und der neu hinzugekommenen Kranken) 505 auf 100 000.

Allerdings befanden sich nur 13 der 21 Betroffenen zum Zeitpunkt ihres Suizids in unmittelbarer Behandlung durch die Ambulanz. Drei waren in die Klinik eingewiesen worden. Eine Patientin war auf ihren Wunsch an den Hausarzt zurückverwiesen worden. Zwei hatten sich nach Tagesklinikaufenthalten bzw. stationärer Behandlung noch nicht wieder vorgestellt. Einer befand sich nur noch in lockerer Betreuung durch den mit der Ambulanz verbundenen Patientenclub. Eine 21jährige Frau mit einer neurotischen Depression hatte sich nur einmal zur Begutachtung wegen eines Schwangerschaftsabbruches vorgestellt. Sie ist nur der Vollständigkeit halber aufgeführt und wird im folgenden bei der Auswertung

Tabellenübersicht

Jahr und Kennziffer	Ge- schlecht	Alter	Fami- lien- stand	Beruf	Diagnose	Klinik- auf- enthalte	Suizid- ver- suche
1. 1977 OC	m	36	v	Angestellter	Schizophrenie	3	+
2. 1978 WF	w	49	l	Rentnerin	Schizophrenie	4	+
3. 1979 LJ	m	24	l	Student	Schizophrenie	4	+
4. 1979 GH	w	45	v	Hausfrau	Schizophrenie	4	+
5. 1979 GB	w	4	v	Hausfrau	Schizophrenie	2	−
6. 1979 SE	w	38	g	Lehrerin	Schizophrenie	5	+
7. 1980 HR	w	59	v	Rentnerin	Schizophrenie	5	−
8. 1980 LA	m	34	l	Rentner	Schizophrenie	3	+
9. 1980 DR	w	52	v	Hausfrau	Schizophrenie	3	+
10. 1981 KA	w	41	v	Hausfrau	Schizophrenie	4	−
11. 1982 WP	m	22	l	Abiturient	Schizophrenie	TK	−
12. 1983 ScE	w	52		Rentnerin	Schizophrenie	6	−
13. 1983 RR	m	39	v	Förster	Schizophrenie	(1)	−
14. 1978 CF	m	35	l	Arbeiter	Alkoholismus	1	+
15. 1980 TM	w	65	v	Hausfrau	Depression	4	+
16. 1978 GK	m	58	v	Rentner	Depression	2	+
17. 1979 WH	m	36	v	Angestellter	Depression (neurot.)	−	−
18. 1981 SE	w	56	w	Angestellte	Depression	−	+
19. 1982 HK	m	36	v	Angestellter Ing.	Depression	−	+
20. 1983 HD	w	57	v	Hausfrau	Depression	8	−
21. 1982 SA	w	21	l	Angestellte	Depression (neurot.)	−	−

ambul. z.Z. des Suzides	Behand- lungs- dauer in Ambu- lanz (Monate)	Zeitpunkt nach- Klinik- ent- lassung (Monate)	Tage nach letzter Konsul- tation	Methode	Medikation / mg / Tag
+	24	20	1	Autounfall	Amitripylin 125, Fluphenazin-Dec. 25/21, Thioridazin 50
+	5	216	10	Ertränken	Penfluridol 30/7
−	13	14	−	Tabletten	unbekannt
+	12	12	35	Erhängen	Haloperidol 12, Diaze- pam 7,5 Primidon 750
−	18	22	−		unbekannt
st	30	st	−	Zug	Fluspirilen 2/7, Halop. 12 Lithium
+	34	34	16	Zug	Fluphenazin-Dec. 12.5./21
+	34	31	5	Sturz	Fluphenazin-Dec. 75/7, Haloperidol 6
+	30	114	7	Tabletten	Fluphenazin-Dec. 25/14, Thioridazin 100, Amitript. 25
+	37	14 Tg.	7		Haloperidol 40, Thiorida- zin 200, Lorazepam 2,5
−	0,5	4 Tg.	−	E 605	keine
−	18	6	−	Erhängen	Perphenazin-Dec. 100/7
+	7 Tg.	8 Tg.	1	Erschießen	Haloperidol 45, Levopro- mazin 75
+	22	18	?	Tabletten	Thioridazin 100
+	28	38	10	Erhängen	Thioridazin 25, Amitrip- tylin 50
st	1 ×	st	−	Zug	
+	0,5	−	1	Sturz	Lorazepam 3
+	7	−	7	Ersticken	Amitriptylin 50
+	7	−	4	Erhängen	Amitriptylin 50, Loraze- pam 3
st	9	st	−	Erhängen	Haloperidol 24
−	1 ×	−	−		unbekannt

nicht berücksichtigt. Berücksichtigt man nur jene Patienten, die sich zum Zeitpunkt ihres Todes in ambulanter Behandlung befanden, reduziert sich die Suizidrate auf 325.

Die eingeführte Tabellenübersicht faßt die wichtigsten Daten über die Patienten in einer Synopsis zusammen. Im folgenden wird immer wieder auf einzelne Patienten verwiesen werden (Kennziffern in Klammern).

Demographische Daten

Unter den Betroffenen waren neun Männer und elf Frauen. Sie waren zwischen 22 und 65 Jahre alt. Zwei standen im dritten, acht im vierten, drei im fünften und sechs im sechsten Lebensjahrzehnt. Zwölf waren verheiratet, sechs ledig, je einer verwitwet oder geschieden.

Bemerkenswert waren die familiären Beziehungen der Betroffenen. Die Verheirateten lebten ohne Ausnahme in enger Beziehung mit ihren Ehepartnern zusammen, die Ledigen – mit einer Ausnahme (19) – mit ihren Eltern bzw. Mutter. Partner und Eltern kümmerten sich intensiv um die erkrankten Angehörigen. Sie hatten Kontakt mit der Ambulanz, begleiteten die Kranken mehr oder weniger regelmäßig, suchten um Rat nach. Zum beträchtlichen Teil nahmen sie durch regelmäßige Familiengespräche an der Behandlung teil. Die 56jährige, verwitwete Patientin (18) lebte bei ihrer erwachsenen, die 38jährige Lehrerin (6) mit ihrer minderjährigen Tochter. Lediglich eine Patientin (12) eine ledige, 52jährige Rentnerin, lebte völlig isoliert und zurückgezogen in einem Dorf.

Die Berufe sind weit gestreut. Sieben sind Angestellte oder Beamte; sechs sind Hausfrauen; zwei sind Studenten bzw. Abiturienten; nur einer ist Arbeiter. Sechs sind Frührentner; hinter der Berufsangabe Hausfrau verbergen sich weitere Invalidisierungen infolge chronischer psychischer Krankheit. Die soziale Zusammensetzung der Klientel (2 Ingenieure, 1 Lehrerin, 1 Forstbeamter, 2 Studenten) ist untypisch für die Klientel der Ambulanz, besonders aber des Krankenhauses, in dem Unterschichtpatienten eindeutig überwiegen.

Klinische Daten

Diagnose: Patienten mit Psychosen aus dem schizophrenen Formenkreis überwogen eindeutig (13 von 20). Ein Patient war alkoholkrank. Sechs waren depressiv, einer davon mit depressiv-neurotischer Entwicklung, vier mit endogenen Depressionen, ein weiterer mit einer psychotischen Depression nach einem abgelaufenen Hirninfarkt. Einige der hier wiedergegebenen Diagnosen weichen von den Diagnosen der behandelnden Ärzte und der vorbehandelnden Klinikärzte ab. Sie wurden vom Untersucher aufgrund der Krankenunterlagen nach DSM-III-Kriterien reklassifiziert. Darauf wird in der Diskussion einzugehen sein.

Diagnose	m	w	zusammen
Schizophrenie	5	8	13
atyp. Psychose	–	–	–
Depression	2	3	4
depr. Neurose	1	1	2
Alkoholismus	1	–	1

Tabelle 1: Diagnosen

Krankenhausaufenthalte und Krankheitsdauer: Die meisten Kranken blicken auf eine lange psychiatrische Vorgeschichte zurück, die zum Teil über Jahrzehnte dauert. Die meisten sind langzeitig ambulant und/oder stationär psychiatrisch behandelt worden. Nur drei (17, 18, 19) sind nie in klinischer Behandlung gewesen. Fünf waren ein– bis zweimal hospitalisiert, die übrigen zwölf drei– bis achtmal.

Behandlungsdauer in der Ambulanz: Einer der Ausgangspunkte für diese Untersuchung war eine frühere Feststellung (MÜLLER 1978, FINZEN u. a. 1983), daß das Suizidrisiko in den ersten drei Monaten nach der Entlassung besonders hoch ist. Deshalb ist die Frage nach der Dauer der Behandlung bis zum Suizid für uns von besonderem Interesse. Die Patienten hatten bis zum Zeitpunkt ihres Suizids verhältnismäßig lange in Behandlung gestanden. Dabei ist zu berücksichtigen, daß die Ambulanz erst seit Ende 1975 besteht und daß ihre Patientenzahl erst allmählich angewachsen ist. Die Tabelle 2 vermittelt im einzelnen Aufschluß.

Dauer	Patienten		
0– 1 Monat	3		
1– 6 Monate	1		
7–12 Monate	4		
13–24 Monate	5		
25–36 Monate	5		
mehr als 36 Monate	1	=	19

Tabelle 2: Behandlungsdauer in der Ambulanz

Nicht berücksichtigt ist in dieser Aufstellung ein 58jähriger Depressiver (16), der nach einmaliger Konsultation in die Klinik eingewiesen wurde und sich während des anschließenden stationären Aufenthaltes sui-

Unter den Patienten mit extrem kurzer Behandlungsdauer in der Ambulanz befinden sich zwei (10, 20), die gegen ärztliche Bedenken aus der Klinik entlassen worden waren.

Suizidzeitpunkt nach der letzten Klinikentlassung: Noch wichtiger als die Frage nach der Gesamtbehandlungsdauer in der Ambulanz ist die Frage, in welchem zeitlichen Zusammenhang die Suizide der betroffenen Patienten mit der letzten Klinikentlassung standen. Es stellt sich heraus, daß sie zwischen 4 Tagen und 21 Monaten liegt. Die Tabelle 3 schlüsselt die Zeiträume im einzelnen auf.

Monate	Patienten	
0– 1	3	
1– 3	–	
3– 6	1	
6–12	1	
12–14	4	
über 24	5	
stationär	3	= 17

Tabelle 3: Suizidzeitpunkt nach der letzten Klinikentlassung

Bei den drei Suiziden, die sich während des ersten Monats nach Krankenhausentlassung ereigneten, lagen besondere Problemsituationen vor: Entlassung auf Anordnung des Unterbringungsrichters (20); Entlassung gegen ärztlichen Rat aus der Tagesklinik (10); vorzeitige Entlassung aus der Klinik (9).

Frühere Suizidversuche und Suizidmethoden: Bei dreizehn der zwanzig Patienten sind frühere Suizidversuche bekannt, bei einzelnen Patienten mehrere. Frühere Suizidversuche konnten bei sieben der neun Männer und bei sechs der elf Frauen festgestellt werden. Die Suizidmethode ist bei 18 Patienten bekannt. Bei ihnen überwogen harte Methoden – wie Erhängen, Ertränken, Sich-vor-den-Zug-Werfen, Sturz aus großer Höhe, Erschießen usw. Vierzehn von achtzehn Patienten wählten solche Methoden.

Letzte Konsultation: Der Zeitpunkt der letzten Konsultation vor dem Suizid lag bei den Patienten, die sich in unmittelbarer Ambulanzbehandlung befanden, zwischen einem und 35 Tagen zurück. Bei einem Patienten ist dieser Zeitpunkt nicht dokumentiert. Am Tag zuvor waren drei Patienten gesehen worden; vier bis fünf Tage vorher fünf; sieben bis zehn Tage vorher vier Patienten.

Bei der Patientin mit dem längsten Konsultationsabstand (4,35 Tage) lag eine Psychose aus dem schizophrenen Formenkreis bei gleichzeitigem

Anfallsleiden vor. Sie reiste regelmäßig alle vier bis sechs Wochen aus einer 50 km entfernten Stadt an, in der es keinen Nervenarzt gibt. Sie wurde vom Hausarzt mitbetreut.

Medikamente: Die Patienten, die sich zum Zeitpunkt des Suizids in unmittelbarer ambulanter Behandlung befanden, erhielten – mit einer Ausnahme – Medikamente: die Schizophrenen Neuroleptika, zumeist Depot-Neuroleptika. Die Dosierung bewegte sich zwischen 0,3 ml Fluphenacin-Decanoat (8 mg) vierzehntägig und 3 ml (75 mg) wöchentlich. Die depressiven Patienten erhielten Tranquilizer oder Antidepressiva. Einzelheiten sind aus der Tabellenübersicht zu entnehmen.

Einschätzung der Suizidalität durch die Therapeuten: Bei sieben der 13 Patienten, die sich zum Zeitpunkt ihres Suizids in unmittelbarer Ambulanzbetreuung befanden, war bei der letzten Konsultation keine besondere Gefährdung erkannt worden. Ihnen ging es im Rahmen ihrer chronisch verlaufenden Psychose gut. Ihr Zustand war stabil. Ein Patient mit einer schizophrenen Psychose war dekompensiert. Die Therapeuten rechneten jedoch damit, daß sie den Rückfall, wie schon bei früheren Gelegenheiten, ambulant abfangen könnten. Akute Suizidalität wurde nicht erkannt. Ein 39jähriger Forstbeamter, der auf Beschluß des Unterbringungsrichters aus der Klinik entlassen worden war, wurde als schwer krank, aber nicht als suizidal angesehen. Das gleiche galt für eine 41jährige Hausfrau, die mit massiven Haloperidoldosen aus der Klinik entlassen worden war, ohne daß eine Absprache mit der Ambulanz vorausgegangen war. Diese Patientin wurde als latent suizidal betrachtet, ohne daß eine unmittelbare Gefährdung angenommen wurde. Konkrete Suizidanlässe aufgrund von Ereignissen im Familienumfeld oder in der therapeutischen Beziehung konnten nicht festgestellt werden. Die drei Patienten, die nie in stationärer Behandlung gewesen waren, galten als suizidal gefährdet, lehnten eine Klinikbehandlung jedoch ab.

Diskussion

Bei 21 von 2550 Patienten der psychiatrischen Ambulanz wurde ein Suizid bekannt. Das sind 0,82 %. Die Suizidrate beträgt bei Umrechnung auf Behandlungsepisoden pro Jahr 505 auf 100000. Schon diese einfachen Zahlen enthalten Probleme. Nur 13 der 21 befanden sich zum Zeitpunkt des Suizids in ambulanter Behandlung. Drei waren in der Klinik. Bei den übrigen war die Behandlung aus verschiedenen Gründen unterbrochen oder beendet worden. Bei drei Patienten war der Suizid als Todesursache zudem nicht eindeutig. Tod durch Unfall (1), durch akzidentelle Tablettenintoxikation (4) oder durch Herzversagen (15), waren differential-diagnostisch erwogen worden. Je nachdem wie man die Daten interpretiert, verändert sich die Suizidstatistik der Ambulanz. Beschränkten wir uns auf die Patienten, die sich zum Zeitpunkt des Suizids in ambulanter Behandlung befanden, und ließen wir jene unberücksichtigt, bei denen die Todesursache nicht eindeutig gesichert ist, würde sich die Suizidrate auf weniger als die Hälfte vermindern. Je nachdem wie man die Daten interpretiert, liegt die Suizidrate doppelt so hoch oder fast viermal so hoch wie im angeschlossenen Krankenhaus.

In unserem Tübinger Projekt (MÜLLER 1978) hatten wir in Übereinstimmung mit anderen Autoren festgestellt, daß das Suizidrisiko in den ersten Monaten nach der Krankenhausentlassung besonders hoch ist. Bei der Entwicklung unserer Ambulanz war es deshalb ein Ziel gewesen, den Übergang von der stationären in die ambulante Behandlung zu erleichtern und die Phase erhöhten Risikos abzusichern. Dieser Aufgabe scheint sie bis zu einem gewissen Grade gerecht zu werden. Mit 21 % (3 von 14) innerhalb der ersten drei Monate nach Krankenhausentlassung bleibt die Rate erheblich unter der vergleichbarer Untersuchungen.

Zudem lagen bei den drei Patienten, die sich kurze Zeit nach Krankenhausentlassung (innerhalb von 14 Tagen) suizidierten, besondere identifizierbare Bedingungen vor.

Autoren	n	bis 3	bis 6	bis 12	über 12 Monate
Bolin u. a. 1968	27	52	19	7	22
Neumann 1971	38	53		16	31
Rorsman 1973	46	39			
Müller 1987	63	44	17,5	9,5	29
Finzen 1984	14	21	7	7	65 (in %)

Tabelle 4

Ein 39jähriger Forstbeamter mit einer akuten schizophrenen Psychose war zwei Tage nach Krankenhausaufnahme auf richterliche Anordnung entlassen und der Ambulanz zugewiesen worden. Die ambulante Behandlung mit einer notwendigen, extrem hohen neuroleptischen Medikation war nur übernommen worden, weil keine unmittelbare rechtliche Möglichkeit bestand, den Patienten wieder ins Krankenhaus einzuweisen. Ein 22jähriger Abiturient, der die Tagesklinik gegen ärztlichen Rat verlassen hatte, und bei dem nach amtsärztlichem Zeugnis keine Indikation für eine Unterbringung gegen seinen Willen bestand, stellte sich nicht wieder in der Ambulanz vor. Eine 41jährige Hausfrau war zweimal vorzeitig aus der Klinik entlassen worden, weil auch hier – zu Recht oder zu

Unrecht – keine Möglichkeit gesehen wurde, eine gesetzliche Unterbringung zu erreichen. Zwischen den Mitarbeitern der Ambulanz und der Station bestanden hierüber unterschiedliche Auffassungen. Bei allen drei Fällen ist festzuhalten, daß von seiten der Ambulanz eine Gefährdung der Patienten gesehen wurde, daß hier aber rechtliche und psychiatrische Gesichtspunkte ineinandergriffen, deren Ergebnis der fatale Ausgang war.

Ähnliches gilt für die drei Patienten mit depressiven Störungen (17, 18, 19), die sich nie in stationärer Behandlung befunden hatten. Bei allen dreien hatten die behandelnden Ärzte auf eine stationäre Aufnahme hingewirkt. Die Patienten hatten das strikt abgelehnt. Die Therapeuten hatten sich nicht zu Zwangsmaßnahmen entschließen können. Dabei spielten soziale Gesichtspunkte (drohender Verlust des Arbeitsplatzes) eine wesentliche Rolle. Die Therapeuten waren überzeugt, sie würden die erkannte Suizidgefährdung ambulant beherrschen können. Sie hätten die stationäre Behandlung dennoch als den sichereren Weg vorgezogen, wenn er erreichbar gewesen wäre.

Diagnostische Fehler mit den entsprechenden therapeutischen Konsequenzen sind möglicherweise geeignet, das Suizidrisiko erheblich zu erhöhen. Sechs der einundzwanzig Patienten wurden von uns im Rahmen der Untersuchung neu klassifiziert: drei Schizophrene (3, 5, 11) und drei Depressive (18, 19, 20). Die schizophrenen Kranken waren von ihren Therapeuten als Borderline-Persönlichkeiten betrachtet und behandelt worden; die Depressiven als neurotische Persönlichkeiten (vgl. oben Kap. 3). Unbeschadet der Problematik der nachträglichen Reklassifikation spricht einiges dafür, daß die Therapeuten sich in einzelnen Fällen anders verhalten hätten, wenn die »richtige« Diagnose gestellt worden wäre. Zumindest zwei Krankenblätter legen nahe (11, 19), daß dann eine stationäre Krisenintervention auch gegen den Willen der Betroffenen erfolgt wäre. Der Anteil der Diagnosengruppen unter den Suizidpatienten entspricht im wesentlichen der Häufigkeit der entsprechenden Patientengruppen in der Ambulanz. Ein Zusammenhang mit der Medikation – etwa im Sinne einer pharmakogenen Depression – ließ sich nicht feststellen.

Zusammenfassend verdienen vier Gesichtspunkte besondere Beachtung:

1. Bei jenen Patienten, die sich nach langzeitiger Ambulanzbehandlung bzw. lange nach Krankenhausentlassung (mehr als ein Jahr) suizidierten, läßt sich bei retrospektiver Analyse kein Anhaltspunkt finden, daß andere Behandlungsmaßnahmen zu einem bestimmbaren Zeitpunkt zu einem günstigeren Verlauf geführt hätten.

2. Bei jenen Patienten, die sich nach kurzer Behandlungszeit in der Ambulanz oder kurz nach Krankenhausentlassung das Leben nahmen, ist bei

retrospektiver Betrachtung die Frage aufzuwerfen, ob nicht andere Behandlungsmaßnahmen angebracht gewesen wären. Bei den drei Patienten, bei denen der Suizid innerhalb von 14 Tagen nach der Entlassung aus der Klinik erfolgte, wird zwingend die Frage aufgeworfen, ob sie nicht zu früh entlassen worden sind. Tatsächlich war die Entlassung bei mindestens zwei von ihnen – wie erwähnt – gegen den erklärten Willen der verantwortlichen Ärzte erfolgt. Ähnliche Fragen stellen sich im Hinblick auf jene Patienten, die sich nach ambulanter Behandlung suizidierten, ohne jemals in der Klinik gewesen zu sein (17, 18, 19). Hätte man Besseres erreicht, wenn man sie auch gegen ihren Willen eingewiesen hätte?

3. Bei drei Patienten (6, 16, 20) war der Suizid nicht vermieden worden, obwohl sie wegen Suizidgefährdung in die Klinik eingewiesen worden waren.

4. Die Untersuchung belegt jedoch, daß eine konsequente ambulante Nachbehandlung geeignet ist, die Risikophase unmittelbar nach der Entlassung aus dem psychiatrischen Krankenhaus abzusichern. In der von uns untersuchten Ambulanz geschieht das, indem die Patienten bereits vor Krankenhausentlassung angehalten werden, mit den nachbehandelnden Therapeuten in der Ambulanz Kontakt aufzunehmen. Sie lernen ihren künftigen Arzt und ihre Krankenschwester sowie die Örtlichkeit der Nachsorge kennen. Sie erhalten bei diesem ersten Besuch zugleich einen Termin für die erste Woche nach Krankenhausentlassung.

Dennoch bleibt ein mittel- und langfristiges Suizidrisiko auch bei intensiver ambulanter Nachsorge erhalten.

Nachzutragen bleibt, daß sich in den vier Jahren zwischen Abschluß der Erhebung und Drucklegung kein Patient mehr suizidierte, der sich in langfristiger Nachsorge der Ambulanz befand.

6. Kapitel
Welche Klinikpatienten sich nicht suizidieren

Zusammenfassung

Anhand von Daten über vierzig Patienten eines psychiatrischen Krankenhauses, die sich innerhalb von zehn Jahren (1975–1984) während der stationären Behandlung suizidierten, wird untersucht, bei welchen Patientengruppen die Suizidrate besonders gering ist: nur ein Patient war über 65 Jahre alt; keiner litt an einer spezifischen psychiatrischen Alterserkrankung; keiner war alkoholkrank. Die Suizide konzentrierten sich auf vier Aufnahme- und zwei Rehabilitationsstationen. Auf Langzeitstationen ereigneten sich nur drei Suizide. Die Ergebnisse entsprechen nur teilweise jenen anderer Autoren. Sie legen dennoch nahe, die Suizidprophylaxe in der psychiatrischen Klinik auf besonders gefährdete Stationsbereiche und Patientenpopulationen zu konzentrieren.

Untersuchungen zum Suizid psychiatrischer Patienten während der Behandlung bemühen sich gemeinhin um die Identifikation von Risikogruppen und Risikosituationen. In den letzten Jahren wird immer wieder über eine Zunahme der Suizidrate während der Krankenhausbehandlung berichtet (z.B. ERNST 1979, MODESTIN 1982). Dabei spielt die Frage der unterschiedlichen Betroffenheit von offenen und geschlossenen Stationen und die Auswirkungen der »Liberalisierung« der psychiatrischen Behandlung eine wichtige Rolle. Die bisherigen Untersuchungen dazu erlauben keine abschließende Urteilsbildung. Zu viele Unsicherheitsfaktoren bestehen fort. Möglicherweise werden nicht immer die richtigen Fragen gestellt. Das legt nahe, die Frage nach der Gefährdung einmal anders zu stellen.

Es ist wichtig zu wissen, unter welchen Umständen das Suizidrisiko während der psychiatrischen Behandlung besonders groß ist und welche Patientengruppen besonders gefährdet sind. Aber es kann auch weiterführen, zu untersuchen, bei welchen Patienten und unter welchen Bedingungen das Suizidrisiko vergleichsweise gering ist. Die Analyse der Unterschiede zwischen stark gefährdeten und weniger gefährdeten Kranken kann dazu beitragen, das Bedingungsgefüge des Patientensuizides besser zu verstehen. Im therapeutischen Alltag kann es uns helfen, unsere Bemühungen um Suizidprophylaxe auf jene Patientengruppen zu konzentrieren, die wir als besonders gefährdet identifiziert haben.

In der vorliegenden Analyse wollen wir unsere Daten über die vierzig Patienten eines psychiatrischen Krankenhauses, die sich innerhalb eines Zehnjahreszeitraumes (1975–1984) suizidierten, unter diesem Blickwinkel betrachten.

Ergebnisse

Geschlecht und Alter

Männer und Frauen erwiesen sich als gleichmäßig gefährdet. Unter den vierzig Patienten waren 19 Männer und 21 Frauen. Diese Zahlen entsprechen etwa der Relation von Männern und Frauen unter den Aufnahmen und dem Patientenbestand.

Die Betrachtung des Lebensalters vermittelt eine erste Auffälligkeit. Nur eine Patientin – eine 70jährige chronisch schizophrene Kranke, die sich nach 23 Jahren Klinikaufenthalt suizidierte – war älter als 65 (gegenüber einem Viertel des Patientenbestandes und 15 % der Aufnahmen).

Diagnose

26 der 40 Patienten litten unter Psychosen aus dem schizophrenen Formenkreis; zwei unter Anfallsleiden mit begleitenden psychischen Störungen; zwölf unter Depressionen unterschiedlicher Art. Einige dieser Diagnosen sind unsicher. Die damit verbundenen Probleme werden an anderer Stelle erörtert.

Es fällt auf, daß unter den Kranken, die sich suizidiert haben, kein Patient mit einer typischen Alterserkrankung vertreten ist. Die Daten über das Lebensalter legen dies ja bereits nahe. Weiterhin fällt auf, daß kein Alkoholkranker betroffen ist, obwohl 45 % der Aufnahmen und 30 % des Patientenbestandes von Alkoholkranken gestellt werden.

Verweildauer

Nur fünf der vierzig Patienten befanden sich zum Zeitpunkt des Suizids länger als ein Jahr ununterbrochen in stationärer Behandlung. Sieben waren zwischen drei Monaten und einem Jahr bei uns, 28 dagegen weniger als drei Monate. Nun ist es richtig, daß die meisten neu aufgenommenen Patienten innerhalb von kurzer Zeit entlassen werden (54 % in weniger als 30 Tagen). Deshalb nivellieren sich solche Unterschiede bei der Errechnung der Suizidrate. Auf der anderen Seite ist festzuhalten, daß in den ersten Jahren des Untersuchungszeitraumes etwa 70 % der 1.200 Patienten unseres Bestandes Langzeitpatienten mit einer Verweildauer von über einem Jahr waren, in den letzten Jahren immerhin noch 40 % von 700

Kranken. Außerdem ist bemerkenswert, daß drei der fünf Suizide von Langzeitpatienten sich während des letzten Jahres des Untersuchungszeitraumes ereigneten: alle drei befanden sich in einer mehr oder weniger intensiven rehabilitativen Situation. Nur die beiden Langzeitpatienten, die sich in früheren Jahren suizidierten, lebten auf typischen Langzeitstationen ohne nennenswerte therapeutische Aktivität.

Verweildauer zum Zeitpunkt des Suizids

bis	30 Tage	10	
	60 Tage	11	
	90 Tage	7	
	180 Tage	2	
	1 Jahr	5	
	7–23 Jahre	4	n = 40

Betroffene und nicht betroffene Krankenhausbereiche

Zwanzig der vierzig untersuchten Suizide ereigneten sich auf geschlossenen, neun auf klassischen offenen Aufnahmestationen, sieben auf offenen Rehabilitationsstationen, einer auf der offenen neurologischen Abteilung und – atypisch – jeweils einer auf einer offenen und zwei auf geschlossenen Langzeitstationen. Richtiger muß es heißen: die Suizide ereigneten sich bei Patienten der entsprechenden Stationen; in den Räumlichkeiten der Stationen selber suizidierten sich nur fünf der vierzig Patienten.

Die Zahlen bedürfen weiterer Erläuterungen: bis 1980 gab es keine offenen Aufnahmestationen im Krankenhaus. Auch die Rehabilitationsstation nahm ihren Betrieb erst im Laufe des Jahres 1977 auf. Berücksichtigt man nur die Jahre nach 1980, so sind die Suizide in ihrer Häufigkeit auf offenen und geschlossenen Stationen gleichmäßig verteilt. Die Stationen haben eine vergleichbare Bettenzahl und eine fast vergleichbare Aufnahmehäufigkeit. Diese Feststellung gilt allerdings nur, wenn die offenen Rehabilitationsstationen gesondert betrachtet werden. Dies ist von der Aufgabenstellung dieser Stationen her erforderlich.

Die Tatsache, daß einer der Suizide auf einer offenen Aufnahmestation sich in einer Phase ereignete, als diese geschlossen geführt wurde, weist darauf hin, daß die Suizidrisikoforschung in der Psychiatrie mit mannigfachen Fußangeln rechnen muß, wenn sie sich auf so simple Betrachtungsweisen wie »offene / geschlossene Station« einläßt. Ich werde diese Problematik in anderem Zusammenhang (s. u. Kap. 9) ausführlicher erörtern. Für unsere besondere Fragestellung ist folgende bemerkenswerte Tatsache zu beachten:

Mehrfach betroffene Stationen:

A (o. seit 1980)	9
B (o. seit 1980)	7
C (g.)	6
D (g.)	5
E (R.)	6
F (R. 1983 aufgelöst)	2

Das Krankenhaus verfügte 1975 über 45, 1985 über 36 Stationen. Von Suiziden betroffen waren zehn, davon vier nur einmal, eine doppelt, die übrigen fünf bis neunmal. Bei den mehrfach betroffenen handelte es sich um die offenen und geschlossenen Stationen des allgemeinpsychiatrischen Aufnahmebereiches sowie die Rehabilitationsstation. Deshalb ist von ebenso großer Bedeutung, welche Stationen keine Suizide von Patienten zu verzeichnen hatten.

In der gesamten Suchtabteilung mit 13 Stationen (375 Betten zu Beginn und 285 Betten am Ende des Untersuchungszeitraumes) ereignete sich kein Suizid, obwohl dort in dieser Zeit fast 10 000 Patienten aufgenommen und entlassen wurden. Auch auf den sieben Stationen des gerontopsychiatrischen Bereichs mit ursprünglich 250, zuletzt 140 Patienten und einem Sechstel der Aufnahmen der Klinik, ereignete sich in diesem Zehnjahreszeitraum kein Suizid. Nicht betroffen war auch die Klinik für Kinder- und Jugendpsychiatrie, die allerdings nur über 25 Betten verfügt und weniger als 100 Kinder und Jugendliche im Jahr aufnimmt.

Funktionsbereiche

Allgemeine Psychiatrie / Aufnahme	37	
Allgemeine Psychiatrie / Langzeit	3	
Gerontopsychiatrie	0	
Suchtkrankenbehandlung	0	
Kinder- und Jugendpsychiatrie	0	n = 40

Diskussion

In der vorliegenden Analyse bin ich der Frage nachgegangen, welche Patientengruppen vom Suizid während psychiatrischer Behandlung nicht oder nur selten betroffen sind. Grundlage der Analyse sind vierzig vollendete Suizide innerhalb eines Zehnjahreszeitraumes. Die Ergebnisse sind deutlich. Nicht betroffen waren:

☐ Patienten, die älter als 65 Jahre waren (eine Ausnahme),
☐ Patienten mit primärer Alkohol- oder Medikamentenabhängigkeit,
☐ Patienten mit Alterserkrankungen.

Nicht betroffen waren entsprechend die Krankenhausbereiche für Gerontopsychiatrie und Suchtkrankenbehandlung sowie für Kinder- und Jugendpsychiatrie. In den Langzeitbereichen des Krankenhauses ereigneten sich nur drei Suizide, 37 dagegen im traditionellen Aufnahmebereich, der sich in offene und geschlossene Aufnahmestationen sowie Rehabilitationsstationen gliedert. Dabei ist anzumerken, daß für die Gerontopsychiatrie und die Suchtkrankenbehandlung besondere Aufnahmestationen in den jeweiligen Funktionsbereichen geführt werden. Zwei der Langzeitpatienten befanden sich zum Zeitpunkt des Suizids im Aufnahmebereich – einer zur Rehabilitation, der andere wegen Suizidgefährdung.

Die Untersuchungsergebnisse lassen erkennen, daß die Suizidgefährdung großer Patientengruppen im Krankenhaus vergleichsweise gering ist. Nur zehn von 45 Stationen waren im überprüfbaren Zeitraum überhaupt betroffen, davon sechs mehrfach. Die gefährdeten Patientengruppen konzentrieren sich auf wenige Bereiche und Stationen: die offenen und geschlossenen Aufnahmeabteilungen sowie die Rehabilitationsstation.

Die Ergebnisse sind für unser Krankenhaus aussagekräftig. Wir müssen jedoch prüfen, ob sie sich verallgemeinern lassen. Unsere Tübinger Untersuchung (GRANDEL 1978, FINZEN u. a. 1983) eignet sich nur in Grenzen zum Vergleich, weil die Universitätsnervenklinik ein Akutkrankenhaus ohne Langzeitbereiche war, und auch gerontopsychiatrische sowie alkoholkranke Patienten in der Klinikpopulation deutlich unterrepräsentiert waren und weil Patienten mit affektiven Psychosen gerade auch im höheren Lebensalter gegenüber der Population des Großkrankenhauses deutlich überrepräsentiert waren: in Tübingen waren immerhin drei von 31 Suizidpatienten siebzig Jahre alt; bei den Alkoholkranken dagegen liegt die Rate auch unter dem Klinikdurchschnitt.

GRANDEL (1978) findet in seiner Synopsis der Literatur für Suchtkranke extrem niedrige Raten. WOLFERSDORF und Mitarbeiter (1984) geben für ihr Baden-Württembergisches-Kollektiv mit 8,6 % von 187 eine im Hinblick auf den hohen Anteil an den Aufnahmen ebenfalls niedrige Suizidraten für diese Gruppe an. Für die Psychiatrische Klinik Weißenau gilt das in noch deutlicherer Weise: bei nur einem von 28 Patienten ist die Diagnose Alkoholismus gestellt (1984). In seiner Literaturübersicht faßt WOLFERSDORF zusammen:

»Im Rahmen der Suizide in der psychiatrischen Klinik scheint dem Alkoholismus als primärer Diagnose eine weniger wichtige Rolle zuzukommen, wie SCHLOSSER und STREHLE-JUNG (1982) betonen; andererseits fällt bei den Symptomkatalogen zu den Kliniksuiziden bei einzelnen Autoren immer wieder der Hinweis auf zeitweisen Alkohol- und Tablettenabusus auf. Dies gilt auch für unsere eigene Untersuchungsgruppe.«

Mit anderen Worten: der Alkoholismus als Grunderkrankung spielt keine bedeutende Rolle. Das ist deswegen besonders bemerkenswert, weil der Alkoholmißbrauch außerhalb der Klinik als wichtiger Gefährdungsfaktor angesehen werden muß (vgl. z. B. PIEPER 1977). Ein sekundärer Alkohol- und Medikamentenmißbrauch kann die Lage von Patienten mit anderen Erkrankungen auch in der Klinik verkomplizieren und ihr Suizidrisiko erhöhen.

Ähnliches gilt für die Gruppe der spezifischen Alterserkrankungen. Nur in einem Fall ist die Diagnose eines chronischen hirnorganischen Psychosyndroms bei Cerebral-Sklerose gestellt. Auch in der Baden-Württemberg-Studie ist der Anteil an solchen Erkrankungen verschwindend gering. Zum Lebensalter hält WOLFERSDORF (1984) in seiner Literaturübersicht fest: »Kliniksuizidanten scheinen vorwiegend Patienten des jüngeren und mittleren Lebensalters zu sein. Sie sind jünger als Suizidanten in der Gesamtwohnbevölkerung, und auch jünger als das Durchschnittsalter der Klinikklientel.«

Im Hinblick auf die Langzeitpatienten (bei uns 12,5 %) kommen WOLFERSDORF und Mitarbeiter (1984) sowohl für Weißenau wie für die vier baden-württembergischen Landeskrankenhäuser zu anderen Ergebnissen als wir. Sie sind in 53 (28,3 %) von 187 Fällen betroffen. In seiner Literaturübersicht geht WOLFERSDORF auf die quantitative Betroffenheit nicht ein. Er beschreibt jedoch Gründe für eine erhöhte Gefährdung von Langzeitpatienten: für sie stellt

»die Veränderung ihres Lebensraumes in der Klinik eine Verunsicherung und Gefährdung ihres Bezugs- und Ordnungssystems dar. Sie sind abhängig von den ihnen verbliebenen Kontakten im Rahmen der Stationen in denen sie leben und wohnen... Wenn laufend Personal gewechselt wird, treten Unruhe, Verunsicherung, Unordnung, Aggressivität und Aktualisierung psychotischer Symptomatik durch Verlust von Bezugspunkten auf.«

Auch in bezug auf die Verweildauer weisen WOLFERSDORFS Ergebnisse (1984) nicht die gleiche Eindeutigkeit auf wie unsere. Immerhin auch von seinen Patienten suizidierten sich 66,7 % bereits im ersten Jahr (bei uns 80 %); davon 54,6 % während der ersten sechs Monate und 39 % während der ersten drei Monate.

Schlußfolgerungen

Obwohl unsere Ergebnisse von der Literatur nur teilweise gestützt werden, läßt sich festhalten, daß es möglich ist, besonders gefährdete von weniger gefährdeten Patientengruppen nach Lebensalter, Diagnose, Dauer des Aufenthaltes in der Klinik und Behandlungssituation bzw. -station zu trennen: besonders gefährdet sind Patienten mit Psychosen aus dem schizophrenen Formenkreis und depressiven Erkrankungen jüngeren Alters auf Aufnahme- und Rehabilitationsstationen. Weniger gefährdet sind Alkoholkranke und Patienten mit spezifischen psychiatrischen Alterserkrankungen auf entsprechenden Stationen und Abteilungen. Allerdings ist anzumerken, daß sich in unserer Untersuchung ein Altersgipfel zwischen 55 und 65 Jahren findet: depressive und schizophrene Patienten mit langem Krankheitsverlauf.

Wir ziehen daraus die Schlußfolgerung, daß die Bemühungen um Suizidprophylaxe im psychiatrischen Krankenhaus auf den Aufnahme- und Rehabilitationsstationen der allgemeinpsychiatrischen Erwachsenenbereiche besonders intensiv sein müssen. Das gilt für Diagnostik, Behandlungsplanung und Therapie ebenso wie für die Überwachung. In den Langzeitbereichen dagegen hat der von WOLFERSDORF (1984) beschriebene beschützende und stabilisierende milieutherapeutische Rahmen den Vorrang. Bei künftigen Untersuchungen kann es von Bedeutung sein, den spezifischen Merkmalen verstärkte Aufmerksamkeit zu widmen, die die gefährdeten von den weniger gefährdeten Patientenpopulationen unterscheiden. Das gilt im Hinblick auf die Krankheitsbilder ebenso wie auf die Bedingungen der Unterbringung und Behandlung.

7. Kapitel
Eine Suizidserie in der Klinik

Zusammenfassung

1983 und 1984 kam es in unserer Klinik zu einer Häufung von Patienten-
suiziden. Die Zuspitzung begann mit einer Serie von vier Suiziden inner-
halb von zwei Monaten im Juli, August und September 1983. Sie setzte sich
mit einer weiteren Serie von drei Suiziden innerhalb von fünf Wochen im
Januar und Februar 1984 fort und kam schließlich Anfang Juli 1984 nach
insgesamt zehn Patientensuiziden zu einem Ende. Dieses Kapitel berichtet
über die Reaktionen von Mitarbeitern und Patienten und über Maßnah-
men zur Suizidprophylaxe, deren einschneidendste die Schließung der bis
dahin offen geführten Aufnahmestationen ist. Sie stellt die vorüberge-
hende Ausbreitung von Resignation unter den Therapeuten dar. Sie erör-
tert die möglichen Gründe sowohl für die Suizidhäufung wie für das Ende
der Serie. Fast elfeinhalb Monate später ereignet sich wieder ein Suizid,
drei Tage später ein zweiter – wenige Wochen nachdem die Hälfte der
Aufnahmestationen wieder als offene Abteilungen geführt werden. Der
Schwerpunkt des Berichts liegt bei der Beschreibung; bündige Schlußfol-
gerungen werden nicht geliefert.

Die Belege mehren sich, daß Suizide von Patienten während der Behandlung im psychiatrischen Krankenhaus während der vergangenen
zwei bis drei Jahrzehnte häufiger geworden sind. Am überzeugendsten
wird das durch eine kürzlich veröffentlichte schwedische Studie dokumentiert, die die Entwicklung für das ganze Land von 1939 bis 1979
dokumentiert (SJÄLVMORD, 1985). Während die Literatur im allgemeinen eine gewisse Hilflosigkeit gegenüber diesem Phänomen widerspie-
gelt, enthält die schwedische Untersuchung auch Hinweise auf die Be-
einflußbarkeit dieser Entwicklung: Ende der siebziger Jahre wurde in
einem schwedischen Bezirk eine ungewöhnliche Häufung von Patientensuiziden beobachtet. Dies war der Anlaß zur Untersuchung der Angelegenheit. Noch während der Analyse der psychiatrischen Dienste
sank die Zahl der Suizide während der psychiatrischen Behandlung drastisch ab: »Diese Erfahrung zeigt, daß es möglich ist, Einfluß auf dieses
Problem zu nehmen.«

Sie macht zugleich deutlich, daß der Patientensuizid zwar in erster Linie Ausdruck, Begleitwirkung oder Folge psychischer Krankheit ist; an-

dererseits hat er damit zu tun, wie wir unsere Patienten behandeln, wie wir das Krankenhausmilieu gestalten, wie Mitpatienten, Angehörige und Freunde mit dem Kranken umgehen. Wenn es sich nicht so verhielte, wenn der Patientensuizid etwas Schicksalhaftes wäre, bräuchten wir uns über Suizidprophylaxe im psychiatrischen Krankenhaus keine Gedanken zu machen.

Ich werde im folgenden über eine Suizidserie in unserem Krankenhaus und über die Maßnahmen berichten, die wir getroffen haben, um sie zu unterbrechen. Das Krankenhaus hatte bei einer jährlichen Aufnahmezahl von rund 2500 Patienten – und einem von 1400 auf 700 schrumpfenden Patientenbestand während der Phase einer stürmischen Entwicklung von 1975 bis 1980 – im Durchschnitt drei Suizide im Jahr zu verzeichnen. Zwischen 1981 und 1984 hatte sich die Zahl der Suizide auf durchschnittlich fast sechs verdoppelt.

Wir haben keine bündige Erklärung für diesen Sprung in der Entwicklung, zumal im Krankenhaus zu diesem Zeitpunkt keine einschneidenen institutionellen Veränderungen stattfanden. Die Öffnung eines Teils der Aufnahmestationen war zwei Jahre vorher erfolgt. Die Geschlechtermischung auf den meisten Stationen und die Neuzusammensetzung der Stationsteams erfolgte im Rahmen des Bezugs von zwei Neubauten erst in den Jahren 1982 und 1983. Zu denken gibt allerdings die Tatsache, daß in den Jahren von 1975 bis 1980 nur ein Patient von 17 mit einer Verweildauer von mehr als 90 Tagen betroffen war gegenüber elf von 26 in den Jahren danach, und daß parallel dazu erst seit 1980 Suizide auf den Rehabilitationsstationen zu verzeichnen sind. Das könnte ein Hinweis auf unerwünschte Begleitwirkungen einer verstärkten therapeutischen und rehabilitativen Hinwendung zu Langzeitpatienten und Kranken mit chronisch rezidivierendem Verlauf sein, mit der wir Anfang der achtziger Jahre begonnen hatten.

Die Betrachtung der Suizidstatistik des Krankenhauses weist für die Jahre 1983 und 1984 auf den ersten Blick keine Besonderheiten auf (vgl. S. 63). Dennoch ist es in diesen beiden Jahren im Krankenhaus zu einer dramatischen Zuspitzung der Situation gekommen, die bei den Verantwortlichen vorübergehend zu Ratlosigkeit, ja zu Verzweiflung führte. Sie veranlaßte in mehreren Schritten ein Bündel von Maßnahmen und Entscheidungen, die in sich möglicherweise nicht schlüssig erscheinen – bis die Suizidserie schließlich zum Stillstand kam: in der zweiten Jahreshälfte 1983 suizidierten sich vier, in der ersten Jahreshälfte 1984 sechs Patienten.

Der Beginn der Serie

Die Serie begann im Juli 1983 damit, daß sich vier Patienten innerhalb von zwei Monaten das Leben nahmen:

☐ Eine 23jährige Kranke mit einer Psychose aus dem schizophrenen Formenkreis stürzte sich am Tage der Verlegung auf eine offene Station von einem Hochhaus in der Nähe der Wohnung ihrer Mutter. Sie war zum fünften Mal in der Klinik gewesen, nun schon länger als zwei Monate wieder bei uns. Sie hatte sich die ganze Zeit frei bewegen können. Sie war nie als suizidgefährdet angesehen worden.

☐ Eine 34jährige Patientin, ebenfalls mit einer Psychose aus dem schizophrenen Formenkreis, warf sich nach 28tägigem Aufenthalt auf einer offenen Station vor einen Zug. Therapeuten und Patientin – so meinen zumindest die Therapeuten – seien bis dahin guten Mutes gewesen. Dem Suizid unmittelbar voran ging ein Telefongespräch mit dem Ehemann, das – so eine Mitpatientin – zu einer abrupten Verstimmung geführt habe. Die Patientin war zum vierten Mal in klinischer Behandlung. Sie hatte keine floride Krankheitssymptomatik. Eine Suizidgefährdung hatte bestanden, war am Anfang auch gesehen worden. Die Aufnahme war erfolgt, weil die Patientin fürchtete, sie könne unter ihren sozialen und Partnerproblemen wieder suizidal werden. Inzwischen war die Entlassung geplant.

☐ Ein 32jähriger Mann mit einer schizoaffektiven Psychose, zwölfjährigem Krankheitsverlauf und neun Krankenhausaufenthalten entfernte sich nach diesmal zwei Monaten Behandlungsdauer beim Ausgang von der Gruppe der Mitpatienten und warf sich vor einen Zug. Im Hinblick auf den langen wechselhaften Verlauf seiner Erkrankung war er immer als gefährdet angesehen worden. Die Therapeuten hatten ihn jedoch für absprachefähig und zuverlässig gehalten, als sie ihm Ausgang gewährten.

☐ Eine 58jährige depressive Patientin mit 18jährigem Krankheitsverlauf strangulierte sich am zweiten Tag ihres fünften Klinikaufenthaltes auf der Toilette des Wachsaals mit dem Stecktuch ihres Bettes. Sie war wegen Suizidalität in den Wachsaal aufgenommen worden.

Versuch einer Zwischenbilanz (November 1983)

Wir sind bei der Analyse dieser vier Fälle, die wir zunächst im internen Kreis und dann unter Mitwirkung aller beteiligten Pfleger, Psychologen, Sozialarbeiter und Ärzte, in Gegenwart eines Vertreters unseres Trägers durchführten, nicht zu einem Scherbengericht gekommen. Wir hätten natürlich die depressive Patientin auch in der Toilette überwachen lassen können. Wir hätten dem jungen Mann mit der schizoaffektiven Psychose auf indefinitive Zeit den Ausgang sperren können. Wir hätten das sicher auch getan, wenn wir ihn zu diesem Zeitpunkt für so akut gefährdet gehalten hätten. Aber genau darin besteht das Problem: eine Gefährdung vorauszusagen, die weniger als 2 : 1000/Jahr beträgt, ein Ereignis, das bei *dreihunderttausend* Behandlungstagen im Jahr fünfmal eintritt.

Aus dieser Schwierigkeit ergaben sich für mich zwei Schlußfolgerungen:

☐ Es kann nicht richtig sein, 3200 Patienten, die wir jedes Jahr behandeln, deswegen einer strengen, lückenlosen Überwachung zu unterwerfen – abgesehen davon, daß das bei unseren freiwillig aufgenommenen Patienten auch deren Einverständnis voraussetzen müßte.

☐ Es muß unser Bestreben sein, die Gruppe der gefährdeten Patienten besser zu identifizieren.

Hier bieten die leidvollen Erfahrungen der letzten Jahre einige Ansatzmöglichkeiten:

☐ Keiner der 34 Patienten unseres Hauses, die sich während der letzten zehn Jahre (bis Ende 1983) suizidierten, war Patient der Sucht-Fachabteilung, die einen Anteil von fast fünfzig Prozent an den Aufnahmen des Krankenhauses hat.

☐ Ebenfalls keiner kam aus dem gerontopsychiatrischen Bereich.

☐ Nur drei kamen von Langzeitstationen. 31 dagegen kamen aus dem Aufnahme- und Rehabilitationsbereich.

Zwei Drittel (nämlich 20 v. 34 bis 1983) suizidierten sich bei oder nach dem vierten psychiatrischen Krankenhausaufenthalt. Fast drei Viertel (23) litten an schizophrenen, schizoaffektiven oder affektiven Psychosen.

Unter dem Eindruck der Suizidserie haben wir uns entschlossen, in der Zukunft für jeden neu aufgenommenen Patienten ein sogenanntes Basisrisiko zu ermitteln, in das folgende Gesichtspunkte eingehen: die Diagnose einer affektiven, schizoaffektiven oder schizophrenen Psychose, mehrere Krankenhausaufnahmen während der vorangegangenen zwei Jahre, frühere Suizidversuche, fehlende oder problematische soziale Perspektive und anstehende, lebensverändernde Ereignisse. Unabhängig davon dokumentieren wir auf den gefährdeten Stationen täglich für jeden Patienten durch ein Plus, Minus oder ein Fragezeichen, ob Ärzte und Krankenpfleger eine Gefährdung sehen.

Ob das hilft? Wir wissen es nicht. Immerhin, einige Mitarbeiter haben mir dazu berichtet: wenn sie nichts anderes bewirke, sie schule ungemein. Sie sensibilisiere den Blick auch bei Patienten, deren Gefährdung man früher einfach übersehen habe.

Nun nützt das Erkennen allein nicht viel. Allerdings habe ich den Eindruck, daß uns bei erkanntem Suizidrisiko sehr wohl eine Reihe von Alltagsroutinen zur Verfügung stehen:

☐ Dazu gehören vorübergehend auch Überwachung und Einschränkung der Bewegungsfreiheit. Beides läßt sich fast immer in Übereinstimmung mit dem gefährdeten Patienten erreichen.

Die beruhigende Medikation ist zwar mehr Krücke als Therapie. Ich zitiere in diesem Zusammenhang gerne den englischen Professor für experimentelle Psychologie Stuart SUTHERLAND, der selbst eine schwere depressive Krise durchlitt. Als er seinen Psychotherapeuten um ein Medikament bat, erhielt er zur Antwort: »Alles, was Sie damit erreichen würden, wäre eine Änderung Ihrer Stimmung.« Er meinte dazu in seinem autobiographischen Buch (1981): »Für alle, die nie eine wirkliche Depression oder einen Angstzustand erlebt haben, ist eine Stimmungsänderung vielleicht etwas Triviales; aber für viele, die an seelischen Störungen leiden, kann das eine Angelegenheit von Leben und Tod sein.«

☐ Besonders wichtig ist die stützende psychotherapeutische Führung und Betreuung durch ein Behandlungsteam, das möglichst nicht gespalten ist in seinen Auffassungen über den Patienten.

☐ Das gleiche gilt für die Vermittlung von Geborgenheit auf der Krankenhausstation. Das zu betonen, scheint mir außerordentlich wichtig. Wir haben uns in zwei Jahrzehnten aktiver therapeutischer und rehabilitativer Orientierung so sehr daran gewöhnt, unsere Patienten zu schieben, zu aktivieren, ja sie an ihrem eigenen therapeutischen Fortschritt arbeiten zu lassen, daß die Gefahr besteht, daß wir ihr »Nicht-mehr-Können« übersehen oder manchmal auch nicht ernst nehmen. Neue Patienten fühlen sich dann leicht in ihrem »Versagen« auch von den Therapeuten alleingelassen.

Ich meine, daß diese Gefahr der therapeutischen Überforderung bei solchen Patienten besonders groß ist, die an chronisch rezidivierenden psychotischen Störungen leiden, deren Symptomatik aber eher als neurotisch imponiert. Bei der retrospektiven Analyse unserer Patientensuizide hatte ich den Eindruck, daß bei solchen Patienten in einer Reihe von Fällen der Appell des Patienten, »ich kann nicht mehr, helft mir doch!« als neurotisches Agieren interpretiert wurde und die Hilfe ausblieb.

☐ Deshalb ist eine solide, ehrliche Diagnostik eine der wichtigsten Grundlagen für die Suizidprophylaxe unserer Patienten. Wir helfen ihnen nicht, wenn wir etwa einen Schizophrenen als Borderline klassifizieren – und ihn dann auch so behandeln; oder wenn wir einen Patienten mit einer affektiven Psychose als neurotisch erkennen und ihn konfliktorientiert psychotherapieren, obwohl er dem zur Zeit nicht gewachsen ist.

☐ Schließlich: bei jenen Patienten, die früher dauerhospitalisiert worden wären und die wir auch heute nicht heilen können, müssen wir irgendwo einen Punkt finden, wo wir uns *gegen* weitere, aufreibendere Rehabilitationsversuche und für die Integration des Behinderten in eine beschützende Umgebung entscheiden.

Die zweite Serie

Diese Zwischenbilanz, die ich anläßlich des siebten Rundgespräches der Arbeitsgemeinschaft Suizidalität und psychiatrisches Krankenhaus im November 1983 in Weißenau gezogen hatte, dokumentiert eine gründliche Auseinandersetzung mit dem Problem des Patientensuizids in unserem Krankenhaus. Alle Ärzte, Psychologen und Sozialarbeiter und das Pflegepersonal der gefährdeten Stationen waren einbezogen worden. Zunächst schien es so, als hätten wir das Problem bewältigt. Weitere Maßnahmen, die zur Diskussion gestanden hatten –, darunter auch die Möglichkeit der Schließung der offenen Aufnahmestationen –, wurden verworfen. Aber der Schein trog. Vier Monate später, Ende Januar, begann eine neue Serie, bzw. setzte die alte Serie sich mit zwei Suiziden innerhalb von vier Tagen fort.

☐ Ein 41jähriger Mann mit einer Psychose aus dem schizophrenen Formenkreis warf sich am Abend nach einer Auseinandersetzung mit seinem Therapeuten über den Entlassungszeitpunkt vor den Zug. Er war Patient der Rehabilitationsstation. Er hatte wegen eines ihm zur Last gelegten Einbruchdiebstahls, den er unter der Psychose begangen hatte, fast 15 Jahre in einem Sonderkrankenhaus für psychisch kranke Rechtsbrecher verbracht und war ein Jahr zuvor zur Wiedereingliederung zu uns verlegt worden. Er war bei der Risikoabschätzung niemals als suizidgefährdet angesehen worden. Die Rehabilitation machte gute Fortschritte. Die einzige Schwierigkeit bestand darin, daß der Patient große Ungeduld im Hinblick auf die Entlassung zeigte, während die Therapeuten im Hinblick auf die Vorgeschichte zum Abwarten rieten. Er war als Bote in der Poststelle des Krankenhauses arbeitstherapeutisch eingesetzt. Im Abschlußbericht heißt es: »Er war im Krankenhaus allgemein beliebt und bekannt. Er wirkte immer heiter, fast hypomanisch, hatte immer ein freundliches Wort auf den Lippen.«

☐ Vier Tage später warf sich ein ebenfalls 41jähriger Mann mit einer chronischen Psychose aus dem schizophrenen Formenkreis vor den Zug. Er wurde sehr von Stimmen gequält. Er hatte mehrere schwere Suizidversuche hinter sich. Er galt immer als suizidgefährdet. Er lebte zum Zeitpunkt seines Todes auf einer Langzeitstation, die sich in den Monaten zuvor, ohne daß ein entsprechendes Konzept bestand, sozusagen heimlich, zu einer Rehabilitationsstation für Langzeitpatienten entwickelt hatte. Zahlreiche Entlassungsversuche waren gescheitert. Jetzt wehrte er sich stark gegen jeden Gedanken an eine erneute Entlassung nach Hause oder in ein Wohnheim. Er betrachtete sich selbst als Langzeitpatienten und wollte auf eine Station verlegt werden, auf der er seine Ruhe habe. Dem widersetzten sich die Therapeuten, die ihn zwar als chronisch krank betrachteten, aber ihm dennoch einen Lebensraum außerhalb des Krankenhauses wünschten. Seit dem letzten Suizidversuch, sechs Monate zuvor, hatte er jeglichen Suizidgedanken verneint. In der Akte heißt es jedoch, »man habe den Eindruck, daß er sich selbst sowie den Therapeuten durch ständige Wiederholung versichere, daß er nicht mehr an Suizid denke«. Nach dem Suizid fand sich auf seinem Nachttisch eine Zeitungsnotiz vom gleichen Tage über den Suizid jenes Patienten, der sich vier Tage vorher das Leben genommen hatte.

☐ Vier Wochen danach suizidierte sich eine 24jährige junge Frau, ebenfalls mit einer Psychose aus dem schizophrenen Formenkreis. Auch sie warf sich vor den Zug. Sie hatte in den vergangenen beiden Jahren einen chronischen Ehekonflikt durchlitten, mehrere Krankenhausaufenthalte und mehrere Suizidversuche hinter sich gebracht. Für den Tag nach dem Suizid war ein Termin vor dem Familiengericht angesetzt gewesen, in dem es um die Frage des Sorgerechts für ihre Tochter gehen sollte. Fünf Wochen zuvor war sie von der Rehabilitationsstation auf eine geschlossene Station zurückverlegt worden, nachdem ein Mitpatient (s.o.) sich suizidiert hatte. Die Rückverlegung war erfolgt, als sie die Station ohne Absprache verlassen hatte und auf dem Bahnhof angetroffen wurde. Sie sollte auf der Station bleiben, bis die Frage der Scheidung und des Sorgerechts entschieden wären. Sie hatte jedoch zeitlich begrenzten Ausgang. Am Tage des Suizids kehrte sie nicht von einem Besuch der Caféteria zurück. Hinterher stellte sich heraus, daß eine ehemalige Patientin ihr dort zugeredet hatte, wenn sie sich in ihrer Situation befände, würde sie sich vor den Zug werfen. Bemerkenswert ist, daß diese ehemalige Patientin dies wenig später während des Aufenthaltes in einem anderen psychiatrischen Krankenhaus ebenfalls tat.

Diese neue Serie von drei Suiziden innerhalb von fünf Wochen löste bei den Mitarbeitern des Krankenhauses Bestürzung aus. Daß alle vor den Augen der Öffentlichkeit auf dem Bahnhof geschehen waren, verstärkte den äußeren Druck. Die Presse berichtete entgegen früheren Gepflogenheiten darüber. Polizei und Bahnbeamte machten uns verständlicherweise massive Vorwürfe. Das Schlimmste aber war, daß kaum einer der Mitarbeiter ohne Angst arbeiten konnte. Alle Entscheidungen waren von dem ängstlichen Gedanken mitgeprägt: »Wann kommt der nächste Suizid?« Auf der anderen Seite breitete sich bei den resignierenden Therapeuten eine Art Rechtfertigungsideologie aus: »Wenn man es recht bedenkt, hatten die Patienten, die sich in den letzten Monaten das Leben genommen hatten, doch keine Perspektive. Ihre Situation war hoffnungslos. War es nicht das Beste für sie? Hätten wir nicht vielleicht auch so gehandelt?«

Suizid als Problemlösung

Der Suizid war für die resignierenden Therapeuten zu einer denkbaren Problemlösungsmöglichkeit geworden. Viel schlimmer war es, daß das gleiche anscheinend für die Patienten galt, zumindest für diejenigen, die sich länger bei uns aufhielten, oder die innerhalb der letzten Jahre mehrfach bei uns gewesen waren. Die meisten Patienten, die von der Suizidserie betroffen waren, kannten einander. Sie waren beim jetzigen oder bei einem früheren Aufenthalt gemeinsam auf Aufnahme- oder Rehabilitationsstationen gewesen. Sie haben zum Teil die Aufregung und die Betroffenheit im Gefolge von Suiziden anderer miterlebt. In Einzelfällen gibt es deutliche Hinweise auf Verbindungen zwischen einem vorangegangenen und einem Nachfolgesuizid, wenn Verknüpfungen auch nur schwer nachweisbar sind:
Der Patient L. wird an dem Tag aufgenommen, als die Patientin SL. sich von der gleichen Station aus suizidiert. Er kommt wegen Suizidalität ins Krankenhaus. Während seines weiteren Aufenthaltes suizidieren sich zwei andere Patientinnen von Nachbarstationen.
Die Patientin P. ist seit drei Tagen mit ihm auf der Station als er sich suizidiert. Sie hat auf der Rehabilitationsstation einen Rückfall, als der Mitpatient C. sich vor den Zug wirft. Sie wird am Tag danach auf dem Bahnhof angetroffen, wo sie einen Zug nach dem anderen an sich vorbeifahren läßt. Das Thema Suizid ist offenbar unter den Patienten auf den Stationen und in den Begegnungsstätten, wie in der Caféteria, ein intensiv diskutiertes Thema. Sie wird dort von einer ehemaligen Patientin geradezu aufgefordert, sich vor den Zug zu werfen.

116

Der Patient L. hinterläßt eine Zeitungsnotiz über den Suizid des Patienten C. auf seinem Nachttisch.

Bedrohlich wirkt auf uns die Information von seiten des örtlichen Bahnhofsvorstehers, daß sich immer wieder Patienten auf dem Bahnhof aufhalten und die Züge an sich vorbeirollen lassen. Nachdem wir entsprechend sensibilisiert sind, wird uns das von Mitarbeitern bestätigt. Von Patienten erfahren wir, daß manche den Weg zum Bahnhof gleichsam benutzen, um die Intensität ihrer Suizidgedanken auszutesten.

Unsere Maßnahmen

Der Versuch, Bilanz zu ziehen, hat eine Reihe von Konsequenzen. Ein Bündel konkreter und psychologischer Maßnahmen wird vorgeschlagen und beschlossen, wobei niemand so recht weiß, ob sie etwas bringen werden. Allen Beteiligten ist jedoch klar, daß etwas getan werden muß, das geeignet ist, die Angst im Krankenhaus zu reduzieren, den Suizid als Problemlösungsmöglichkeit aus den Köpfen von Patienten und Mitarbeitern zu vertreiben und zugleich gegenüber der Öffentlichkeit zu dokumentieren, daß wir etwas tun.

Die Schließung der Aufnahmestationen

Die drastischste Maßnahme besteht in der Schließung der beiden bis dahin offen geführten Aufnahmestationen des Erwachsenenbereiches (von vier) für eine Zeit von vorerst drei Monaten. Die von mir vorgeschlagene Entmischung von Männern und Frauen auf den bis dahin geschlossenen Aufnahmestationen wurde nicht durchgeführt, weil sich zeigte, daß sowohl bei den akademischen Mitarbeitern wie bei den Mitarbeitern des pflegerischen Dienstes keine Unterstützung dafür zu bekommen war. Schon die Schließung der beiden offenen Stationen wurde von den Mitarbeitern der einen Station mit Zähneknirschen, von den Mitarbeitern der anderen mit offen dokumentiertem Widerwillen hingenommen.

Zugleich versuchten wir, in Konferenzen die Devise auszugeben, daß die Vermittlung von Schutz und Geborgenheit vorerst Vorrang habe – auch den Vorrang vor Therapie und Rehabilitation. Auch Restriktionen bei Urlaub und Ausgang sollten im Zweifelsfall Vorrang haben. Gegebenenfalls sollten Gerichtsbeschlüsse zur Fürsorglichen Zurückhaltung von Patienten in verstärktem Umfang herbeigeführt werden. Suizidgefährdung sollte nicht nur täglich auf dem Risikobogen abgeschätzt und dokumentiert werden, sondern auch direkt mit dem Patienten angesprochen werden. Als Grund für restriktive Maßnahmen sollten Sorgen um Gefährdung genannt werden. Die Patienten sollten um Verständnis dafür gebeten werden.

Der Bahnhofsdienst

Zugleich richteten wir einen sogenannten »Bahnhofsdienst« ein. Wir hatten beobachtet, daß sich unsere Eisenbahnsuizide zu bestimmten Zeiten gehäuft hatten – insbesondere am frühen und am späten Nachmittag. Wir organisierten deshalb für zweimal zwei Stunden täglich einen Wachdienst am Bahnhof, an dem sich die Mitarbeiter des pflegerischen Dienstes am Nachmittag, die Mitarbeiter des ärztlichen, psychologischen und Sozialdienstes am frühen Abend beteiligten. Die dahinterstehende Überlegung war nicht, konkret Suizide zu verhindern, sondern grundsätzlich den Aufenthalt von solchen Patienten am Bahnhof zu unterbinden, die sich ohne Grund dort aufhielten – günstigenfalls von Patienten, die dort ihre Suizidalität erprobten.

Diese Maßnahme war umstritten. Sie erwies sich aber in vielfacher Hinsicht als erfolgreich. Bahn und Polizei fingen an, uns unsere Besorgtheit zu glauben. Die Bahnhofsbeamten faßten Mut, Personen, die stundenlang auf dem Bahnhof standen, anzusprechen und nach ihren Sorgen zu fragen. Bei den Kranken sprach es sich herum, daß Mitarbeiter sich dort aufhielten. Sie konnten manchem Urlauber Hilfe leisten. Im Einzelfall kam es allerdings auch vor, daß ein Mitarbeiter, der mißmutig seinen Dienst verrichtete, von Bahnpolizisten nach seinem Befinden und seinem Grund für den stundenlangen Aufenthalt am Bahnhof befragt wurde.

Es zeigte sich, daß sich unerwartet viele Patienten am Bahnhof aufhielten, zu Zeiten, wo sie eigentlich im Krankenhaus hätten sein müssen. Das lange diskutierte Problem des Erkennens stellte sich nicht: die extra-pyramidal-motorischen Nebenwirkungen, das Parkinsonoid, erwiesen sich als hervorragendes Differenzierungsmerkmal.

Geographische Begrenzung des Ausgangs

Parallel zur Einrichtung des Bahnofsdienstes hatten wir uns entschlossen zu versuchen, eine geographische Begrenzung des Ausgangs aus dem Krankenhaus vorzunehmen, die wir zum Bestandteil unserer Hausordnung machten. Wir wußten, daß wir die Einhaltung nicht erzwingen konnten. Aber wir hofften auf eine psychologische Wirkung dieser Regelung, die wir unseren Patienten erläuterten und zur Unterschrift vorlegten, wenn wir ihnen erstmals nach der Aufnahme Ausgang gewährten:

118

«Ausgang und Beurlaubung während des Klinkaufenthaltes:
Anders als im Allgemeinkrankenhaus gehören Ausgang und frühzeitige Beurlaubung nach Hause bei uns zum Behandlungsplan. Wie Sie bereits bemerkt haben, zwingen Krankheit und Medikamentenbehandlung uns manchmal, Ihre Bewegungsfreiheit vorübergehend zu beschränken. Wir sind aber bemüht, Ihnen so bald wie möglich Gelegenheit zu geben, sich an der frischen Luft zu bewegen und Ihre Besorgungen in der Stadt zu erledigen. Auf der anderen Seite sind wir während Ihres Aufenthaltes in unserem Krankenhaus in hohem Maße für Sie verantwortlich. Im Gesetz ist von einer »Garantenpflicht« des Krankenhauses die Rede.

Wir bitten Sie deshalb um Verständnis, daß wir den Ausgang nur im *Krankenhausgelände* und in die *Fußgängerzone der Stadt Wunstorf* (einschließlich Südstraße und Zugang zum Postamt) gewähren können. Zugang dorthin finden Sie durch den *Fußgängertunnel* oder vom hinteren Parkausgang durch die wenig befahrene *Stiftsstraße*.

Wenn Sie in anderen Teilen der Stadt etwas zu erledigen haben, wenn Sie während eines Tagesurlaubs nach Hannover oder nach Hause fahren möchten, benötigen Sie eine Beurlaubung durch Ihren Stationsarzt / Stationsleiter.

Diese Ausgangsregelung ist Teil unseres Behandlungsvertrages mit Ihnen. Wir bitten Sie, durch Ihre Unterschrift zu bestätigen, daß Sie sie zur Kenntnis genommen haben und daß Sie sich damit einverstanden erklären. Das Krankenhaus behält sich vor, die Einhaltung dieser Regelung zu kontrollieren.«

Es gab noch andere betriebsinterne Regelungen, die wir trafen — beispielsweise, um zu gewährleisten, daß Patienten auf dem Weg zur Arbeits- und Beschäftigungstherapie nicht verlorengehen konnten, ohne daß wir das bemerkten. Aber darauf soll im Einzelnen nicht eingegangen werden.

Damit war die Suizidserie allerdings keineswegs am Ende. Zwei Monate später erhängte sich eine 45jährige depressive Patientin, die sich zum vierten Mal in stationärer Behandlung befunden hatte, bei der aber bemerkenswerter Weise niemals eine eindeutige Diagnose gestellt worden war. Sie war anläßlich eines Familienfestes nach Hause beurlaubt worden – mit einer Medikation von 42 mg Haldol und 325 mg Melleril täglich.

Mögliche Therapeutenfehler

Die Diskussion in der Klinik hatte zwischenzeitlich nicht stillgestanden. Immer wieder wurde die Frage nach der Berechtigung der restriktiven Maßnahmen aufgeworfen. Andererseits hatte inzwischen eine Diskussion über die mögliche Rolle von Therapeutenfehlern beim Patientensuizid eingesetzt. Der letzte Suizid beispielsweise warf die Frage auf, ob eine Beurlaubung unter so hoher Medikation vertretbar ist.

Es war zunächst heikel, die Problematik möglicher Therapeutenfehler anders als abstrakt und losgelöst vom konkreten Fall zu diskutieren. Andererseits war die jeweilige Konferenzbilanz nach einem Suizid, »wir haben nichts falsch gemacht«, allen Beteiligten inzischen unheimlich geworden. Das Problembewußtsein steigerte sich, als sich zwei Monate später noch einmal innerhalb von vierzehn Tagen zwei Suizide ereigneten.

Ein 49jähriger Mann mit einer chronischen Psychose aus dem schizophrenen Formenkreis stürzte sich vom offen zugänglichen Balkon einer geschlossenen Station. Der Patient hatte seit 13 Jahren ununterbrochen im Krankenhaus gelebt. Ein Jahr zuvor war er unter dem Einfluß imperativer Stimmen von einer Brücke gesprungen und hatte sich schwere Verletzungen zugezogen. Jetzt war er wegen Suizidgefährdung von einer wohnheimähnlichen Station verlegt worden. Der Suizid erfolgte drei Stunden nach der Verlegung. Der Balkon der ehemals offen geführten Station war aufgrund einer Absprache mit dem Oberarzt zugänglich, wenn keine suizidgefährdeten Patienten auf der Station seien.

Eine 29jährige Aussiedlerin aus Polen mit einer schizoaffektiven Psychose, Patientin der Rehabilitationsstation, stürzte sich vor den Zug. Sie war in Polen bereits in psychiatrischer Behandlung gewesen, hatte in der Bundesrepublik nicht recht Fuß gefaßt, keine Arbeit gefunden und war enttäuscht und hoffnungslos. Sie war während ihres Aufenthaltes auf der Rehabilitationsstation zu keinem Zeitpunkt als suizidgefährdet eingeschätzt worden. Im Gegensatz zu ihr selber sahen die Therapeuten sehr wohl eine Perspektive für das weitere Leben.

In beiden Fällen wurden Fehler bzw. wurde Versagen des Teams sichtbar. Im letzten Fall hatte die Patientin die Station wie immer vor 8.00 Uhr morgens verlassen, um zur Arbeitstherapie in die außerhalb des Krankenhauses gelegene Gärtnerei zu gehen. Sie hatte sich stattdessen zum Bahnhof begeben und sich dort längere Zeit aufgehalten, bevor sie sich gegen 10.00 Uhr suizidierte. Eine Rückmeldung über ihr Ausbleiben von der Gärtnerei an die Station war nicht erfolgt. Sie hatte anderen Patienten auf halbem Weg mitgeteilt, sie fühle sich nicht wohl. Sie möchten dies in der Gärtnerei ausrichten. Sie gehe zur Station zurück.

Das Versagen im anderen Fall war gravierender. Die Verlegung des Patienten war zur Suizidprophylaxe erfolgt. Diese Information war auf ärztlicher Ebene übermittelt, aber nicht an das Krankenpflegepersonal weitergegeben worden. Die Verlegung war in der Vorstellung erfolgt, die Station sei geschlossen und würde auch so geführt. Die Öffnung des hochgelegenen Balkons war systemwidrig. Sie wurde von Mitarbeitern anderer Stationen als Widerstand gegen die Anordnung erlebt, die ehemals offene Station geschlossen zu führen. Noch nach dem Suizidereignis argumentierten Mitarbeiter dieser Station, ein solches restriktives Verhalten sei rückschrittlich. Wir würden die letzten sozialpsychiatrischen Bastionen in der Klinik aufgeben.

Der Sturz vom Balkon war ein dramatisches Ereignis. Es spielte sich mit den anschließenden Rettungsversuchen vor den Augen der Krankenhausöffentlichkeit ab. Die Umstände lösten bei Sanitätern und ermittelnden Kriminalbeamten Kopfschütteln aus. Zum ersten Mal wurde im Zusammenhang mit einem Krankenhaussuizid gegen eine Mitarbeiterin (eine Krankenschwester) staatsanwaltschaftlich ermittelt. Intern kam es zu heftigen emotionalen Reaktionen, die im offen ausgesprochenen Vorwurf an die ärztlichen Mitarbeiter der Station mündeten: »Ihr seid schuld.« Ich hielt selber mit entsprechenden Vorwürfen nicht zurück. Sie spiegelten meine mühsam kontrollierte Wut. Sie wurden von einem Teil der Mitarbeiter als ungerecht erlebt. Aber sie waren offenbar sehr wirksam. Widerstand gegen die restriktiven und protektiven Maßnahmen gab es fortan nicht mehr.

Die Assistentenarbeitsgruppe

Die Assistenzärzte bildeten eine Arbeitsgruppe. Sie führten unter Ausschluß der Oberärzte Fallanalysen von Suiziden durch, die sich in früheren Jahren ereignet hatten. Ihre beiden wichtigsten Ergebnisse gaben zu denken:

☐ Unter den untersuchten Suizidfällen fand sich keiner, bei dem nicht aus der Rückschau schwerwiegende Fehler in der Diagnostik, der Einschätzung der Psychopathologie, der Therapie oder des Managements festzustellen gewesen wären.

☐ Bei allen betroffenen Patienten habe eine massive negative Gegenübertragung bestanden. So gut wie alle hätten unter den Mitarbeitern der Stationen niemand mehr gehabt, der ihre Partei ergriffen hätte. Ob das in dieser Deutlichkeit wirklich zutrifft, sei dahingestellt. Wichtig sind die Forderungen, die die Assistenzärzte daraus ableiteten: Verstärkung der fachärztlichen Kontrolle, Intensivierung der Weiterbildung in Psychopathologie und verstärkte Aufmerksamkeit gegenüber solchen Gegenübertragungsphänomenen in der durch das Balintseminar gewährleisteten Supervision. Diese Forderungen wurden erfüllt.

Der Katalog der Maßnahmen

Seit Beginn der Suizidserie, ein Jahr zuvor, waren eine Reihe von Maßnahmen getroffen worden:

☐ Für jeden neu aufgenommenen Patienten der gefährdeten Bereiche wurde ein Basisrisiko ermittelt (Risikofaktoren: Psychose, vorangegangene Suizidversuche, Wiederaufnahme innerhalb von kurzer Zeit, fehlende Lebensperspektive, anstehende lebensverändernde Ereignisse), das die klinische Abschätzung der Suizidgefährdung ergänzen sollte.

- [ ] Auf den gefährdeten Stationen wurde allmorgendlich durch den Stationsarzt den Schichtführern des Pflegedienstes eine Suizidrisiko-Abschätzung für jeden Patienten vorgenommen und dokumentiert.
- [ ] Die beiden offenen Aufnahmestationen waren geschlossen worden, zunächst mit einer unbestimmten Perspektive nur für kurze Zeit, zuletzt ausdrücklich für die Dauer eines Jahres.
- [ ] Urlaub und Ausgang wurden restriktiv gehandhabt. Der Ausgang nach dem Abendessen z. B. wurde generell gesperrt.
- [ ] Der Ausgang wurde geographisch auf Krankenhauspark und Fußgängerzone der Stadt begrenzt. Wenn Patienten diese Zone verlassen wollten, war eine Beurlaubung notwendig.
- [ ] Auf den Stationen wurden Ausgangsbücher angelegt, in denen Patienten eintragen mußten, wann sie die Station verließen, wohin sie zu gehen beabsichtigten und wann sie voraussichtlich zurückkommen würden.
- [ ] Das Informationssystem zwischen Stationen, Arbeits- und Beschäftigungstherapie wurde überdacht und reorganisiert.
- [ ] Zu bestimmten Tageszeiten war nicht nur ein Mitarbeiter am Bahnhof postiert; zugleich wurde ein Alarmsystem für Fälle ausgedacht, wo gefährdete Patienten die Arbeits- und Beschäftigungstherapie ohne Absprache verlassen hatten.
- [ ] Fort- und Weiterbildung in der Diagnostik und im Umgang mit suizidalem Verhalten wurden intensiviert, insbesondere die Scheu vor dem Ansprechen von Suizidgefährdung wurde bei Ärzten, Psychologen und Krankenpflegepersonal abgebaut.
- [ ] Ein systematisches Training in Psychopathologie wurde eingeführt.
- [ ] Die fachärztliche Kontrolle wurde engmaschiger gestaltet. Handwerkliche Aspekte, wie Diagnose, Psychopathologie, Medikation, Ausgangsregelung usw., wurden dabei gegenüber psychodynamischen Aspekten verstärkt beachtet. Auch das führte zum Vorwurf der Rückschrittlichkeit.
- [ ] Negativen Gegenübertragungsphänomenen wurde verstärkte Aufmerksamkeit zuteil. Sie wurden allgemein als Gefährdungsfaktor erkannt.
- [ ] Resignation und Hoffnungslosigkeit von seiten der Therapeuten (»vielleicht ist Suizid das Beste für ihn«) wurden als Risikofaktoren erkannt und bearbeitet.
- [ ] Die übliche Haltung gegenüber dem Patientensuizid (wir haben alles getan, wir haben nichts versäumt, wir haben nichts falsch gemacht) wurde als Mythos entlarvt. Es galt als akzeptiert, daß Therapeutenfehler sehr wohl zum Suizid führen können und daß wir unter Beachtung

der oben angeführten Gesichtspunkte versuchen müßten, solche Fehler zu vermeiden.

Das Ende der Serie

Die einzelnen Maßnahmen waren allmählich vollzogen worden. Zunächst hatte es den Anschein, als würden sie nicht greifen. Aber schließlich, nach dem zehnten Suizid innerhalb von zwölf Monaten, brach die Serie ab. Erst elfeinhalb Monate später ereignete sich der nächste Suizid. Das hatte es in den von uns überblickten zwölf Jahren nie gegeben. Im Krankenhaus kehrte wieder Ruhe ein. Die Angst vor dem nächsten Suizid wich dem besonnenen Umgang mit dem Suizidrisiko.

Allerdings ernteten wir mit unseren restriktiven Maßnahmen, insbesondere der Schließung der offenen Aufnahmestationen, auch außerhalb der Klinik nicht nur Zustimmung. Niedergelassene Ärzte und sozialpsychiatrische Dienste berichteten uns, sie müßten bestimmte Patienten, die sich weigerten, auf geschlossene Stationen zu gehen, in andere Krankenhäuser einweisen. Mitarbeiter eines sozialpsychiatrischen Dienstes warfen uns vor, die Zahl der von uns erwirkten Unterbringungsbeschlüsse sei unverhältnismäßig angestiegen, was objektiv nicht zutraf. Im Laufe des Jahres nahm der Druck von außen erheblich zu, die Stationen wieder zu öffnen. Auch von Richtern wurde das Problem immer wieder angesprochen. Als schließlich die Zahl der Aufnahmen, und damit die Belegung, kräftig absank, wurde von seiten der Verwaltung die Frage gestellt, wann die Stationen wieder geöffnet würden.

Nach elf Monaten entschlossen wir uns dazu. Drei Wochen später hatten wir den ersten Suizid, drei Tage danach den zweiten: Eine 48jährige Frau mit einer Psychose aus dem schizophrenen Formenkreis suizidierte sich zu Hause mit einem Föhn in der Badewanne. Sie war seit zwei Monaten auf einer der wieder geöffneten Stationen behandelt worden und hatte sich ordnungsgemäß zum Stadtausgang abgemeldet. Nach der Risikoabschätzung galt sie nicht mehr als suizidgefährdet. Ein 26jähriger Mann mit einer Psychose aus dem schizophrenen Formenkreis suizidierte sich anläßlich einer Beurlaubung durch Sturz vor den Zug. Er war seit zehn Monaten auf einer geschlossenen Station behandelt worden, hatte gute therapeutische Fortschritte gemacht und bereits seit Wochen regelmäßig Ausgang und Urlaub.

Die beiden Suizide wurden im übrigen von zwei relativ spektakulären Suizidversuchen flankiert, die sich am Tag des ersten Suizides ereigneten, und die von den beiden Betroffenen mittelbar miterlebt worden waren (s. u., Kap. 8).

Der vorübergehend aufkeimende Gedanke, die Stationen wieder zu schließen, wurde verworfen. Seither sind drei Jahre vergangen. Die Suizidrate ist ähnlich wie in den Jahren zuvor. Aber die nach den Erfahrungen der zehn Jahre zuvor gefährdeten Stationen im Aufnahme- und Rehabilitationsbereich werden kaum mehr betroffen. Dagegen ereignen sich einzelne Suizide im Suchtbereich sowie in der Gerontopsychiatrie, die in den zehn Jahren zuvor vollkommen verschont geblieben waren.

Dieser Bericht gibt Anlaß zu mannigfachen Überlegungen. Wir wissen nicht, was der Grund für die dargestellte Suizidserie war. Wir wissen auch nicht, was ihr Ende herbeigeführt hat. Wir sind allerdings überzeugt davon, daß dieses Ende kein Zufall war, sondern Ergebnis unserer komplexen Bemühungen zur Suizidprophylaxe. Ich nehme an, daß zumindest beim zweiten Teil der Suizidserie ein Imitationsverhalten im Sinne des Werther-Effekts eine Rolle gespielt hat. Die betroffenen Patienten kannten einander, wußten voneinander, erlebten ihre Lebenssituation in ähnlicher Weise im Grunde als hoffnungslos. Der Suizid als Problemlöseverhalten schwang bei vielen Patienten der Klinik ständig mit. Der Bahnhof als spektakulärer und öffentlicher Suizidort spielte dabei sicher auch eine Rolle. Patienten, die mit Suizid drohten, sagten nicht, »ich bringe mich um«, sondern, »ich werfe mich vor den Zug«, oder »ich gehe zum Bahnhof«.

Eine unserer zentralen Überlegungen war schon früh, daß wir auf diese Imitationsgefahr einwirken müßten, daß wir versuchen müßten, diese fast ritualisierte Form der Einbeziehung des Eisenbahnsuizids als Problemlösungsverhalten zu beeinflussen. Ein Teil unserer Maßnahmen zielte darauf, möglichst weitere Suizide zu verhindern, weitere Eisenbahnsuizide aber um fast jeden Preis. Der Mann am Bahnhof mag Ausdruck unserer unbeholfenen Entschiedenheit gewesen sein.

Man kann natürlich argumentieren, die Schließung der Stationen sei der entscheidende Faktor gewesen. Aber das ist zu einfach, zumal es immer auch Suizide von geschlossenen Stationen aus gegeben hat, zumal die Rehabilitationsstation geöffnet blieb und zumal die Suizidserie erst drei Monate nach Schließung der offenen Aufnahmestationen zum Stillstand kam. Gewiß hat die Schließung der Stationen die Kommunikationsmöglichkeiten der Patienten im Krankenhaus untereinander eingeschränkt.

Ich habe im übrigen Zweifel, daß es in erster Linie die restriktiven Maßnahmen gewesen sind, die schließlich gegriffen haben. Ich vermute vielmehr, daß es die inhaltlichen Veränderungen gewesen sind. Und ich meine, daß die selbstkritische Fallanalyse der Assistenzärzte dabei eine große Rolle gespielt hat. Indem sie sich mit dem Eingeständnis konfrontiert haben: »Wir haben Fehler gemacht«, haben sie zugleich die Chance eröffnet, solche Fehler für die Zukunft zu vermeiden. Sie haben uns damit den Weg aus dem Gefühl des Ausgeliefertseins herausgebahnt, die die entschuldigende Haltung, »wir haben nichts versäumt, wir hätten nichts anderes tun können«, herbeigeführt hatte. Damit war der Weg für die aktive Auseinandersetzung mit der Suzidgefährdung bei jedem einzelnen Patienten frei. Der Patientensuizid mag zwar nicht generell vermeidbar sein, aber seine Häufigkeit unterliegt unserem Einfluß, wenn wir entsprechend handeln.

8. Kapitel
Suizid als Nachahmungsverhalten

Der Werther-Effekt in der Psychiatrischen Klinik

Zusammenfassung

Imitationshandeln als Auslöser von Suiziden wird seit langem diskutiert. SCHMIDTKE *und* HÄFNER *(1986) konnten es kürzlich erstmals nachweisen. Es liegt nahe zu überprüfen, ob solches Imitationshandeln, ob ein Werther-Effekt, auch in psychiatrischen Krankenhäusern belegbar ist, wo eine größere Zahl von Suizidgefährdeten in enger Gemeinschaft zusammenlebt. Dieses Kapitel versucht das am Beispiel unserer Klinik, in der es 1983/1984 zu einer Häufung von Patientensuiziden gekommen war, durch die Analyse von Teilfaktoren. Dazu gehören: Suizidhäufungen im zeitlichen Ablauf, Häufigkeit bestimmter Suizidmethoden, Betrachtung der Gleichzeitigkeit des Aufenthaltes von Patienten, die sich suizidiert haben, Suche nach persönlichen Verbindungen zwischen solchen Patienten, Suche nach nachweisbaren Verknüpfungen zwischen einzelnen Suizidpatienten im Hinblick auf ihre Suizidalität, Untersuchungen der Kommunikationsverhältnisse im Krankenhaus zum Zeitpunkt der Häufung von Suiziden (»suizidaler Atmosphäre«). Die Analyse kommt zu dem Ergebnis, daß ein Werther-Effekt in der psychiatrischen Klinik wahrscheinlich ist. Zeitzusammenhänge und persönliche Verbindungen zwischen betroffenen Patienten sprechen dafür. Die therapeutisch erwünschte offene Kommunikation innerhalb des Krankenhauses, die auch Informationen über den Suizid von Mitpatienten verbreitet, wird als Risikofaktor erörtert. Eine Gefahr wird insbesondere dann gesehen, wenn in Verbindung mit einer Häufung von Suiziden innerhalb der Klinik eine »suizidale Atmosphäre« entsteht, wenn Therapeuten Zeichen von Resignation zeigen, und unter den Patienten der Suizid als Problemlösungsmöglichkeit in ständiger Diskussion bleibt, zum Teil ohne, daß die Therapeuten davon wissen.*

Als GOETHES »Leiden des jungen Werther« in den siebziger Jahren des achtzehnten Jahrhunderts rasch Verbreitung fanden, beobachtete man überall im deutschsprachigen Raum eine Häufung von Suiziden mit der gleichen Methode bei jungen Männern in einer ähnlichen Lebenssituation. Es ist niemals nachgewiesen worden, ob es tatsächlich eine solche

Vermehrung gegeben hat oder ob die traurige Geschichte von Liebe und Tod des jungen Werther lediglich eine Verknüpfung ohnehin stattfindender Selbstmorde mit dem Werk des Dichters nahelegte. Dieser Werther-Effekt, wie er seither genannt wird, hat die psychiatrische und die Suizidforschung schon früh beschäftigt.

Die Literatur dazu wird von SCHMIDTKE und HÄFNER (1986) in ihrer Studie über »Die Vermittlung von Selbstmordmotivation und Selbstmordhandlung durch fiktive Modelle« ausführlich dargestellt und erörtert. Dabei ist die Rolle der Medien als Informationsvermittler für Ereignisse, die imitiert werden können, schon früh einer kritischen Analyse unterzogen worden. So konnte z. B. LITTMANN (1985) während eines fast neunmonatigen Zeitungsstreiks in Detroit einen Rückgang der Suizide, bevorzugt bei Frauen jüngeren Alters, mit einem Wiederanstieg nach Streikende belegen. So fand PHILLIPS (1974) nach spektakulären Berichten über Selbstmorde auf den Titelseiten amerikanischer und englischer Zeitungen nachfolgende Veränderungen der Suizidraten im Verbreitungsgebiet der Zeitungen. Die Methodenprobleme, die mit solchen Studien verbunden sind, haben dazu geführt, daß die Hypothese vom Werther-Effekt bis vor kurzem nicht schlüssig bewiesen werden konnte.

Das hat sich geändert, seit SCHMIDTKE und HÄFNER (1986) ihre Untersuchung über die Folgen der 1981 und 1982 vom Zweiten Deutschen Fernsehen ausgestrahlten Serie mit dem Titel »Tod eines Schülers« vorgelegt haben. Diese Sendung über den Eisenbahnsuizid eines 19jährigen Schülers hatte in der Bundesrepublik einen erheblichen Anstieg der mit gleicher Methode durchgeführten Suizide zur Folge:

»Die Häufigkeitszunahme der Eisenbahnsuizide war am stärksten in den nach Alter und Geschlecht dem fiktiven Modell am nächsten stehenden Gruppe der Bevölkerung. Für Männer von 15 bis 19 Jahren betrug der Anstieg für einen Zeitabschnitt von siebzig Tagen während und nach der ersten Ausstrahlung gegenüber den Vergleichszeiträumen 175%, für Frauen der gleichen Altersgruppe 167%...

Wissenschaftlich formuliert ist es damit erstmals gelungen, eine verfolgte Hypothese, das Lernen am fiktiven Modell als Anstoß für Selbstmordhandlungen, zu belegen. Dabei scheint es sich nicht um vorgezogene Selbstmorde disponierter Personen, sondern um einen echten Häufigkeitsanstieg der modellspezifischen Selbstmorde zu handeln. Praktisch formuliert hat wahrscheinlich eine beträchtliche Zahl junger Menschen durch diese mit guter Absicht gedrehte Fernsehserie den Anstoß erfahren, ihrem Leben ein rasches, dramatisches Ende zu setzen. Die Ergebnisse dieser Studie sind deshalb nicht nur für die Erklärung möglicher Ursachen von Selbstmordhandlungen und von anderen Formen risikoreichen Verhaltens, sondern auch für die Verantwortung der Medien von Bedeutung« (SCHMIDTKE und HÄFNER 1986).

Diese Befunde können sich auch auf den Umgang mit der Suizidgefährdung im psychiatrischen Krankenhaus auswirken. Die Suizidrate während der Behandlung in der psychiatrischen Klinik liegt bekanntlich ein Vielfaches über der der Allgemeinbevölkerung. Bei einem beträchtlichen Teil der Patienten psychiatrischer Kliniken ist mit akuter oder wenigstens latenter Suizidgefährdung zu rechnen. Einiges spricht dafür, daß das Phänomen der Imitation, des Nachfolgesuizids, in einer verhältnismäßig geschlossenen Gemeinschaft wie der psychiatrischen Klinik, wo Suizid und Suizidprophylaxe ständiges Thema sind, zum Problem werden kann.

In der Literatur fehlt es nicht an Hinweisen auf Suizidserien in psychiatrischen Krankenhäusern (z. B. STREHLE-JUNG und SCHLOSSER 1982, KOBLER und STOTLAND 1964). Beide Autorengruppen bringen die serienmäßige Häufung von Suiziden in Zusammenhang mit bestimmten Spannungskonstellationen in den von ihnen untersuchten Kliniken. KOBLER und STOTLAND führen die von ihnen analysierten Suizidserien auf einen Verfall der therapeutischen Kultur der betroffenen Klinik zurück. Durch den Suizidversuch eines Patienten sei eine lange schwelende Krise zum Ausbruch gekommen, die sich schließlich in der nachfolgenden Serie von vier Suiziden niedergeschlagen habe. Sie sehen in dem Verlust von Hoffnung bei Patienten und Therapeuten den entscheidenden Faktor. WALSH und ROSEN (1985) prüfen in einem amerikanischen Krankenhaus den Nachahmungseffekt von Selbstverletzungen.

Einzig CRAWFORD und WILLIS (1966) gehen der Frage des Nachfolgesuizids durch Imitation anhand der Analyse von drei Doppelsuiziden gezielt nach. Sie finden eine Reihe von Gemeinsamkeiten bei diesen Suizidpaaren, die sich jeweils innerhalb von wenigen Tagen oder Wochen ereigneten: die gleiche Suizidmethode, gleichzeitiger Aufenthalt im Krankenhaus, wahrscheinliche Bekanntschaft, Ähnlichkeit der Bedingungen. Die Autoren sind in ihren Schlußfolgerungen recht zurückhaltend. Sie halten es lediglich für wahrscheinlich, daß der nachfolgende Suizid jeweils etwas mit dem vorangegangenen zu tun gehabt habe.

Die Befunde von SCHMIDTKE und HÄFNER ermutigen mich, den Versuch zu unternehmen, anhand der mir vorliegenden Daten und Informationen über 44 aufeinanderfolgende Suizide im Niedersächsischen Landeskrankenhaus Wunstorf der Frage des Werther-Effektes, des Selbstmordes durch Nachahmung in der psychiatrischen Klinik nachzugehen. Hier ereignete sich in der Zeit von Juli 1983 bis Juni 1984 eine so auffällige Häufung von Suiziden, daß man von einer Serie sprechen muß. Aber auch zu anderen Zeitpunkten scheinen auf den ersten Blick Verknüpfungen zwischen aufeinanderfolgenden Suiziden sichtbar zu werden.

Die Untersuchung dieses Phänomens ist mit mannigfachen methodischen Schwierigkeiten verbunden. Eine statistische Absicherung, wie bei

SCHMIDTKE und HÄFNER, wird wegen zu kleiner Zahlen nicht möglich sein. Eine Annäherung soll mit folgenden Schritten versucht werden:

☐ Betrachtung und Analyse der zeitlichen Zusammenhänge von Suizidereignissen,
☐ Analyse der Häufigkeit bestimmter Suizidmethoden;
☐ Analyse der Gleichzeitigkeit des Aufenthaltes von Patienten, die sich später suizidiert haben;
☐ Suche nach direkten Verbindungen zwischen den Patienten;
☐ Suche nach beweisbaren Verknüpfungen zwischen Suiziden einzelner Patienten;
☐ Beschreibung und Analyse eines Ausbruchs von selbstdestruktiver Gewalt;
☐ Untersuchung der Kommunikation im Krankenhaus z. Zt. der Suizidserie (»suizidale Atmosphäre«).

Ergebnisse

Suizidhäufungen im zeitlichen Ablauf

Die Häufigkeit der Suizide im Krankenhaus nimmt im zweiten gegenüber dem ersten Fünfjahreszeitraum deutlich zu. Daneben ist ein anderes Phänomen zu beobachten. Die Häufigkeit der Suizide ist über das Jahr verteilt unregelmäßig. Aber in zehn Fällen sind zeitliche Konzentrationen von zwei und mehr Suiziden in aufeinanderfolgenden Monaten, im gleichen Monat, ja in einzelnen Fällen sogar in der gleichen Woche zu erkennen: zweimal im ersten und achtmal im zweiten Fünfjahreszeitraum – unter Einbeziehung des Jahres 1985 sogar zehnmal. Zehnmal sind jeweils zwei Patienten betroffen, einmal drei und einmal vier. Dabei folgen die Serien mit vier und drei Patienten im Abstand von nur vier Monaten aufeinander – in der zweiten Hälfte des Jahres 1983 und der ersten Hälfte des Jahres 1984. Im ersten Abschnitt des Untersuchungszeitraums ereignen sich 28 % aller Suizide in enger zeitlicher Nachbarschaft. Im zweiten Abschnitt sind es 79 % (23 von 30).

Hier muß die Frage gestellt werden, ob solche Suizidereignisse — die sich im engeren zeitlichen Zusammenhang zutragen – miteinander zu tun haben, ob sie sich möglicherweise im Sinne eines Imitationseffektes (PHILLIPS 1976) gegenseitig bedingen. Diese Frage hat besondere Dringlichkeit, wo drei oder vier Suizide aufeinanderfolgen oder wo der zeitliche Abstand zwischen den Einzelfällen nur wenige Tage beträgt. Solche engen zeitlichen Zusammenhänge finden sich beispielsweise im Juni 1985 (drei Tage), im Januar 1984 (vier Tage), im August 1983 (acht Tage). Die stärkste Häufung findet sich mit jeweils vier Suiziden in enger Zeitfolge von Juli bis September 1983 und Januar bis März 1984 mit jeweils vier Suiziden innerhalb von zweieinhalb Monaten, wobei in beiden Serien jeweils zwei innerhalb von wenigen Tagen aufeinanderfolgten. Bemerkenswert ist, daß bei diesen zeitlichen Doppelselbstmorden niemals die gleiche Station, und bei den Viererserien nur einmal die gleiche Station doppelt betroffen war.

Die Ähnlichkeit der angewandten Methode

Die angewandten Suizidmethoden sind über die von uns überblickten elf Jahre uneinheitlich, aber ohne Ausnahme hart. Über die Jahre ist eine Zunahme der Eisenbahnsuizide zu erkennen. Unter den ersten vierzig Suiziden findet sich nur viermal die Todesursache Ertränken. Aber alle diese Todesfälle ereigneten sich aufeinanderfolgend in den Jahren 1975 und 1976. Erst 1985 ereignet sich noch einmal ein Suizid durch Ertränken.

Während der Suizidhäufung in den Jahren 1983 und 1984 ist die Methode bei neun von elf Sturz vor den Zug oder Sturz aus großer Höhe (davon allein siebenmal Sturz vor den Zug). In den drei Jahren davor ist die Suizidmethode lediglich bei fünf von fünfzehn Suiziden vertreten. Auch danach scheint das Bild sich wieder zu wandeln. Seit 1985 hat sich bis Mitte 1987 nur ein Eisenbahnsuizid (und ein Suizidversuch) ereignet.

Gleichzeitigkeit der Anwesenheit

Imitatives Handeln im Sinne eines Nachfolgesuizids ist nur möglich, wenn der Nachahmende von dem vorangegangenen Geschehen weiß. Eine Voraussetzung dafür ist die gleichzeitige Anwesenheit im Krankenhaus oder doch der Zugang zu mehr oder weniger direkten Informationen. Die graphische Umsetzung der Aufenthaltszeiten zeigt, daß sich immer mehrere derjenigen Patienten gleichzeitig in stationärer Behandlung des Landeskrankenhauses befunden haben, die sich in den Jahren 1983 und 1984 suizidiert haben (Abb. 1). Das waren drei im März und April 1984, fünf im Januar 1984, sieben im Juli 1983 und sechs im Januar 1983. Aufgrund von zwischenzeitlichen Entlassungen bzw. späteren Aufnahmen waren es jeweilig unterschiedliche Patientenkonstellationen.

Bemerkenswert ist, daß zwei Patienten, ein Mann und eine Frau, am gleichen Tag wegen Suizidgefährdung bzw. wegen eines Suizidversuches zur Aufnahme kamen, an dem eine Patientin (LS) der gleichen bzw. der darüberliegenden Station sich durch Sturz aus großer Höhe das Leben nahm. Fast zum gleichen Zeitpunkt versuchte ein Patient, der sich im

Januar 1984 vor den Zug warf (LM), einen ersten Eisenbahnsuizid auf dem Bahnhof der Stadt. Aus ungeklärten Gründen wurde er damals nur mittelgradig verletzt. Erst in der zweiten Hälfte 1985 kommt es zu einer Entflechtung. Von den Patienten, die sich danach (vom 15. Juni 1985 an) das Leben nehmen, ist nur noch einer zur Zeit der Suizidserie im Krankenhaus in Behandlung gewesen – auf einer abgelegenen gerontopsychiatrischen Station.

Mit einer Ausnahme haben die elf Patienten, die sich 1983 und 1984 suizidierten, Suizidversuche in der Vorgeschichte, neun davon mehrere. Mit zwei Ausnahmen waren sie während des jetzigen stationären Aufenthaltes als suizidgefährdet erkannt worden, waren sie wegen Suizidgefährdung oder Suizidversuchs aufgenommen worden, hatten sie während des stationären Aufenthaltes einen Suizidversuch begangen oder waren wegen Suizidgefährdung auf eine andere Station verlegt worden. Mindestens sieben der elf hatten durch »Agieren« gegenüber dem Personal der Verbreitung einer suizidalen Atmosphäre auf den Stationen und in der Beschäftigungs– und Arbeitstherapie beigetragen.

Die mögliche Bedeutung des gleichzeitigen Aufenthaltes von Patienten, die sich später suizidieren, wird durch die Beobachtung unterstrichen, daß von den 16 Patienten, die sich in der ersten Hälfte des Untersuchungszeitraumes suizidierten, nur einer eine Aufenthaltsdauer von mehr als 75 Tagen im Krankenhaus hatte. Demgegenüber standen elf von 24 Patienten im zweiten Teil des Untersuchungszeitraumes, die sich zum Zeitpunkt des Suizids länger als 120 Tage in der Obhut der Klinik befunden hatten.

Direkte Verbindungen zwischen betroffenen Patienten

Wir müssen davon ausgehen, daß sich die meisten betroffenen Patienten direkt oder indirekt gekannt haben. Von einzelnen, wo die Beziehungen enger waren, wissen wir es. Andere sind einander auf Station, in der Arbeits– und Beschäftigungstherapie oder in der Caféteria immer wieder begegnet, – diejenigen, die mehrfach wiederaufgenommen wurden, zum Teil auf unterschiedlichen Stationen. Dennoch ist es schwierig, allgemeine Aussagen über das Ausmaß von Bekanntschaften und ihrer Bedeutung zu machen. Das Krankenhaus wird offen geführt. Die Patienten haben vielfältige Kommunikationsmöglichkeiten. Manche, insbesondere jüngere Patienten, pflegten intensive Freundschaften und Liebschaften.

Auf der anderen Seite ist bekannt, daß gerade psychotische Patienten ihrer Umgebung nicht selten in unverständlicher Weise gleichgültig gegenüberstehen. So können wir aus der Gleichzeitigkeit des Aufenthaltes

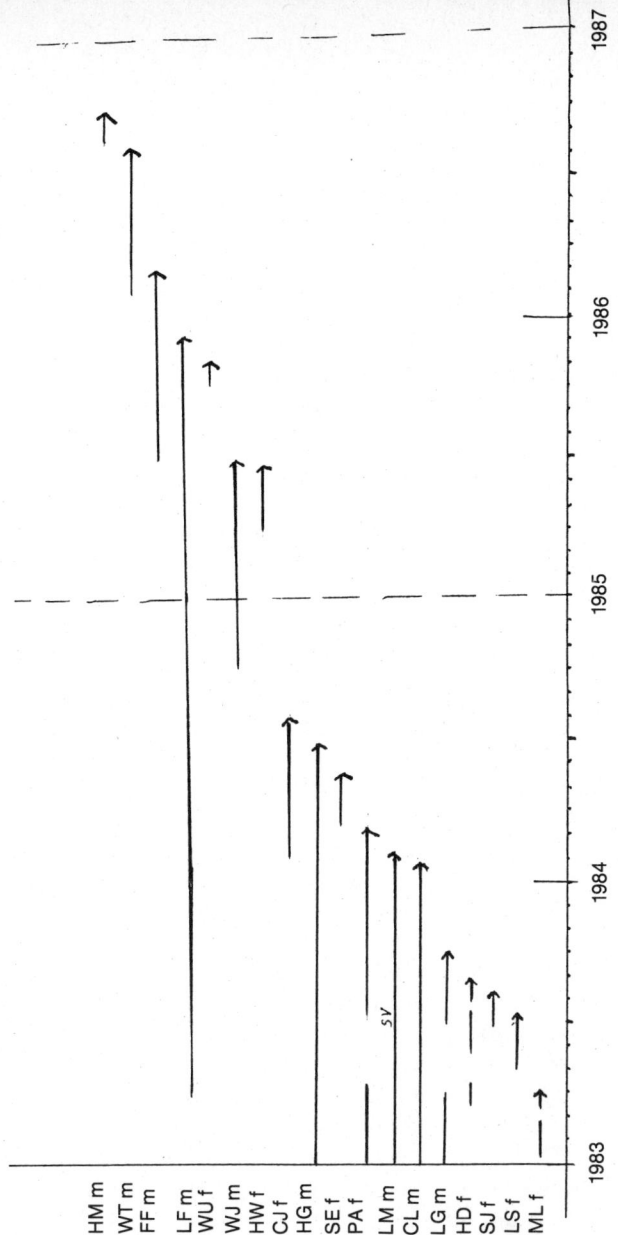

Abb. 1: Gleichzeitigkeit der Anwesenheit bei Kliniksuiziden 1983—1986

und den vielfältigen Kommunikationsmöglichkeiten im Krankenhaus lediglich die Vermutung ableiten, daß neun von den elf Patienten, die sich 1983 und 1984 das Leben genommen haben, einander vom jetzigen oder von früheren Aufenthalten gekannt haben oder doch zumindest voneinander gehört hatten. Das gilt auch, weil nur sechs der 23 Stationen des Krankenhauses von diesen Suiziden betroffen waren. Lediglich zwei der Patienten (CJ und SE) hatten wegen des späten Zeitpunktes kaum Gelegenheit, die anderen kennenzulernen. Die Patientin CJ kam zu einem Zeitpunkt zur Aufnahme, als sich drei andere in kurzen Abständen suizidierten. Die Patientin SE, die sich schon vor Jahren in Behandlung der Klinik befunden hatte, kam zu einem sehr späten Zeitpunkt und hatte wegen längerzeitiger geschlossener Behandlung keine Kontaktmöglichkeit zu den anderen.

Direkte Verknüpfung zwischen Suizidereignissen

Meine bisherigen Ansätze, die Möglichkeit eines Werther-Effektes im psychiatrischen Krankenhaus darzustellen, sind abstrakt geblieben. Sie haben zeitliche Zusammenhänge demonstriert und serienmäßige Ähnlichkeiten in der angewandten Suizidmethode hervorgehoben und die Gleichzeitigkeit des Aufenthaltes von Patienten dargelegt, die sich im Rahmen der Suizidserie suizidiert haben. Außerdem habe ich versucht zu zeigen, daß Bekanntschaften und möglicherweise auch freundschaftliche Beziehungen zwischen diesen Patienten bestanden haben.

Es gibt aber Belege für direkte Verbindungen und Verknüpfungen zwischen einzelnen Suiziden. Am deutlichsten wird das anläßlich des Suizids des 41jährigen CB von der Rehabilitationsstation, der im Rahmen einer Arbeitstherapie als Postbote im Krankenhaus eingesetzt wird, immer heiter wirkt und bei vielen Mitarbeitern und Mitpatienten bekannt und beliebt ist. Als er eines Morgens tot am Bahndamm aufgefunden wird, ist das für alle mittelbar und unmittelbar Beteiligten ein Schock. Die Pressemeldung über seinen Tod findet sich zwei Tage später auf dem Nachttisch des Patienten LM, als dieser sich auf dem Bahnhof des Ortes vor den Zug wirft – sieben Monate vorher hatte er selber es schon einmal vergeblich versucht.

Die 24jährige PA wird am Tag nach dem Suizid des CB wegen der Gefahr eines Nachfolgesuizids von der Rehabilitationsstation auf eine geschlossene Station zurückverlegt. Dies geschieht, weil sie sich zum Bahnhof begeben hat, um sich dort vor den Zug zu werfen. Fast zur gleichen Zeit wird eine andere junge Frau von einer Taxifahrerin in die Klinik zurückgebracht, die diese von ihrem Standplatz aus längere Zeit beobachtet hat, wie sie bei herannahenden durchfahrenden Zügen jeweils an die Gleise herantritt und dann innehält. Es stellt sich heraus, daß sie eine intensive Freundschaft mit dem Patienten LG gehabt hat, der sich wenige Monate vorher vor einen Zug gestürzt hat, und daß sie in Gedanken an ihn im gleichartigen Tod die Lösung der Probleme ihres Lebens sieht.

Die 24jährige PA stürzt sich während eines Ausganges von der geschlossenen Station schließlich doch noch vor den Zug. Die nachfolgenden Ermittlungen ergeben, daß sie im Anschluß an die Arbeitstherapie mit einer anderen ehemaligen Patientin aus dem Ort in der Caféteria zusammengesessen hat, daß sie dieser ihre anstehenden Probleme berichtet hat (Sorgerecht für ihr Kind) und daß diese ihr ganz spontan gesagt hat, »wenn ich deine Probleme hätte, würde ich mich vor den Zug werfen«. Die Patientin stand auf, verließ die Caféteria und wurde nicht mehr lebend gesehen. Bemerkenswert ist, daß diese andere Patientin sich sechs Monate später während der Behandlung in einem westfälischen Landeskrankenhaus ebenfalls durch Sturz vor den Zug suizidierte.

Ein Ausbruch von Gewalt

Zwischen dem 2. Juli 1984 und dem 15. Juni 1985 hatte das Krankenhaus keinen Suizid zu verzeichnen. Das war in den vergangenen zehn Jahren nie dagewesen. Zuvor hatten wir aufgrund der geschilderten Suizidhäufung neben anderen Maßnahmen die beiden früher offenen Aufnahmestationen geschlossen, so daß nun alle vier Erwachsenen-Aufnahmestationen als geschlossene Stationen geführt wurden. Anfang Juni 1985 hatten wir uns zum Teil unter dem Druck der einweisenden Ärzte und Beratungsstellen entschlossen, die Stationen wieder zu öffnen. Dies geschah mit einer erheblichen Erwartungsangst. Was würde passieren, wenn »es« jetzt wieder beginnen würde?

Am 15. Juni war es soweit. Gegen 11.00 Uhr stürzte sich eine 21jährige Patientin mit einer Psychose aus dem schizophrenen Formenkreis aus dem regelwidrig geöffneten Fenster einer im zweiten Stock gelegenen geschlossenen Station. Sie zog sich mittelschwere Verletzungen zu. Aber der Sturz aus dem Fenster beschwor eine dramatische Situation mitten im Krankenhausgelände herauf. Notarztwagen, Rettungshubschrauber und ein Menschenauflauf spiegelten die Lust an der Sensation. Viele Therapeuten fühlten sich in ihren Ängsten bestätigt. Die näheren Umstämde wurden erst viel später geklärt.

Fast gleichzeitig versuchte in der Beschäftigungstherapie eine Patientin einer gerade wiedergeöffneten Station sich – auf untaugliche Weise – durch Einatmen von Methangas das Leben zu nehmen. Sie wurde von

135

Anfang an beobachtet und auf ihre Station zurückgeschickt. Die Station wurde dieser Patientin wegen vorübergehend wieder geschlossen. Drei Stunden später verließ eine andere Patientin dieser Station mit Erlaubnis ihres Therapeuten die Klinik, um Besorgungen in der Stadt zu erledigen. Statt dessen fuhr sie nach Hause, wo sie sich mit einem Föhn in der Badewanne suizidierte.

Zwei Tage später warf sich ein 26jähriger junger Mann während seiner Beurlaubung in die Stadt vor den Zug. Er war Patient der Station, die unmittelbar unter jener gelegen war, aus deren offenem Fenster zwei Tage vorher die andere junge Patientin gesprungen war.

Zufall oder Verknüpfung? Es gibt bei beiden Patienten keinen Beweis. Sicher ist jedoch, daß im Zusammenhang mit den beiden Suizidversuchen im Krankenhaus eine blitzartige Panikstimmung, eine Atmosphäre von suizidaler Gewalt eskaliert war, die sich im Anschluß an den ersten Suizid bei den Mitarbeitern zugespitzt hatte. Sicher ist auch, daß sich die vorangegangenen Ereignisse – die beiden Suizidversuche – auf den entsprechenden Stationen sofort herumgesprochen hatten. Das gilt insbesondere für den Sturz aus dem Fenster, der sich vor aller Augen ereignet hatte.

Das »suizidale Klima«

Der Suizid im psychiatrischen Krankenhaus gilt üblicherweise als tragisches aber nicht immer vermeidbares Einzelereignis. Er ist Mahnung, die Maßnahmen zur Suizidprophylaxe und die Sorgfalt bei ihrer Anwendung zu überdenken und zu überprüfen. Aber er bestimmt die Atmosphäre eines Krankenhauses nicht. Für die Patienten gilt ähnliches. Ein einzelner Suizid in einem großen Krankenhaus mag sich in Teilbereichen herumsprechen. Aber er wird wieder vergessen oder verdrängt. Das gilt um so mehr, als erstaunlich viele Kranke, die ständig in der Klinik leben, trotz der Öffnung der Einrichtung und der Vermittlung vielfältiger Begegnungsmöglichkeiten nur geringes Interesse am öffentlichen Leben im Krankenhaus zeigen.

Nach dem Auftreten einer Suizidserie ist das anders. Schon nach zwei kurz aufeinanderfolgenden Suizidereignissen breitet sich unter den Therapeuten die Angst vor dem dritten aus. Der Suizid wird zum allgemeinen Gesprächsthema. Das gilt insbesondere, wenn er sich krankenhausöffentlich ereignet. Die Angst vor dem nächsten Suizid fängt an, das Handeln mitzubestimmen. Anflüge von Ratlosigkeit, Hilflosigkeit und Resignation breiten sich aus. Die Frage, ob es für die betroffenen Patienten in der Tat die beste Lösung gewesen sei, wird zunächst zaghaft, dann immer beharrlicher gestellt.

So war das in unserem Krankenhaus in der Zeit der Suizidhäufung in den Jahren 1983 und 1984. Allmählich entwickelte sich eine Art »suizidales Klima« in der Klinik. Die Therapeuten konnten nicht mehr ohne Angst mit dem Thema Suizid umgehen. Keine Konferenz, keine Teambesprechung, kein Casinogespräch, in dem es nicht angesprochen wurde! Und dadurch, daß die meisten Suizide sich auf dem Bahnhof ereigneten, war der Krankenhaussuizid zum Stadtgespräch geworden, so daß die Mitarbeiter auch zu Hause der Auseinandersetzung nicht ausweichen konnten.

Die Presse, insbesondere die Boulevardpresse der nahen Großstadt Hannover, hielt sich nicht mehr an die stillschweigende Übereinkunft, nicht spektakulär über Patientensuizide zu berichten. Der Intercity, der angehalten wurde, war ein Thema für die erste Seite. Polizei, Bürger, Passanten reagierten mit heftigen Ressentiments gegen Mitarbeiter des Krankenhauses, die ihre Patienten kalten Herzens verrecken ließen.

Auch die Patienten wurden von diesem »suizidalen Klima« erfaßt. Der Suizid von Mitpatienten als Gesprächsthema, die Denkmöglichkeit des eigenen Suizids als Problemlösung breitete sich sichtbar und hörbar aus. Kranke, die von Suizid sprachen, redeten nicht mehr davon, daß sie sich umbringen würden, sondern davon, daß sie sich vor einen Zug werfen würden. Solche Gedankenäußerungen von Patienten schlugen sich erwünscht, weil kontrollierbar, in Stations— und Therapiegruppengesprächen nieder. Sie waren aber auch – unerwünscht, weil unkontrollierbar – in der Caféteria und vermutlich überall sonst wo Patienten einander ohne Therapeuten begegneten, allgegenwärtiges Thema. Wir erfuhren nur sehr wenig und indirekt davon.

All dies dauerte so lange an, bis wir vielfältige und im Ergebnis erfolgreiche Maßnahmen getroffen hatten, um die Suizidepidemie – so erlebten wir die Häufung – zu einem Ende zu bringen. Ich habe darüber an anderer Stelle berichtet. Spätere Interviews von HUNTEMANN (1987) im Rahmen der Untersuchung einer Kontrollgruppe machten als Nebenbefund deutlich, daß der erfolgreiche Suizid von Mitpatienten auch noch ein Jahr danach die Gemüter der Patienten bewegte, die sich damals in der Klinik befunden hatten. Äußerungen von Bewunderung waren keineswegs ungewöhnlich: Der habe es nun geschafft! Gedanken, es ihm nachzutun, wurden verbalisiert. Die Sehnsucht, auf diese Weise zum Ende aller Probleme zu kommen, wurden ausgesprochen.

Diskussion und Schlußfolgerungen

Es gibt Anhaltspunkte, daß der Werther-Effekt, der Nachfolgesuizid aufgrund der Imitation eines fiktiven oder tatsächlichen Vorbildes, auch im psychiatrischen Krankenhaus eine Rolle spielt. Dies ist wahrscheinlich, weil im psychiatrischen Krankenhaus psychisch kranke Menschen in einer Gemeinschaft leben, die überdurchschnittlich suizidgefährdet sind. Sie kommen wegen akuter Suizidgefährdung zur Aufnahme, sind im Verlauf ihrer Krankheit immer wieder latent suizidgefährdet oder denken wenigstens an den Suizid. Jeder dritte Patient unserer Klinik hat – wie die Untersuchung einer Kontrollgruppe durch HUNTEMANN (1987) ergab – einen Suizidversuch hinter sich. Unter diesen Umständen muß der Suizid eines Patienten als ein Ereignis in Betracht gezogen werden, das für andere zum Vorbild wird und Motivationsketten zur Nachahmung auslösen kann. Es ist zu erwarten, daß sich eine solche Tendenz zur Imitation verstärkt, wenn es zur Häufung von Patientensuiziden oder gar zu Suizidserien kommt.

Ich habe versucht, dieser Problematik am Beispiel einer Suizidserie im Niedersächsischen Landeskrankenhaus Wunstorf nachzugehen. Ich war dazu überwiegend auf Indizien, auf indirekte Hinweise angewiesen. Aber diese sind auffällig genug.

Bei der Analyse des Zeitrasters der Suizidereignisse in einem Zehnjahreszeitraum ergab sich, daß sich Suizide zehnmal, einschließlich 1985 sogar zwölfmal in kurzen Abständen ereignet hatten – im gleichen oder im benachbarten Monat, davon fünfmal innerhalb weniger Tage. In den Jahren 1983 und 1984 kam es zweimal zu Serien von je vier Suiziden innerhalb von zweieinhalb Monaten. Diese Konzentration von Suiziden auf Zeiträume mit kurzen Abständen betrifft deutlich mehr als die Hälfte der Kranken, die sich suizidierten – nämlich 28 von 44. Dabei ist auffällig, daß es Suizide in kurzem Abstand (in Nachbarmonaten) bis 1979 nur zweimal gegeben hat, während es in den Jahren danach zu einer Häufung solcher Doppel– und Mehrfachsuizide kommt.

Wenn man von der Möglichkeit des Imitationshandelns ausgeht, ist in diesem Zusammenhang zu überdenken, ob dabei nicht die allgemeine Öffnung des Krankenhauses eine Rolle spielt, die Mitte 1979 mit der Öffnung der Hälfte der vormals geschlossen geführten Aufnahmestationen einen vorläufigen Abschluß gefunden hatte. Parallel dazu war die Kommunikation zwischen den Stationen und ihren Patienten bis dahin von Jahr zu Jahr intensiviert worden. Dieser enge Zeitzusammenhang bei so vielen Suiziden weist auf ein Imitationshandeln hin. Er reicht für einen Beweis jedoch nicht aus.

Einen weiteren Hinweis für das Vorliegen von Imitationshandeln bei Patientensuiziden im psychiatrischen Krankenhaus liefert die Analsye der gewählten Suizidmethode im zeitlichen Ablauf. So kommt in der ersten zehn Jahren des Erfassungszeitraumes nur viermal die Todesursache Ertränken vor. Diese vier Fälle ereigneten sich Ende 1975 und Anfang 1976 in einer ununterbrochenen Serie. Auch die Suizidmethode Sturz vor den Zug oder aus großer Höhe, die beide mit einer großen Öffentlichkeitswirksamkeit verbunden sind, sind ungleichmäßig über den Erfassungszeitraum verteilt. Wir konnten zeigen, daß in den Jahren 1983 und 1984 über achtzig Prozent, in den beiden Jahren davor und danach aber weniger als ein Drittel, diese Methode wählten. Vor allem die Suizidmethode »Sturz vor den Zug« kennzeichnete die Patienten, die sich im Rahmen der von uns geschilderten und analysierten Suizidserie in den Jahren 1983/ 1984 das Leben nahmen. Die Wahl des Suizidortes, der Bahnhof der Stadt, sorgte dafür, daß die Nachricht vom Tod der Patienten jeweils innerhalb und außerhalb des Krankenhauses weiterverbreitet wurde, daß sie sich meist auch in Pressemeldungen niederschlug. Das war zu anderen Zeiten und bei der Wahl anderer Suizidmethoden in der Regel nicht der Fall.

Bei der Analyse der Aufenthaltszeiten im Krankenhaus stellte sich heraus, daß die Patienten, die sich innerhalb der geschilderten Serie das Leben nahmen, zum beträchtlichen Teil gleichzeitig im Krankenhaus waren und oft auch voneinander wußten. Bemerkenswert ist z. B., daß zwei an dem Tag zur Aufnahme kommen, in dem eine dritte sich unter dramatischen Umständen suizidiert, während ein vierter wenige Tage danach einen unerwartet untauglichen Eisenbahnsuizid unternimmt, der aber ebenfalls hohe Öffentlichkeitswirksamkeit hat.

Die bloße Gleichzeitigkeit des Aufenthaltes im Krankenhaus muß nicht bedeuten, daß die Patienten einander direkt oder indirekt gekannt haben. Aber sie macht wahrscheinlich, daß sie von den Suizidereignissen unmittelbarer informiert und betroffen waren, als das der Fall gewesen wäre, wenn sie sich zu dieser Zeit nicht in der Klinik aufgehalten hätten. In der Tat schlägt sich der Abbruch der Suizidserie im Sommer 1984 auch in einer fast vollständigen Entkopplung der Gleichzeitigkeit des Aufenthaltes nieder. Von den sechs Patienten, die sich in den darauffolgenden beiden Jahren das Leben nehmen, hielt sich nur einer zur Zeit der untersuchten Suizidserie im Krankenhaus auf – ein älterer Patient, der nach Jahrzehnten in einem Sonderkrankenhaus für psychisch kranke Rechtsbrecher Anfang 1983 zu uns gekommen war.

Wir sind aber auf die Gleichzeitigkeit als Hinweis für ein Imitationshandeln nicht angewiesen. Wir wissen aus einzelnen Krankengeschichten, daß eine unmittelbare Beziehung besteht. Am eindrucksvollsten sind die Nachfolgesuizide nach dem Tod des CL. Eine Mitpatientin der gleichen Station wird am Tag danach auf dem Bahnhof angetroffen, als sie Anstalten macht, sich vor den Zug zu werfen. Sie vollzieht den Suizid nach Verlegung auf eine geschlossene Station mit vier Wochen Verzögerung, nachdem eine weitere Patientin, wie hinterher bekannt wird, ihr gesagt hatte: »Wenn ich deine Probleme hätte, würde ich mich vor den Zug werfen.« Bei dem Patienten LM schließlich wird die am gleichen Tag erschienene Zeitungsmeldung über den Suizid des CL auf dem Nachttisch gefunden, nachdem er sich vor den Zug geworfen hat. Auch zwischen dem Suizid des LG und dem vorerst verhinderten Suizid von dessen Mitpatientin und Freundin, die vom Bahnhof geholt wird, besteht eine unmittelbare und direkte Beziehung. Schließlich sei auf die Zuspitzung der Situation am 15. Juni 1985 hingewiesen, als es an einem Tag zu einem einigermaßen glimpflich verlaufenden aber dramatischen Sturz aus dem Fenster, einem untauglichen Suizidversuch und einem Suizid und − zwei Tage später − zu einem Nachfolgesuizid kommt. Eine unmittelbare Verbindung ist nicht nachweisbar. Aber diese Eskalation von Gewalt, die eine abrupte Klimaveränderung im ganzen Krankenhaus bewirkte, ist kaum als nicht zusammenhängend interpretierbar.

Alle untersuchten und analysierten Faktoren gemeinsam belegen, daß der Werther-Effekt beim Krankenhaussuizid eine Größe ist mit der man rechnen muß. Die vorgelegten Befunde sind so gewichtig, daß sie bei der Suizidprophylaxe im psychiatrischen Krankenhaus Berücksichtigung finden müssen. Zugleich liefern sie ein zusätzliches Erklärungsmodell für den Anstieg der Suizidrate während der psychiatrischen Krankenhausbehandlung innerhalb der letzten Jahrzehnte. Nicht die Öffnung des psychiatrischen Krankenhauses, nicht der Verzicht auf Restriktionen selber sind die Risikofaktoren − zumindest nicht nur sie alleine −, sondern die mit der Öffnung verbundene Intensivierung der Kommunikation zwischen den Patienten und den Mitarbeitern des Hauses. Anders als in der traditionellen geschlossenen Anstalt − mit einer Verdünnung der Kommunikation unter den Patienten − wird der Suizid zum krankenhausöffentlichen Ereignis und kann erst dadurch Imitationsverhalten auslösen.

Der Suizid eines Mitpatienten, den man kennt, den man möglicherweise geschätzt hat, dessen Probleme ähnlich gelagert sind wie die eigenen, wird auf die Weise zum Vorbild für eigene Problemlösungsmöglichkeiten. Ich erinnere mich an einen Patienten der Tübinger Tagesklinik, der mir nach dem Suizid eines jungen Mannes, der uns sehr naheging, in einem Gespräch außerhalb der Klinik sagte: »Ich bewundere den G.; am liebsten möchte ich es machen wie er; aber ich habe nicht den Mut dazu.«

Er brauchte drei Monate bis es soweit war. Auch die Verlegung auf die geschlossene Station hatte ihn nicht schützen können. Er wählte die gleiche Methode wie sein Freund und Mitpatient – den Eisenbahnsuizid (FINZEN 1977).

Der Werther-Effekt könnte auch als Teilfaktor dienen, die hohe Suizidrate auf Rehabilitationsstationen, in Tageskliniken und therapeutischen Gemeinschaften zu erklären. Dies sind therapeutische Systeme, die intensiv behandeln, hohe Anforderungen an ihre Patienten stellen, ein Höchstmaß an Kommunikation auf der Grundlage des therapeutischen Konzeptes pflegen und eine verhältnismäßig hohe Verweildauer einplanen. Die Faktoren intensive Behandlung und hohe Anforderung können an sich schon zu Gefährdungsfaktoren werden. Hohes Maß an Kommunikation und lang andauernde Gleichzeitigkeit des Aufenthaltes auf der Station begünstigen nicht nur die Entwicklung einer positiv anwendbaren therapeutischen Ideologie bei Patienten und Personal. Sie können auch bewirken, daß der Suizid eines Patienten als Vorbildverhalten jeweils solange anhält, bis der nächste Suizid als Verstärker dieser Möglichkeit der Problemlösung auftritt.

In der Tat haben einige der Maßnahmen, die wir 1983 und 1984 getroffen haben, dazu gedient, den Informationsfluß über stattgefundene Suizide zu vermindern und gleichzeitig die Aufmerksamkeit der Therapeuten für Gefährdungsfaktoren zu schärfen und die Kommunikation mit dem Ziel zu verbessern, die Patienten zu schützen, zu verbessern. Die Schließung der bis dahin offen geführten Aufnahmestationen hatte die Begleitwirkung der Verdünnung der Kommunikation. Ein Suizid wurde in der offenen großen Konferenz der Klinik nurmehr mitgeteilt aber – anders als vorher – in einem kleineren geschlossenen Rahmen von den Betroffenen durchgearbeitet. Der Suizid wurde – außer auf der Rehabilitationsstation – nicht mehr von den Therapeuten in das Stationsgruppengespräch gebracht, wenn Patienten das nicht ausdrücklich verlangten. Sondern gefährdete Patienten wurden außerhalb der Gruppe individuell angesprochen, informiert und gestützt. Die geographische und die zeitliche Begrenzung des Ausgangs hatte eine ähnliche Begleitwirkung.

Für die zukünftige Diskussion um den Krankenhaussuizid und seine Vermeidung kann der Werther-Effekt, kann das Imitationsverhalten, dessen Bedeutung SCHMIDTKE und HÄFNER (1986) so überzeugend nachgewiesen haben, auch im Krankenhaus nicht mehr ohne Berücksichtigung bleiben.

9. Kapitel
Geschlossene Station – offene Station

Die Art der Unterbringung als Risikofaktor

Zusammenfassung

Der in der Literatur berichtete Anstieg der Suizidrate während der Behandlung in psychiatrischen Krankenhäusern ist immer wieder mit der »Liberalisierung« und Humanisierung der Behandlungsbedingungen während der letzten Jahrzehnte in Zusammenhang gebracht worden. Dabei hat die Frage der Unterbringung auf offenen und geschlossenen Stationen eine wesentliche Rolle gespielt. Dieses Kapitel geht dieser Frage anhand von Daten aus einer psychiatrischen Universitätsklinik und einem Landeskrankenhaus nach. Sie zeigt, daß die Frage nach der Form der Unterbringung als Risikofaktor zu einfach gestellt ist. Suizide auf offenen, geschlossenen und Rehabilitationsstationen, treffen die jeweils für diese Abteilungen typischen Patienten. Es ist nicht nachzuweisen, daß Patienten von offenen und Rehabilitationsstationen, die sich suizidiert haben, eigentlich auf geschlossenen Stationen hätten behandelt werden müssen. Entsprechend wird die Frage erörtert, wie Behandlungsstile und therapeutische Rahmenbedingungen auf geschlossenen, offenen und Rehabilitationsstationen entwickelt werden können, die geeignet sind, das Suizidrisiko der ihnen zugewiesenen, für ihre Arbeit charakteristischen Patienten zu vermindern.

»Die Auffassungen über das »angemessene« Maß der Beaufsichtigung, welcher Suizidgefährdete unterzogen werden sollten, gehen weit auseinander.... So sehr die einen die Unterbringung auf geschlossenen Abteilungen als die einzige Gewähr betrachten, den Suizid eines potentiell Gefährdeten zu verhindern, so sehr betonen die anderen die Selbstverantwortlichkeit des Patienten und lehnen demzufolge jede Art von Entmündigung durch Verwahrung auf geschlossenen Abteilungen ab. Im Einzelfall ist es unmöglich festzustellen, welche Form der Unterbringung und Behandlung nun das Ereignis hätte verhindern können, da eine Revision unter gleichen Bedingungen nicht möglich ist.«

Mit diesen Sätzen umreißt GRANDEL (1978) ein zeitloses Dilemma der Psychiatrie. Er befindet sich in guter Gesellschaft. Eugen BLEULER hat bereits 1911 eine klare Position eingenommen:

»Die jetzige Gesellschaftsordnung verlangt vom Psychiater eine große und ganz unangebrachte Grausamkeit. Man zwingt Leute, denen aus guten Gründen das Leben verleidet ist, weiterzuleben; das ist schon schlimm genug. Aber ganz schlimm ist es, wenn man diesen Kranken mit allen Mitteln das Leben noch unerträglicher macht, indem man sie einer peinlichen Überwachung unterwirft.... Ich bin überzeugt, daß bei der Schizophrenie gerade durch die Bewachung der Selbstmordtrieb geweckt, gesteigert und unterhalten wird. Nur ausnahmsweise würde sich einer unserer Kranken das Leben nehmen, wenn wir ihn gewähren ließen. Und wenn es auch ein paar mehr sein sollten, die zugrunde gehen – ist es recht, wegen dieses Resultates hunderte von Kranken zu quälen und ihre Krankeit zu verschlimmern?«

In den vergangenen siebzig Jahren hat sich wenig geändert. Die Entwicklung von der kustodialen zur »freiheitlichen« Klinikbehandlung (ERNST u. KERN 1974) hat die Problematik eher verschärft. Auf der einen Seite verlangen die Zeichen der Zeit eine möglichst offene Psychiatrie ohne unbillige Freiheiteinschränkungen. Auf der anderen Seite darf nichts »passieren«. Der Patientensuizid im psychiatrischen Krankenhaus wird zum Gegenstand dienstrechtlicher und staatsanwaltlicher Ermittlungen, die sich in Einzelfällen auch in rechtskräftigen Urteilen gegen Krankenpfleger und Ärzte niedergeschlagen haben. Die Problematik wurde von REIMER (1978), LAUTER (1978) und POHLMEIER (1979) kontrovers diskutiert. RITZEL und KORNECK (1983) haben sie ebenso wieder aufgegriffen wie eine Stellungnahme der Deutschen Gesellschaft für Psychiatrie und Nervenheilkunde (DGPN 1980), die betonte, daß eine Rückkehr zu restriktiven Maßnahmen – wie vermehrte geschlossene Stationen, weniger Ausgang und Beurlaubung, mehr äußere Sicherheit durch Verwahrung – nicht zu vertreten sei, zumal überdies nicht geklärt sei, daß durch äußere Sicherung eine effektivere Suizidprophylaxe gewährleistet werden könne. Die gleiche Auffassung vertreten WOLFERSDORF, METZGER u. a. (1984). Sie fassen zusammen:

»In der heutigen Literatur und Praxis besteht weitgehend Einigkeit, daß es eine absolute Verhütung von Suizidversuchen und Suiziden nicht gibt, daß selbst auf geschlossenen Wachstationen, auch bei – unter realistischen Bedingungen – optimalen Beobachtungsmöglichkeiten Suizide geschehen. Abgesehen davon gibt es bis heute keinen Beweis, daß strenge Sicherungsmaßnahmen für die Verhütung suizidalen Verhaltens effektiver sind als ein eher psychotherapeutisch orientiertes Umgehen mit einem suizidalen Patienten.«

Es gibt allerdings auch keine Beweise, daß Patienten auf offenen Stationen weniger gefährdet sind als auf geschlossenen. Eine Untersuchung LANGES (1966) weist zwar eine solche Tendenz auf, aber die Ergebnisse ERNSTs und KERNS (1974) weisen in die entgegengesetzte Richtung. In der Diskussion um die inzwischen wohl erwiesene Zunahme des Krankenhaussuizids spielt die »Liberalisierung« der psychiatrischen Behandlung während der letzten Jahrzehnte eine erhebliche Rolle; und Liberalisierung heißt u. a. doch Öffnung der Stationen, Gewährung von Ausgang und Urlaub – allgemein Verminderung der Überwachung. Im Zusammenhang damit wird naturgemäß auch die Frage gestellt, ob wir uns auf dem richtigen Weg befinden.

144

Aufgrund des heutigen Kenntnisstandes ist festzuhalten, daß wir um die Zunahme des Patientensuizids im Krankenhaus wissen, daß wir über die Ursachen aber eher spekulieren. Die Öffnung der Stationen kann eine Rolle spielen. Aber der Wandel in der Psychiatrie während der vergangenen Jahrzehnte ist so komplex und so vielfältig, daß es leichtfertig wäre, ohne ausreichende Begründung einen Teilaspekt dieses Wandels anzuschuldigen, der das Leben von Millionen von Krankenhauspatienten in aller Welt würdiger und erträglicher gemacht hat.

Die Stimmen gegen die Rückkehr zu restriktiven Maßnahmen stützen sich mithin eher auf grundsätzliche Überlegungen als auf Risikoabschätzungen. PETRI (1970) spricht beispielsweise davon, das Suizidproblem in psychiatrischen Krankenhäusern stelle eine Art Schwellensituation dar, an der sich die Frage entscheide, wie ernst das Bekenntnis zur Liberalisierung in der Psychiatrie gemeint sei. LANGE (1966) führt den Gedanken BLEULERS fort, daß es nicht zu verantworten sei, daß die Aufenthaltsbedingungen vieler in der psychiatrischen Klinik durch die Verhaltensweisen weniger suizidgefährdeter Kranker bestimmt würden. Die kontroverse Diskussion um diese Thematik zeigt, daß weitere Untersuchungen unabdingbar sind. Notwendig ist an erster Stelle eine entideologisierte Analyse der Risiken. Erst danach sind Schlußfolgerungen zu ziehen, die überdies nicht nach dem Alles-oder-nichts-Prinzip erfolgen müssen. Die Frage muß nicht unbedingt lauten: »Dürfen wir öffnen oder müssen wir schließen?« Sie könnte auch heißen: »Welche Merkmale müssen psychiatrische Krankenhausstationen haben – offene wie geschlossene –, um einen möglichst hohen Schutz für ihre Patienten zu gewährleisten, ohne den notwendigen therapeutischen Anspruch aufzugeben?«

Um der Antwort auf diese Frage näherzukommen, haben wir die Daten aus zwei Studien unseres Patientensuizidprojektes in Tübingen (GRANDEL 1978, FINZEN u.a. 1983) und Wunstorf (s.o. Kap. 4, HUNTEMANN 1987, ÖESTERREICH 1988) unter diesem Aspekt betrachtet. Die Daten wurden in Tübingen retrospektiv durch Krankenblattauswertung gewonnen. In Wunstorf wurden sie für die ersten fünf Jahre auf die gleiche Weise, für die zweiten fünf Jahre »semiprospektiv« durch Registrierung und Analyse des jeweiligen Suizidereignisses unmittelbar im Anschluß an das Geschehen. Erfaßt wurden zwei aufeinanderfolgende Zehnjahreszeiträume (1965–1974, 1975–1984). Anzumerken ist, daß mir die Handhabung von offener und geschlossener Unterbringung sowie die Atmosphäre in beiden Kliniken während des analysierten Zeitraumes vertraut ist. Die beiden untersuchten Krankenhäuser werden im folgenden als UNK (Tübingen) und NLK (Wunstorf) abgekürzt.

Ergebnisse

In der UNK wurden während des Untersuchungszeitraumes 31 Suizide registriert, neun auf geschlossenen, 22 auf offenen Stationen und in der Tagesklinik. Die Relation der Behandlungsplätze auf geschlossenen und offenen Stationen, einschließlich der Tagesklinik, betrug (ohne Jugendpsychiatrie und Neurologie) etwa 1:2, wobei die Tagesklinik mit dreißig Behandlungsplätzen erst 1972 ihren Betrieb aufnahm. Hinzuzufügen ist, daß die Zahl der Aufnahmen auf den geschlossenen Stationen verhältnismäßig höher war und einzelne Patienten nach der Aufnahme auf einer geschlossenen Station zur Weiterbehandlung auf eine offene Abteilung oder in die Tagesklinik weiterverlegt wurden. Im therapeutischen Klima und in den therapeutischen Strategien gab es während des Untersuchungszeitraumes keine einschneidenden Veränderungen. Bemerkenswert ist es, daß vier der Patienten, die sich später suizidierten, im Laufe des stationären Aufenthaltes von einer geschlossenen auf eine offene, sechs wegen Suizidgefährdung von einer offenen auf eine geschlossene Station verlegt worden waren.

Station	UNK		NLK	
	Suizide	Behandlungs-plätze	Suizide	Behandlungs-plätze
offen	22	118	18	100
geschlossen	9	60	22	50

Tabelle 1

Im NLK sind die Suizide, die sich auf offenen und geschlossenen Stationen ereigneten, auf den ersten Blick in der Zahl ausgewogen. Das besagt jedoch nicht viel. In den ersten Jahren des Untersuchungszeitraumes gab es in diesem Krankenhaus kaum offene Stationen. Lediglich die Rehabilitationsstation war vom Zeitpunkt ihrer Eröffnung im Jahre 1977 an offen geführt worden. Zwei der vier Aufnahmestationen im psychiatrischen Erwachsenenbereich wurden 1980 geöffnet. Im Gegensatz zu der UNK war der Untersuchungszeitraum im NLK von raschen einschneidenden Veränderungen gekennzeichnet. Diese betrafen die therapeutischen Strategien ebenso wie die Krankenhausstruktur und die räumlichen Verhältnisse. Die Klinik holte in diesen Jahren eine lange verzögerte Entwicklung von der kustodialen zur therapeutischen Psychiatrie nach. Aus diesem Grunde liegt es nahe, Veränderungen in der Suizidhäufigkeit sowohl mit dem raschen Wandel (GORENC-KRAUSE und KLEFF 1981,

146

BJÄRNASON 1982) wie mit der »freiheitlicheren« Handhabung von Ausgang und Urlaub (ERNST und KERN 1974, ERNST 1979) in Zusammenhang zu bringen. Eine zeitlich gegliederte Tabellenübersicht legt einen solchen Zusammenhang in der Tat nahe (vgl. S. 63).

Andererseits bedarf auch hier die Relation der Behandlungsplätze der Beachtung. In den gefährdeten Bereichen, in denen sich 38 von 40 Suiziden ereigneten (vgl. Kap. 4), stehen derzeit 50 Betten auf geschlossenen Stationen und 100 (einschließlich 15 Tagesplätzen) auf offenen Stationen zur Verfügung. Nicht berücksichtigt sind hier die Bereiche Gerontopsychiatrie, Kinder- und Jugendpsychiatrie sowie Suchtkrankenbehandlung, in denen sich im Untersuchungszeitraum *kein* Suizid ereignete. Ebenfalls nicht berücksichtigt sind die Langzeitbereiche, in denen sich im fraglichen Zeitraum zwei Suizide ereigneten (jeweils einer auf einer offenen und einer geschlossenen Station). Die Zulässigkeit dieses Vorgehens wird später erörtert.

Jedenfalls wird deutlich, daß die schlichte Kategorisierung offene/geschlossene Station für die Beantwortung unserer Fragestellung nicht ausreicht. Sie bedarf weiterer Differenzierung. In der UNK hatten wir es mit offenen und geschlossenen Aufnahmestationen, einer Psychotherapiestation und einer Tagesklinik mit rehabilitativem Charakter zu tun, im NLK mit offenen und geschlossenen Aufnahmestationen, einer, zeitweise zwei Rehabilitationsstationen und einer rehabilitativ orientierten Tagesklinik (vgl. Tabellenübersicht). Ein Versuch, Unterschiede und Gemeinsamkeiten in der Betroffenheit der jeweiligen Bereiche herauszuarbeiten, ist erforderlich. Dies wird wegen der Begrenztheit der Daten nur für Wunstorf möglich sein. Auf die spezielle Situation der Tagesklinik, in der sich in Wunstorf in acht Jahren kein Suizid ereignete, bin ich an anderer Stelle eingegangen (FINZEN 1977, s. u. Kap. 11).

Der Ort des Suizids: Station, Ausgang und Urlaub

In der UNK hatten sich zwölf von 31 Patienten innerhalb der Klinik suizidiert, davon sieben auf geschlossenen Stationen. Im NLK waren es fünf von vierzig, davon drei auf geschlossenen Stationen unter Wachsaalbedingungen. Ein Drittel der Tübinger Patienten suizidierten sich während des erlaubten Ausgangs bzw. Urlaubs, neun nach einer unerlaubten Entfernung aus der Klinik (einer davon von einer geschlossenen Station).

In Wunstorf haben sich mehr als die Hälfte (22) der Patienten während des erlaubten Ausgangs oder Urlaubs das Leben genommen, vier – alle von offenen Stationen – anläßlich eines unerlaubten Ausgangs (in der Nacht oder zu einer anderen Tageszeit, wo sie an sich hätten auf der Station sein sollen). Eine andere größere Gruppe (neun von vierzig) nutzte die Gelegenheit des Weges zur Arbeits– und Beschäftigungstherapie oder zurück auf die Station zum Suizid – also ebenfalls eine Form des zeitlich begrenzten Ausgangs. Dieser besondere Umstand wird durch die Weitläufigkeit des Krankenhausgeländes begünstigt. In Einzelfällen befanden sich die Patienten auf diesem Weg – etwa zur Gärtnerei – in Begleitung von Mitarbeitern des Krankenhauses, bei denen sie sich abmeldeten, um wegen das kalten Wetters eine vergessene Jacke von der Station zu holen, oder eine Besorgung in der Stadt zu verrichten.

Umstände	NLK	UNK
Ausgang	12	10
Urlaub	10	
Weg zu/von AT/BT	9	–
unerlaubte Entfernung	4 (4 offen)	9 (8 offen)
auf Station	5 (2 offen)	12 (5 offen)

Tabelle 2

Rechtsgrund der Unterbringung

Für die Bedingungen der Behandlung auf offenen oder geschlossenen Stationen ist der Rechtsgrund der Unterbringung von Bedeutung. Denn freiheitseinschränkende Maßnahmen ohne Zustimmung des Patienten sind nur möglich, wenn eine gesetzliche Unterbringung erfolgt ist oder die Voraussetzungen für die Einleitung einer solchen bestehen. Alle Patienten der UNK-Gruppe befanden sich freiwillig in Behandlung. Die Zwangseinweisungsrate war dort bereits in den sechziger und siebziger Jahren extrem niedrig. Das hängt u. a. mit einer Besonderheit des baden-württembergischen Unterbringungsrechts zusammen, das damals eine fürsorgliche Zurückhaltung bis zu 42 Stunden ohne Einschaltung des Richters ermöglicht hat. Unter den NLK-Patienten befanden sich sieben, die auf der Grundlage des »Psychisch Krankengesetzes« untergebracht waren. Die übrigen 33 waren freiwillig in Behandlung. Bemerkenswert ist allerdings eine Veränderung im zeitlichen Ablauf: sechs der sieben gesetzlich untergebrachten Patienten suizidierten sich während des ersten Fünfjahreszeitraums der Untersuchung, nur einer während des zweiten Abschnittes.

148

Die Bedeutung der Verweildauer

Ein Gesichtspunkt, der in der Diskussion über den Patientensuizid bisher nicht ausreichend gewürdigt worden ist, ist die Veränderung der Verweildauer im psychiatrischen Krankenhaus ganz allgemein und die Beziehung zwischen dem Krankenhaussuizid und der Dauer des Aufenthaltes in der Klinik. Das kann auch für die Problematik offene/geschlossene Station von Bedeutung sein. Je länger der Krankenhausaufenthalt dauert, desto eher besteht die Neigung, einen Patienten auf einer offenen Station zu behandeln, desto strenger müssen – wie ein deutsches Gericht vor kurzem bestätigt hat – die Voraussetzungen für eine Einschließung gegen den Willen des Patienten sein. Ein Patient mit akuter Suizidalität wird mit größerer Wahrscheinlichkeit auf einer geschlossenen Aufnahmestation behandelt als ein Kranker mit einer latenten chronischen Suizidgefährdung.

Die Untersuchungsergebnisse über den Zeitpunkt der größten Gefährdung während des Klinikaufenthaltes sind unterschiedlich (WOLFERSDORF u. a. 1984). ERNST (1979) hat gerade bei schizophrenen Patienten auf eine zunehmende Gefährdung in der zweiten Hälfte des ersten Behandlungsjahres hingewiesen. Für die UNK ergibt diese Betrachtungsweise keine neuen Aufschlüsse. Das NLK war während des Untersuchungszeitraumes jedoch von einer beträchtlichen Veränderung der Verweildauer der Patienten insgesamt und der Verweildauer bis zum Suizid betroffen. Die Gesamtverweildauer für alle Patienten des Krankenhauses verminderte sich von 180 auf 110 Tage im Jahre 1984; die für neuaufgenommene Patienten verminderte sich auf durchschnittlich weniger als 60 Tage; 54 % der neuaufgenommenen Patienten verlassen das Krankenhaus nach weniger als 30 Tagen wieder.

Suizide erfolgten während des ersten Fünfjahreszeitraumes nur in einem Falle, bei einem Patienten mit einer Verweildauer von mehr als 90 Tagen. Im zweiten Abschnitt (1980–1984) dagegen war das elfmal der Fall. Dieser Unterschied bedarf der Analyse. Man muß sich fragen, ob – auch im Hinblick auf den raschen Wandel im Krankenhaus – während der unterschiedlichen Untersuchungsabschnitte die gleichen Patienten betroffen waren. Das bedeutet zugleich, daß wir erörtern müssen, ob die Konzentration auf die Problematik der offenen oder geschlossenen psychiatrischen Behandlung nicht andere wichtige Aspekte des Suizidproblemes verbirgt. Um dieser Frage nachzugehen, wollen wir versuchen, einen Vergleich bestimmter Merkmale von Patienten vorzunehmen, die sich auf geschlossenen, offenen und Rehabilitationsstationen suizidiert haben.

Wenn ein Patient einer bestimmten Krankenhausstation sich suizidiert und eine andere Station unbelastet bleibt, kann das daran liegen, daß die eine offen, die andere geschlossen geführt wird. Es kann an der Qualität der Behandlung liegen. Es kann aber auch damit zu tun haben, daß die verschiedenen Stationen unterschiedliche Patientengruppen behandeln. Zwar ist die Suizidprophylaxe unabhängig von den betroffenen Patientengruppen eine selbstverständliche Forderung. Aber die Wege, über die sie erreichbar ist, können sich, je nach betroffener Patientengruppe, unterscheiden. Eine tabellarische Übersicht vermittelt uns ausgewählte Merkmale der jeweiligen Patientengruppen, die auf geschlossenen, offenen und Rehabilitationsstationen behandelt worden sind und sich zwischen 1980 und 1984 während der Behandlung auf diesen Stationen suizidiert haben. Die Merkmale: siehe Tab. 4.

Auf den ersten Blick geben diese Gruppierungen wenig her. In aller Vorsicht läßt sich für die Patienten auf geschlossenen Stationen jedoch ein größerer Grad von kritischer Zuspitzung der Krankheit ableiten: bei allen ist ein Suizidversuch in der Vorgeschichte bekannt; bei drei erfolgte die Einweisung wegen akuter Suizidgefährdung; alle drei suizidierten sich auf der Station, einer am Tag der Aufnahme, ein weiterer am Tag der Übernahme von einer anderen Station (HG). Die Krankheitsdauer liegt bei sechs von zehn Patienten unter zwei Jahren, und Hälfte der Patienten sind erst zum zweiten Mal in stationärer Behandlung. Diagnostisch sind Patienten mit endogenen Depressionen gegenüber den anderer Gruppen am stärksten vertreten.

Bei den Patienten auf den offenen Stationen verschiebt sich das Bild nur wenig. Aber bei keinem ist eine akute Suizidgefährdung bekannt. Die Verweildauer ist weniger heterogen. Die Krankheitsdauer ist nur bei zweien kürzer als drei Jahre. Bei zwei Drittel sind Suizidversuche in der Vorgeschichte bekannt, und alle – ohne Ausnahme – sind zum dritten Mal oder häufiger in stationärer psychiatrischer Behandlung.

Unter den Patienten der Rehabilitationsstation finden sich die beiden einzigen mit neurotischen Depressionen. Die Krankheitsdauer ist heterogen. Das gleiche gilt für die Häufigkeit früherer Aufnahmen. Auch hier sind bei zwei Drittel frühere Suizidversuche bekannt. Diese Gruppe unterscheidet sich von den anderen eindeutig durch die Verweildauer zum Zeitpunkt des Suizids. Mit einer Ausnahme sind alle länger als 200 Tage in stationärer Behandlung. Der Patient mit einer 15jährigen Verweildauer war zur Rehabilitation aus einer Unterbringung auf der Grundlage des § 63 StGB auf die Station verlegt worden.

	D	KD	VD		A	
WH	S	1	48		4	Urlaub
** LS	S	4	32	SV	1	Urlaub
* MA	D	1	1	SV	2	Station
KM	S	1	16	SV	2	Ausgang
GG	D	7	34	SV	5	Urlaub
LE	D	2	38	SV	2	Urlaub
* HD	D	2	3	SV	5	Wachsaal
LI	S	13	68	SV	7	Ausgang
* PA	S	1	158	SV	2	Ausgang
*** HG	S	22	13 Jahre	SV	4	Station

geschlossene Stationen   *   akute Suizidität bekannt
                             ** Verlegung am Tag des Suizids

	D	KD	VD		A	
CH	S	1	32	SV	3	Ausgang
MP	S	1	37	–	4	Urlaub
MH	S	3	50	SV	3	Urlaub
ML	D	20	8	SV	7	Ausgang
LS	S	4	68	–	6	Ausgang
SI	S	6	28	SV	4	Ausgang
SE	S	6	48	SV	4	Urlaub

offene Stationen

	D	KD	VD		A	
SCH	S	2	203	SV	7	Station
SH	ND	25	341	SV	13	Ausgang
VN	ND	1	276	SV	1	Ausgang
VH	S	1	225	–	5	Ausgang
UR	S	12	202	–	3	Ausgang
CL	S	16	15 Jahre	SV	1	Ausgang
CJ	S	9	120	SV	3	Ausgang

Rehabilitationsstationen

Tabelle 4

Diese vorsichtige Charakterisierung der Patientengruppen entspricht der Definition der Aufgaben der Stationen. In geschlossenen Stationen befinden sich Patienten mit einer akuten Zuspitzung der Symptomatik, bei denen zum Teil eine Gefährdung bekannt ist, die ohne Ausnahme Suizidversuche in der Vorgeschichte aufweisen. Die Stationen scheitern mit diesen für sie typischen Patienten. Bei den Patienten der offenen Station besteht eine solche krisenhafte Zuspitzung der Symptomatik nicht. Eine akute Selbstgefährdung ist nicht bekannt. Der Krankheitsverlauf ist ruhiger und chronischer. Diese etwas gewagten Ableitungen aus der Tabellenübersicht lassen sich durch Daten aus den Krankengeschichten belegen. Auch bei diesen Stationen haben die Suizide eine für ihren Aufgabenbereich typisches Klientel betroffen.

Das gleiche gilt für die Rehabilitationsstationen. Für sie werden die Patienten, nach einer Vorbehandlung auf einer offenen oder geschlossenen Aufnahmestation, aufgrund einer gründlichen Abklärung ihrer Gesamtsituation übernommen. Für sie wird eine langfristige Behandlungsperspektive entwickelt. Als Ziel wird die Reintegration in ein selbständiges oder beschützendes Leben außerhalb des Krankenhauses anvisiert. Rehabilitation unter geschlossenen Behandlungsbedingungen ist kaum vorstellbar. Aber auch diese Station scheitert mit einer für sie typischen Klientel.

Die Schlußfolgerung kann nicht sein, daß alle Patienten in geschlossene Stationen gehören. Sie muß vielmehr zu der Frage führen: »Wie können die geschlossenen, die offenen und die Rehabilitationsstationen eines psychiatrischen Krankenhauses das Suizidrisiko für die ihnen zugewiesenen, für ihre Arbeit typischen Patienten vermindern?« Darauf wird in der Diskussion einzugehen sein.

Konsequenzen

»Die zunehmenden Suizidraten in psychiatrischen Kliniken verleihen dem Thema ein besonderes Gewicht. Belastend ist für den Kliniker die Einsicht, daß wahrscheinlich zwei an sich positive Veränderungen in der Klinikführung zu dieser Entwicklung beigetragen haben: nämlich einerseits die Öffnung der Klinikabteilungen sowie die Liberalisierung von Ausgang und Urlaub der Kranken; und andererseits der Kampf gegen den Hospitalismus und für die frühzeitige Rehabilitation – beide Male also Prozesse, die sich auf die überwiegende Mehrzahl der Kranken günstig auswirkten.«

Diese Bemerkung Ernsts bietet den Rahmen für die Diskussion unserer Ergebnisse zusammen mit einer Feststellung, die er im gleichen Zusammenhang trifft:

Die klinischen Suizide häufen sich nach überdurchschnittlich langen Hospitalisierungszeiten und Entlassungsvorbereitungen; und zwar im

Laufe der Jahre zunehmend im Ausgang oder Urlaub der Kranken, nicht innerhalb der Klinikgebäudes.«

ERNST (1979) formuliert in diesen Feststellungen zugleich eine Hypothese zur Erklärung der vielfach beobachteten Zunahmen des Suizids von psychiatrischen Patienten während der Klinikbehandlung. Unsere Ergebnisse scheinen sie zu stützen. Mehr als zwei Suizide in der UNK und die Hälfte der NLK-Suizide betraf Patienten, die auf offenen Stationen behandelt wurden. Nur ein Drittel der UNK- und zehn Prozent der NLK-Suizide ereigneten sich auf Station bzw. im Krankenhaus. Dagegen geschahen sie in der UNK bei einem Drittel, im NLK bei der Hälfte der Patienten während des erlaubten Ausgangs oder Urlaubs. In anderen Fällen gehört die unerlaubte Entfernung von der offenen Behandlungsstation zu den Suizidumständen oder der Weg durch das weitläufige Klinikgelände zur Arbeits- oder Beschäftigungstherapie, der als zeitlich begrenzter erlaubter Ausgang zu werten ist, zu den typischen Umständen.

Diese Ergebnisse werden von ERNST und KERN (1974) wie auch von RITZEL und KORNECK (1983), von WOLFERSDORF und Mitarbeitern (1984) und anderen Autoren bestätigt, obwohl sie nie so eindeutig sind wie in unseren Daten über das NLK. Gegenüber dem ersten Fünfjahres-Zeitraum, während dessen alle Aufnahmestationen geschlossen sind, nimmt die absolute Zahl der Suizide von 14 auf 26 zu. Sie verdoppelt sich fast. Die Zahl der Suizide von Patienten geschlossener Stationen bleibt mit zwölf gegenüber zehn fast gleich. Von den offenen Stationen und den ebenfalls offen geführten Rehabilitationsstationen aus ereignen sich in der zweiten Hälfte des Untersuchungszeitraumes zusammen zehn Suizide. Es sei allerdings erwähnt, daß die Bettenzahl dieser Stationen doppelt so hoch ist wie die der geschlossenen Abteilungen. Die Zahl der Aufnahmen ist für den offenen und den Rehabilitationsbereich etwas geringer. Es stellt sich jedoch die Frage, ob der übliche Berechungsmodus der Suizidrate (pro 100 000 und Jahr) im Zusammenhang mit unserer differenzierenden Fragestellung überhaupt gerechtfertigt ist. Zwar hat die ERNST'sche Untersuchung (1979) keine Verminderung des Suizids nach der Krankenhausentlassung zugunsten einer Vermehrung der Suizide während des stationären Aufenthaltes nachweisen können. Das bedeutet aber nicht, daß eine solche Verlagerung im Hinblick auf spezielle Risikogruppen, wie die Patienten von Rehabilitationsstationen, ausgeschlossen ist.

Die Intensivierung der Behandlung

Für die UNK läßt sich eine vergleichbare Entwicklung nicht zeigen. Dort blieb innerhalb des gesamten Untersuchungszeitraumes sowohl die Struktur wie der Behandlungsstil weitgehend unverändert, während in Wunstorf, insbesondere während der ersten Hälfte des Untersuchungszeitraumes (1975–1979) ein rascher, ja fast überstürzter Wandel ablief. Um so verblüffender ist die Feststellung, daß der Anstieg der Suizidrate von 78 auf 173 pro 100 000 Behandlungsepisoden sich erst nach fünf Jahren vollzog: nicht als fast 40 unerfahrene Therapeuten sich unbekümmert an die Reform der Anstalt machten, geschah der Einschnitt, sondern als sie nach fünf Jahren mühsamer Kleinarbeit den Schritt zur Öffnung der Hälfte der Aufnahmestationen wagten (genauer: zwei Jahre danach).

Der Zusammenhang zwischen der Öffnung der Stationen und dem Anstieg der Suizidrate scheint evident zu sein. Dennoch habe ich Zweifel, daß es so ist; und diese Zweifel werden von den Beobachtungen ERNSTs gestützt: »Die Suizide häufen sich nicht in der Zeit einer möglichen Anfangsverzweiflung über die Hospitalisierung, sondern erst nach längeren Rehabilitationsbemühungen.«

In der Tat spricht einiges dafür, daß in der zweiten Hälfte des Untersuchungszeitraumes andere Patienten betroffen sind als in der ersten. Während in der Zeit zwischen 1975 bis 1980 nur ein Patient länger als drei Monate in stationärer Behandlung war, waren es von 1981 bis 1984 elf von 23, davon sieben mit einer Verweildauer bis zu einem Jahr, und fünf Langzeitpatienten mit Verweildauern von zwei, sieben , 13, 15 und 23 Jahren, – alle in einer rehabilitativen Situation. Um 1980 herum wurden nicht nur zwei Aufnahmestationen geöffnet. Etwa um diese Zeit erfolgte auch eine Intensivierung der rehabilitativen Bemühungen mit dem Ziel, Hospitalisierungsschäden bei Langzeitpatienten aufzuarbeiten und neue Dauerhospitalisierungen möglichst zu vermeiden. Institutionell schlug sich das in der Eröffnung einer zweiten Rehabilitationsstation nieder, die sich besonders der Langzeitpatienten annahm. Betrachtet man diese Gruppe von zwölf Patienten mit langer Verweildauer gesondert und berücksichtigt sie bei der Berechnung nicht, ergeben sich zwischen der ersten und der zweiten Hälfte des Untersuchungszeitraumes keine Unterschiede mehr: in beiden Zeiträumen suizidierten sich jeweils vierzehn Patienten, im zweiten die Hälfte davon auf offenen Stationen.

Solches Vorgehen ist natürlich in dieser Form eine Milchmädchenrechnung. Sie hatte für unsere Institution aber dennoch Folgen. Die Wahrnehmung dieses Sachverhaltes veranlaßte uns, die Rehabilitationsstation für die Langzeitpatienten wieder zu schließen und unsere Konzeptionen zur therapeutischen und rehabilitativen Förderung dieser Patientengruppe zu überdenken.

Die Handhabung neuer Behandlungsstile

Die Analyse der Suizidereignisse auf unseren offenen und unseren geschlossenen Aufnahmestationen ohne Berücksichtigung der Rehabilitationsstation überzeugt nicht davon, daß die Frage der Unterbringung unter offenen oder geschlossenen Bedingungen allein der entscheidende Faktor für ein erhöhtes oder ein erniedrigtes Suizidrisiko ist. In der Tat haben die Suizide sich ja zum größten Teil nicht auf der Station ereignet, sondern ganz überwiegend während des erlaubten Ausgangs und Urlaubs oder auf dem Wege von und zu therapeutischen Veranstaltungen. Dennoch haben wir uns im Gefolge einer Serie von zehn Suiziden innerhalb eines Jahres dazu entschlossen, die offenen Aufnahmestationen wieder geschlossen zu führen – mit der Konsequenz, daß sich bis zur Öffnung innerhalb der nächsten elf Monate kein Suizid in der Klinik ereignete. Daran müssen sich mannigfache Überlegungen anknüpfen (s. o. Kap. 7).

Die wichtigste scheint mir folgende zu sein: Unsere Erfahrungen in der Führung von offenen, Rehabilitationsstationen, Tages- und Nachtkliniken sind relativ neu. In Wunstorf erstrecken sie sich auf weniger als zehn Jahre, in den meisten anderen Orten im deutschsprachigen Raum auf kaum mehr als zwanzig. Es spricht einiges dafür, daß wir die Handhabung dieser veränderten therapeutischen Strukturen und ihre Risiken noch nicht umfassend beherrschen. Das erhöhte Risiko bei der Rehabilitation von chronisch kranken Patienten, das von vielen Autoren beschrieben worden ist, scheint mir der am besten abgesicherte Beleg dafür zu sein.

Wir wissen allerdings immer noch nicht, was an unseren rehabilitativen Bemühungen die erhöhte Gefährdung der Patienten herbeiführt. Der Anstieg der Suizidraten, der besonders von ERNST immer wieder hervorgehoben worden ist (ERNST und KERN 1974, ERNST u. a. 1980), ist deshalb nicht auf die »Liberalisierung« selber zurückzuführen, sondern auf den unbeholfenen Umgang mit ihr. Im übrigen hielte ich es für sinnvoll, den Begriff der »Liberalisierung« oder der »freiheitlichen Behandlung« in diesem Zusammenhang zu meiden, weil auf diese Weise bestimmte Zusammenhänge unterstellt werden, die so nicht belegbar sind.

Es gibt Anhaltspunkte dafür, daß der Anstieg der Suizidrate in den psychiatrischen Kliniken außer mit gesamtgesellschaftlichen Entwicklungen auch mit dem Wandel in der Psychiatrie in Verbindung zu bringen ist. Aber dieser ist zu vielfältig, als daß er auf den politischen Begriff der Liberalität im Umgang mit den Kranken und auf die vermehrte Öffnung von

Behandlungsstationen zurückzuführen wäre. Es ist zu hoffen, daß die Suizidrate in den psychiatrischen Kliniken nach Bewältigung der Übergangsphase von der kustodialen zur therapeutischen und rehabilitativen Psychiatrie wieder sinken wird.

Die Merklmale offener und geschlossener Behandlung

Dabei scheint mir von besonderer Bedeutung zu sein, die spezifischen Charakteristika von offenen, geschlossenen und Rehabilitationsstationen zu überprüfen und auf risikofördernde Merkmale abzuklopfen. Die geschlossene Station legt dem Patienten eben nicht nur Restriktionen auf. Sie vermittelt auch Schutz und Geborgenheit und ein zwar erzwungenes, von vielen Kranken wohltuend erlebtes Gemeinschaftsgefühl.

Die offene Station legt dem Patienten weniger Einschränkungen auf. Aber Freiheit heilt bekanntlich nicht nur; sie macht auch Angst. Die offene Station vermittelt weniger Schutz und Geborgenheit als die geschlossene. Sie stellt insgesamt höhere Anforderungen an die Selbständigkeit des Patienten. Sie bedingt – wie ERNST und KERN (1974) hervorgehoben und viele andere bestätigt haben – eine größere Vereinzelung des Kranken, die bis zur Isolation reichen kann. Wenn der Kranke die Station zwischen 7.00 und 19.00 Uhr jederzeit verlassen kann, besteht die Gefahr, daß das Gefühl der Verantwortlichkeit des Therapeuten für den Patienten absinkt. Das gilt vor allem dann, wenn die Teilnahme an einem strukturierten Tagesprogramm nicht verbindlich ist. Auf der Rehabilitationsstation kommt hinzu, daß Erwartungen an die Patienten formuliert werden, die diese manchmal nicht erfüllen können. Ein Versagen ist in das Rehabilitationsprogramm eingebaut. Das Kommunikationsnetz der Station muß über Möglichkeiten verfügen, seine Konsequenzen rechtzeitig zu erkennen und aufzufangen.

Als wir uns entschieden, die offenen Aufnahmestationen vorübergehend zu schließen, war es unser Ziel, den Patienten ein stärkeres Gefühl von Geborgenheit zu vermitteln und das Verantwortungsgefühl der Therapeuten für die Kranken zu stärken. Mit der Wiedereröffnung versuchten wir ein größeres Gefühl der Verbindlichkeit für Patienten und Therapeuten zu erhalten, indem wir die erlaubten Ausgangszeiten begrenzten und den Patienten auferlegten, sich bei Verlassen der Station mündlich bei den Mitarbeitern und schriftlich in einem ausliegenden Buch abzumelden und dabei Ziel und Dauer anzugeben. Diese Verfahrensweise scheint sich zu bewähren. Mit anderen Worten, man kann offene Stationen und Rehabilitationsstationen in recht unterschiedlicher Weise organisieren. Man kann die Anforderungen an die Patienten dosieren und Instrumente des Schutzes und der Sicherung in das Therapiekonzept einbauen.

Das Experiment der Schließung sämtlicher Aufnahmestationen macht aber zugleich deutlich, daß diese Möglichkeiten der Rückkehr zu einer restriktiven Krankenhausführung begrenzt sind. Die Maßnahme stieß auf heftigen Widerstand bei zahlreichen Patienten und Angehörigen. Einzelne verließen die Klinik, andere verweigerten die Aufnahme. Auch einweisende Ärzte beklagten sich, sie hätten es schwerer, krankenhausbedürftige Patienten zur Aufnahme zu überreden, seitdem die entsprechenden Stationen geschlossen seien. Sie müßten deshalb auf andere Kliniken zurückgreifen. Aus diesen Gründen haben wir die ursprünglich auf ein Jahr geplante Maßnahme nach elf Monaten vorzeitig wieder auf. Über Anlaß und Auswirkungen dieses Experiments wird an anderer Stelle berichtet werden (s. o. Kap. 7 und 8).

Das Dilemma wird deutlich: Freiheitseinschränkungen mit dem Ziel der Suizidvermeidung können wir den Patienten heute meist nur mit deren Einverständnis auferlegen. Von den Patienten in unserer UNK-Untersuchungsgruppe waren alle freiwillig in Behandlung. Von den Wunstorfern waren es 33 von 40, in der zweiten Hälfte des Untersuchungszeitraumes sogar alle bis auf einen. Es hat sich als immer schwieriger erwiesen, gerichtliche Unterbringungsbeschlüsse zum Schutz des Patienten zu erwirken, wenn dieser seine Suizidgefährdung nicht hinausschreit. Eine latente Gefährdung, die bei der Schizophrenie oder der schweren Depression krankheitsimmanent ist, die vom Patienten in der gerichtlichen Anhörung aber negiert wird, führt zur sofortigen Entlassung. In einem Einzelfall war ein Suizid die unmittelbare Folge einer solchen richterlich angeordneten Entlassung.

Diese Entwicklung hat zur Folge, daß wir mit vielen Patienten über die Form der Unterbringung, über Ausgang und Beurlaubung ringen müssen. ERNST hat zwar recht, wenn er betont, daß nicht jede Beurlaubung, jeder frühzeitige Ausgang sein müsse. Auf der anderen Seite können wir oft durch Kompromisse die Bereitschaft sichern, sich überhaupt im Krankenhaus behandeln zu lassen: Er bleibt, wenn er auf einer offenen Station behandelt wird, wenn er Ausgang bekommt, wenn er am Wochenende nach Hause beurlaubt wird. Wenn wir ihm das verweigern, bricht er die Behandlung ab. In manchen Fällen werden wir auf diese Weise zu größeren Risiken gezwungen als wir bereit sind einzugehen. In solchen Fällen die Behandlung abzubrechen ist aber, wegen der Suizidgefährdung der Betroffenen, keine Lösung. Dieses Dilemma scheint kaum lösbar. Es ist aber bei der Diskussion um die Suizidprophylaxe im psychiatrischen Krankenhaus und die Vermeidbarkeit des Kliniksuizids zu bedenken.

Urlaub und Ausgang

Urlaub und Ausgang sind offensichtlich zunehmend und in besonderer Weise mit einem Suizidrisiko behaftet. Das gilt sowohl für die offenen wie die geschlossene Station. Bei unserem Landeskrankenhaus fällt zusätzlich die Belastung des Weges von und zur Arbeitstherapie auf, der eine Sonderform des zeitlich begrenzten Ausgangs darstellt. Diese Problematik bedarf der gesonderten Untersuchung.

Die übereinstimmende Feststellung dieses Gefährdungsfaktors durch zahlreiche Untersucher macht die Erarbeitung von Entscheidungskriterien für die Gewährung für Ausgang und Urlaub sowie für die Art und die Dauer solcher Maßnahmen unabdingbar. Die Höhe der Medikation und die Zuverlässigkeit der Medikamenteneinnahme während des Urlaubs können ebenso dazugehören wie die Vorabklärung der zu erwartenden Belastung im Kreis der Angehörigen: Zwei unserer Suizide ereigneten sich bei Familienfeiern, bei denen die Therapeuten glaubten, dem Patienten die Beurlaubung nicht verwehren zu dürfen.

Schlußbemerkungen

Die Ergebnisse unserer Analyse zeigen, daß die Reduktion der Suizidproblematik im psychiatrischen Krankenhaus sich nicht auf die Frage offene/geschlossene Behandlung reduzieren läßt. Patienten suizidieren sich während der Behandlung auf offenen und geschlossenen Stationen. Einiges spricht dafür, daß die Patienten von geschlossenen, offenen und Rehabilitationsstationen, die sich während der Behandlung suizidieren, unterschiedliche Merkmale haben: die jeweiligen Stationen scheitern an ihrer für sie typischen Klientel. Am Beispiel der Rehabilitationsstationen wird das besonders deutlich. Die Schlußfolgerung kann nicht heißen, die Indikation für die Behandlung auf offenen und geschlossenen Stationen grundsätzlich zu verändern. Diese Indikation muß für jeden Patienten einzeln getroffen werden. Es ist vielmehr erforderlich, in die jeweiligen Behandlungskonzepte Überlegungen über die spezifische Gefährdung und Maßnahmen zum Schutz der besonderen Patientenpopulationen einzubeziehen. Bei der Gewährung von Urlaub und Ausgang sind neben klinischen Faktoren auch außerklinische Einflüsse und Belastungsfaktoren zu bedenken.

Das Problem des Suizids während psychiatrischer Behandlung ist komplex. Manche seiner Aspekte sind der Forschung bisher nicht zugänglich. Sicher ist jedoch, daß – unbeschadet des Einflusses institutioneller Faktoren – die sorgfältige diagnostische Abklärung des Leidens, die konsequente Behandlung der Grundkrankheit und die permanente Klärung der subjektiven Befindlichkeit des Patienten im jeweiligen institutionellen Rahmen die besten Mittel zur Verminderung der Suizidgefahr sind. Insbesondere das Aufkommen von Hoffnungslosigkeit und Verzweiflung (BECK 1965, BECK u. a. 1985, DRAKE u. a. 1985) sind ein Warnsignal ersten Ranges, die den Therapeuten zum Handeln aufrufen, gleichgültig, ob der Patient sich auf einer geschlossenen, einer offenen oder einer Rehabilitationsstation befindet.

10. Kapitel

Therapeutenverhalten, Therapiefehler

Die Fehleinschätzung von Diagnose und Psychopathologie als mögliche Teilursache des Patientensuizids

Zusammenfassung

Jenseits der Epidemiologie des Patientensuizids sind Prozeß- und Verlaufsuntersuchungen erforderlich, die die Rolle der Diagnostik und der Behandlung miteinbeziehen. Bei der Analyse der Diagnostik fällt auf, daß jugendliche Schizophrene gehäuft als Borderline-Patienten, Endogen-Depressive gehäuft als neurotisch-depressiv fehldiagnostiziert werden. Dieses Kapitel setzt sich mit den Konsequenzen von Fehlern in der Diagnostik, der Einschätzung der Psychopathologie, der gewählten Therapiemethode oder der Bestimmung des Behandlungsziels auseinander und sucht nach den Ursachen für solche Fehleinschätzungen, die bei Suizidpatienten möglicherweise gehäuft auftreten. Zu ihrer Vermeidung ist nicht nur verstärktes Gewicht auf die handwerklichen Aspekte der Psychiatrie zu legen. Besonderes Augenmerk verdienen auch Übertragungs- und Gegenübertragungsvorgänge, die sowohl in starker Sympathie, wie im »Gegenübertragungshaß« bestehen können.

Epidemiologie – und was darüber hinaus?

Vor einem Jahrzehnt waren wissenschaftliche Untersuchungen zum Suizid psychiatrischer Patienten während der Krankenhausbehandlung vergleichsweise selten. Seither hat das Interesse daran zugenommen. Die Gründe dafür sind vielfältig. Ich habe oben auf die vielfältigen Probleme hingewiesen, die die Erforschung des Patientensuizids aufwirft. Dennoch hat die bisherige Forschung uns eine Reihe von Ergebnissen vermittelt. Wir wissen, daß psychotische Patienten besonders gefährdet sind. Wir wissen, daß den meisten vollendeten Suiziden bei unseren Patienten Suizidversuche vorangegangen sind. Wir haben den Eindruck, daß eine kritische soziale Situation, ein chronisch rezidivierender Krankheitsverlauf, nicht vorhandene oder schwindende zwischenmenschliche Beziehungen zur Erhöhung des Suizidrisikos beitragen.

Es fällt jedoch auf, daß die meisten Arbeiten zum Suizid psychiatrischer Patienten epidemiologische Untersuchungen sind. Es gibt kaum Prozeß-

oder Verlaufsuntersuchungen. Eine Ausnahme ist der Bericht von REI-MER und HENSELER (1981) über die gescheiterte Behandlung von suizida-len Patienten. Aber auch hierzu ist anzumerken, daß es sich hier um ge-scheiterte Interventionen bei neurotischen Patienten in ambulanter Psychotherapie gehandelt hat.

Der Grund für das Fehlen solcher Untersuchungen bei Kranken-hauspatienten, insbesondere bei solchen mit Psychosen, ist in erster Li-nie in methodischen Problemen zu suchen. Studien über vollendete Suizide sind fast zwingend retrospektiv. Sie müssen sich auf die Befra-gung von Therapeuten und Angehörigen stützen, die unmittelbar im Anschluß an einen Suizid eigene Schuldgefühle zu bewältigen haben und später mit Verdrängungsprozessen zu kämpfen haben. Oder sie stützen sich auf Krankenunterlagen, die unvollständig sind bzw. die, soweit sie nach dem Suizid erstellt worden sind, fast immer defensive Züge aufweisen. Wenn Studien den Anspruch stellen, retrospektiv zu sein – etwa die von BORG und STAHL (1982) – stützen sie sich auf so dürftiges Datenmaterial, daß eine Interpretation der Dynamik des Sui-zids nicht möglich ist.

Dennoch müssen wir bei der Erforschung des Patientensuizids über die Epidemiologie hinaus kommen. Wir gehen davon aus, daß der Patienten-suizid etwas mit der psychiatrischen Behandlung zu tun hat. Auch wenn wir nicht davon überzeugt sind, daß er nicht gänzlich zu vermeiden ist, muß es unser Ziel sein, Vorbeugung zu leisten und unsere Interventions-möglichkeiten zu verbessern. Wir gehen davon aus, daß die Häufigkeit des Patientensuizids auch etwas mit der Qualität der Behandlung zu tun hat bzw. mit der mangelnden Qualität. Wir können nicht ausschließen, daß bestimmte Formen von Behandlung risikoreicher sind als andere. So ist schon früh in die Diskussion geraten, ob die Behandlung mit Neuro-leptika in der Wiederherstellungsphase beim schizophrenen Patienten nicht zu einer Depression führen könne und damit das Suizidrisiko er-höhe. So ist immer wieder die Frage erhoben worden, ob nicht eine inten-sive Rehablilitation psychotischer Patienten außer zu einem Wiederauf-flammen von Symptomen auch zu einer Erhöhung der Suizidgefahr füh-ren könne.

Vier mögliche Fehleinschätzungen

Als wir damit begannen, die Suizide aufzuarbeiten, die sich während der vergangenen zehn Jahre in unserem Krankenhaus ereignet haben, haben wir für jeden der betroffenen Patienten zunächst auch nur die epidemiolo-gischen Daten erhoben. Wir haben dann aber darüber hinaus für jeden

Patienten eine Biographie erstellt und eine Fallanalyse durchgeführt. Den gleichen Ansatz haben wir bei Patienten unserer Ambulanz verfolgt, die sich während oder nach Abschluß der ambulanten Behandlung das Leben genommen haben. Mit einem Teilaspekt dieser Untersuchung möchte ich mich im folgenden beschäftigen: mit der möglichen Bedeutung von Diagnose und Psychopathologie für das therapeutische Handeln – genauer, mit der möglichen Bedeutung der Fehleinschätzung von beiden Teilursachen für den Patientensuizid. Bei unseren Analysen sind uns vier Fehlermöglichkeiten aufgefallen:

☐ Falsche Diagnose mit der Konsequenz einer falschen Therapie.
☐ Richtige Diagnose, falsche Einschätzung der Psychopathologie, falsche Therapie.
☐ Richtige Diagnose, richtige Bewertung der Psychopathologie, falsche Therapie.
☐ Richtige Diagnose, richtige Bewertung der Psychopathologie, richtiger therapeutischer Ansatz, falsches Therapieziel.

Falsche Diagnose – falsche Therapie

In der Psychiatrie hat immer wieder die Tendenz bestanden, die Diagnose bei manchen Patienten zu verniedlichen. Dafür gibt es vielfältige Gründe: man will einen Patienten nicht stigmatisieren; man will ihn nicht etikettieren; man will selber nicht wahrhaben, daß jemand schizophren ist oder daß er an einer affektiven Psychose leidet. Man glaubt, man müsse den Patienten vor dieser Diagnose bewahren. Aber man bewahrt ihn nicht vor der Krankheit; man versucht, die Diagnose wegzuinterpretieren. Tatsächlich tut man psychisch Kranken nur selten einen Gefallen, wenn man der uminterpretierten, verfälschten oder verleugneten Diagnose auch eine entsprechende Behandlung folgen läßt. Ich habe den Eindruck, daß diese Tendenz bei Patientensuiziden eine nicht zu unterschätzende Rolle spielt.

Die Literatur läßt dazu wenig Rückschlüsse zu, da die Autoren meist nicht Rechenschaft darüber ablegen, wie die Diagnosen, die sie erheben, zustande gekommen sind. In unserer Untersuchung über die Suizide von Patienten in der Ambulanz bzw. nach Krankenhausentlassung erwies es sich immerhin als notwendig, in sechs von zwanzig Fällen die Diagnose zu reklassifizieren (vgl. oben Kap. 3). In drei Fällen erwies es sich, daß die Patienten bei der Anwendung von DSM-III-Kriterien an affektiven Psychosen und nicht an neurotischen Depressionen gelitten haben. In zwei Fällen ließ sich belegen, daß sich hinter der Diagnose eines Borderline-Syndroms eine Psychose aus dem schizophrenen Formenkreis verbarg. In allen fünf Fällen handelte es sich um differenzierte Patienten mit höherer Schulbildung oder mit einem Studium – mit einer Ausnahme um junge Patienten –, die geeignet waren, ein hohes Maß an Identifikation und von positiver Gegenübertragung von seiten der Therapeuten auszulösen.

Daß die Diagnose bei diesen Patienten für therapeutische Entscheidungen sehr wohl von Bedeutung war, stellte sich in nachträglichen Diskussionen mit den behandelnden Therapeuten heraus. Bei einem 21jährigen Patienten mit der Diagnose eines Borderline-Syndroms meinte der verantwortliche Arzt später: »Wenn ich ihn zu diesem Zeitpunkt für schizophren gehalten hätte, hätte ich eine Einweisung gegen seinen Willen erwirkt.« Im Hinblick auf einen 35jährigen Ingenieur, den ich als endogen depressiv reklassifiziert habe, äußerte sich der behandelnde Arzt in ähnlicher Weise. Allerdings werden an diesem Beispiel auch die Schwierigkeiten deutlich, die die Revision der Diagnose vor dem Suizid möglicherweise behindern. In der Supervision der ambulanten Therapie hat die Diagnose einer endogenen Depression ebenso zur Debatte gestanden wie eine Zwangseinweisung. Eine solche hätte allerdings mit an Sicherheit grenzende Wahrscheinlichkeit zur Vernichtung der beruflichen Existenz des Leiters eines in Schwierigkeiten geratenen selbständigen Betriebes geführt. Der Therapeut hätte dafür über die diagnostische Entscheidung hinaus die Verantwortung übernehmen müssen. Dieses reale Problem wurde durch eine Gegenübertragung verschärft, in der der Therapeut eine Wiederholung eines Ereignisses aus der eigenen Lebensgeschichte sah.

Richtige Diagnose – falsche Bewertung der Psychopathologie

Es kann aber auch sein, daß die richtige Diagnose gestellt wird, daß die Krankheitssymptomatik aber in ihrer Intensität nicht erkannt wird und auf diese Weise trotz richtiger Diagnose eine falsche Behandlung die Folge ist. Ein Grund dafür kann auch hier in einer besonderen Form der Gegenübertragung gesehen werden. In der amerikanischen Literatur ist von einem »Gegenübertragungshaß« die Rede, die die Wahrnehmung des Therapeuten beeinträchtigt (vgl. QUEREN 1983). Die Gründe können aber sehr viel simpler sein: mangelhafte psychiatrische Erfahrung oder oberflächliche Untersuchung.

Beispiel: Eine 25jährige junge Frau mit einer bekannten Diagnose aus dem schizophrenen Formenkreis, die auf die geschlossene Station zurückverlegt worden ist, nachdem ihr Freund sich durch Sturz-vor-den-Zug suizidiert hat, wird nach ihrem ersten Ausgang von einer besorgten Taxifahrerin aus dem Ort vom Bahnhof zurückgebracht. Sie habe dort auf dem Bahnsteig gestanden und auf Befragen gemeint, sie wolle sich das Leben nehmen. Das erfahrene Stationsteam kommt einhellig zu dem Ergebnis, die Patientin agiere nur herum. Sie sei gar nicht so krank. Sie wolle nur Aufmerksamkeit auf sich ziehen. Als ein außenstehender Facharzt größte Besorgnis äußert, versuchten wir, der Angelegenheit nachzugehen. Es stellte sich heraus, daß die Patientin die Mitarbeiter der Station, einschließlich der beiden Stationsärzte, durch ihr pseudoneurotisches Verhalten in den vergangenen Wochen zur Weißglut gebracht hatte. Ihre Oberflächlichkeit und ihre unangemessene Fröhlichkeit sind trotz bekannter Diagnose normalpsychologisch interpretiert worden.

Eine Nachexploration ergab eine schwere Ambivalenz, diskrete paranoide Symptome, die sich in den Tagen danach verstärkten und hinter dem läppischen Verhalten verbarg sich eine Lebenssituation, die von ihr als ausweglos gesehen wurde. Nach Konfrontation der Mitarbeiter mit dieser völlig anderen Wahrnehmung der Symptome der Patientin, brachen die Emotionen zusammen, die sich gegen die Patientin angesammelt hatten. Unter einer verstärkten neuroleptischen Behandlung verschwand die Symptomatik. Danach war eine Bearbeitung der nun ernstgenommenen Suizidgefährdung mit der Patientin bis heute möglich.

Richtige Diagnose, richtige Einschätzung der Psychopathologie – falsche Therapie

Trotz richtiger Diagnose und richtiger Bewertung der Psychopathologie ist es dennoch möglich, daß sich eine falsche Behandlung anschließt. Als Beispiel sei über eine 30jährige Patientin mit einer Psychose aus dem schizophrenen Formenkreis berichtet, die zum vierten Mal in stationäre psychiatrische Behandlung kam. Ihre Psychose verlief eher phasen- als schubweise. Zwei psychotische Krisen waren im Zusammenhang mit Entbindungen aufgetreten. Ihre Symptome waren jeweils innerhalb von wenigen Wochen unter Neuroleptika-Behandlung völlig abgeklungen. Während einer dieser Krisen hatte sie einen Suizidversuch begangen.

Jetzt war sie zur Aufnahme gekommen, weil sie fürchtete, sie könne suizidal werden. Diese Angst klang nach einer Krisenintervention ab. Psychotische Symptome, auch Residualsymptome, bestanden nicht. Die Patientin hätte nach einer kurzen Erholungsphase entlassen werden können. Stattdessen entschloß sich der Therapeut zu einer konfliktorientierten stationären Psychotherapie mit dem Ziel, den Ursachen der Angstsymptomatik nachzugehen. Die Entscheidung erfolgte in Kenntnis der Diagnose, offenbar weil die Patientin nach der erfolgten Krisenintervention unter einer niedrigen Neuroleptikadosis in Verhalten und Emotionalität wie eine »gewöhnlich neurotisch Kranke« wirkte. Bezeichnend ist, daß der Therapeut nach dem vier Wochen später erfolgten Suizid die

Ausgangsdiagnose zunächst verleugnete. Er hat auch die unterschiedliche Wahrnehmung des Behandlungsfortschrittes auch von seiner und der Patientin Seite festgehalten: Die Patientin klage darüber, daß es nicht vorangehe, daß es ihr schlechter gehe. Er meine aber, daß sie das falsch wahrnehme. In Wirklichkeit sei der therapeutische Fortschritt nicht zu übersehen.

Richtige Diagnose, richtige Einschätzung der Psychopathologie, richtige Therapiemethode – falsches Therapieziel

Bei dieser Variante wird die begrenzte Belastbarkeit des psychotischen Patienten in der Remission nicht ausreichend in Rechnung gestellt. Vor einer Generation galt die Regel, daß ein schizophrener Patient nach seiner Krankheitsepisode damit rechnen müsse, auf einem niedrigeren beruflichen und gegebenenfalls auch sozialen Niveau wiedereingegliedert zu werden. In einer Zwischenphase des therapeutischen Optimismus wurde diese Regel verhältnismäßig unbekümmert umgestoßen. Die volle Heilung war das Ziel. Inzwischen hat sich jedoch die Erkenntnis wieder durchgesetzt, daß Patienten mit einer abgelaufenen Psychose aus dem schizophrenen Formenkreis auch in der Remission erhöht verwundbar bleiben. Eine erhöhte Suizidquote bei der Rehabilitation ist von verschiedenen Autoren berichtet worden. Auch wir haben sie beobachten können. Das muß nicht bedeuten, daß jeder Versuch, einen Patienten wiedereinzugliedern auch ein erhöhtes Suizidrisiko beinhaltet. Die Probleme tauchen auf, wo der Patient und die Therapeuten bzw. der Patient oder die Therapeuten ein unrealistisches, unerreichbares Ziel ansteuern. Das ist für den Patienten mit einer dauernden Spannung, einer dauernden Überforderung und ständigen Enttäuschungsreaktion verbunden. In typischer Weise scheinen schizophrene Studenten einer solchen permanenten Überforderungssituation ausgesetzt zu sein.

GESTRICH und STIEF (1981) haben in ihrer Katamnese des Studienerfolges schizophrener Studenten mit 25 % eine erschreckend hohe Suizidrate bei diesen Studenten gefunden. Als Oberarzt habe ich immer wieder beobachtet, daß bei weniger erfahrenen Ärzten die Neigung besteht, schon in einer Frühphase der Remission möglichst alle Probleme der Patienten auf einmal zu lösen: Partnerprobleme, berufliche Probleme und Probleme mit der Herkunftsfamilie. Ihnen scheint es besonders schwerzufallen, sich mit einer Neuroleptikabehandlung und einer stützenden psychotherapeutischen Führung zufriedenzugeben, bis der Patient ausreichende Stabilität erreicht hat: Eine 35jährige Patientin mit einer Psychose aus dem schizophrenen Formenkreis macht gute therapeutische

Fortschritte. Die Symptomatik scheint abgeklungen zu sein. Sie kann eigentlich entlassen werden. Die Therapeuten entschließen sich jedoch, eine lange schwelende Partnerproblematik und einen Familienkonflikt mit der Schwiegermutter aufzuarbeiten. Die Patientin sträubt sich zunächst, lenkt dann aber ein. Schließlich suizidiert sie sich nach einer Auseinandersetzung mit dem Ehemann, mit dem die Konflikte sich im Rahmen der Therapie zugespitzt haben. Die retrospektive Analyse legt nahe, daß die Patientin hier durch das weiterreichende Therapieziel überfordert gewesen ist.

Schlußfolgerungen

Der Suizid von Patienten während der Behandlung ist in manchen Fällen sicher unvermeidbar. In anderen aber hat er mit den Bedingungen der Behandlung zu tun. Einige mögliche Fehlerquellen bei der Therapie psychiatrischer Patienten, die den Suizid mitbedingen können, habe ich darzustellen versucht. Das soll nicht heißen, daß Fehler in der Diagnostik, der Einschätzung der Psychopathologie, der gewählten Psychotherapiemethode oder der Bestimmung des therapeutischen Ziels zwingend den Patientensuizid zur Folge haben müssen. Aber solche Fehler beeinflussen den Krankheitsverlauf. Insbesondere Fehler von Diagnostik und Bewertung der Psychopathologie bedingen, daß das Grundleiden bei psychotischen Patienten nicht auf dem raschest- und bestmöglichen Weg gebessert wird. Die fehlerhafte Auswahl von Therapiemethoden kann zu einer Beunruhigung und zu einer unnötigen Belastung des Patienten führen. Die fehlerhafte Bestimmung des Therapieziels schließlich birgt die Gefahr einer Überforderung.

Ich habe diese vier möglichen Fehlerquellen aus der Analyse der Krankengeschichten von vollendeten Suiziden abgeleitet. Im Hinblick auf den hohen Anteil der im Rahmen unserer Untersuchung reklassifizierten Diagnosen ergibt sich für künftige Forschungsvorhaben die Anregung, ein Augenmerk auf die Diskrepanz zwischen Therapeutendiagnosen und Wissenschaftlerdiagnosen zu richten. Für den therapeutischen Alltag ist die Bedeutung einer sauberen Diagnostik, Psychopathologie und wohlüberlegter Indikationen für therapeutische Maßnahmen noch einmal zu unterstreichen. Das gilt in besonderem Maße für die Differentialdiagnose, affektive Psychose – neurotische Depression, und für die Differentialdiagnose Psychose aus dem schizophrenen Formenkreis – Borderline-Syndrom (vgl. Kap. 3). In beiden Fällen ist neben der Psychopathologie ein besonderes Augenmerk auf mögliche Übertragungs- und Gegenübertragungsvorgänge zu richten, die es den Behandelnden erschweren, eine in ihren Augen stigmatisierende Diagnose zu stellen (und die daraus folgenden Therapieentscheidungen zu treffen). Kranke, die sich in einer ähnlichen sozialen oder Lebenssituation befinden wie die Behandelnden, und die Patienten, die die spezielle Sympathie der Therapeuten genießen, scheinen in dieser Hinsicht vor allem gefährdet zu sein.

Meine Ergebnisse sind vorläufig. Sie mögen teilweise auch anfechtbar sein. Sie vermitteln aber die Anregung, bei künftigen Untersuchungen zum Patientensuizid über die Erhebung von epidemiologischen Daten hinaus Einzelfallanalysen durchzuführen, um so Aspekte von Krankheitsverlauf, Diagnostik, Therapie, therapeutischen Rahmenbedingungen und Umweltverhalten einer Untersuchung zu unterziehen. Darüber dürfen wir allerdings nicht aus den Augen verlieren, daß der Suizid immer die Folge eines Bündels von Ursachen und Motiven ist. Dieses Bewußtsein sollte uns auch Mut machen, unser diagnostisches und therapeutisches Vorgehen kritisch zu überprüfen. Es geht um Ansätze zur Suizidprophylaxe, nicht um Schuldzuweisung.

In den folgenden vier Kapiteln will ich auf Teilaspekte der hier erörterten Fragen eingehen: auf Rehabilitation und Rehabilitationsdruck, auf die Rolle der Psychopharmakotherapie, die Hoffnungslosigkeit der Kranken als Suizidmotiv und die Schwierigkeiten bei der Risikoabschätzung. All dies sind kritische Probleme, bei denen Therapeutenverhalten und mögliche Therapeutenfehler eine zentrale Rolle spielen.

168

11. Kapitel
Tagesbehandlung, Rehabilitationsdruck und Suizid

Ein Bericht

Zusammenfassung

Die meisten Tageskliniken sind rehabilitative Einrichtungen. Sie sind deswegen besonders geeignet, die Auswirkungen des »Rehabilitationsdrucks« zu untersuchen, der immer wieder als Suizidrisikofaktor genannt wird. Im vorliegenden Bericht wird die Situation in den ersten Jahren der Tübinger Tagesklinik dargestellt und analysiert. Es zeigt sich, daß das Problem nicht auf einen einfachen Nenner zu reduzieren ist: Patienten suizidieren sich bei alleiniger Behandlung durch die Tagesklinik, bei gleichzeitiger Mitbehandlung durch die Station, nach Verlegung auf die geschlossene Station wegen Suizidgefährdung und nach Entlassung aus der Tagesbehandlung. Auffällig ist die große Zahl der Patienten, die sich einmal in Tagesbehandlung befunden haben und deren Suizide später bekannt wurden. Möglicherweise ist dies eine Einrichtung, die sich von ihrer Anlage her mit einer großen Zahl besonders gefährdeter jüngerer Leuten befaßt, die große Hoffnungen auf die Rehabilitationsmaßnahmen setzen und bei denen die Gefahr der Enttäuschung besonders groß ist. Anhand der Kurzdarstellung von Einzelschicksalen und Analyse des Behandlungskonzeptes wird der Versuch der Rehabilitation als Gefährdungsfaktor bestätigt, der bei der Entwicklung des Behandlungsplans und der Dosierung der Intensität der Maßnahme berücksichtigt werden muß.

Tageskliniken als Rehabilitationseinrichtungen

Suizidalität ist eine Gegenindikation zur Aufnahme in die Tagesklinik. Suizidgefährdete Patienten kommen theoretisch gar nicht erst in die Tagesklinik. Aber die Wirklichkeit ist anders. Gerade diejenigen Patientengruppen, für die die Tagesbehandlung besonders hilfreich ist, sind langfristig mit einem höheren Suizidrisiko behaftet als die Durchschnittspopulation psychiatrischer Kliniken: Kranke, die einer langfristigen intensiven gruppentherapeutischen Behandlung, Familienbehandlung, beruflicher Rehabilitation und sozialer Unterstützung bedürfen; Kranke mit Psychosen aus dem schizophrenen Formenkreis, die bereits mehrere Rückfälle erlitten haben, die Familie und Beruf entfremdet sind, für die die Tagesbehandlung eine Alternative zur langfristigen Hospitalisierung oder zum Leben im beschützenden Wohnheim ist. Psychiatrische Tageskliniken sind meist Rehabilitationseinrichtungen; und es gibt Anhaltspunkte dafür, daß die Bemühungen um die Rehabilitation psychisch Kranker mit einem besonders hohen Suizidrisiko behaftet sind (vgl. WOLPERT 1976).

Um das Suizidrisiko der Tagesbehandlung in den richtigen Relationen zu sehen ist es notwendig, das Suizidrisiko psychisch Kranker ganz allgemein zu betrachten. Die Schätzungen darüber gehen weit auseinander. PAYKEL u. a. (1973) haben gezeigt, daß Suizidgedanken auch in einer zufällig ausgewählten Bevölkerungsgruppe keineswegs selten sind. PLANANSKY und JOHNSTON (1972) haben gefunden, daß 50 % der von ihnen untersuchten schizophrenen Krankenhauspatienten einmal schwer suizidal gewesen sind oder bereits Suizidversuche gemacht haben. Epidemiologische Untersuchungen aus verschiedenen Ländern geben bei endogen Depressiven eine Suizidrate von bis zu 50 % und bei Schizophrenen bis zu 10 % an (vgl. BÖKER u. HÄFNER 1973, SCHARFETTER u. a. 1979).

Wir haben uns ausführlich mit dem Suizid im psychiatrischen Krankenhaus, nach der Entlassung und während der ambulanten Behandlung auseinandergesetzt (s.o. Kap. 4 und 5). Eines unserer wichtigsten frühen Ergebnisse (MÜLLER 1978, FINZEN u.a. 1983) war es, daß die Suizidrate nach der Entlassung aus der stationären psychiatrischen Behandlung doppelt so hoch ist wie während des Krankenhausaufenthaltes. Wir befinden uns damit in Übereinstimmung mit den wenigen anderen Untersuchern, die sich an die schwierige Aufgabe gemacht hatten, der Suizidproblematik nach der Entlassung nachzugehen. Hier werden wir uns am Beispiel der Tagesbehandlung der Suizidgefährdung unter Bedingungen der Rehabilitation zuwenden. In der Literatur ist in der letzten Jahren immer wieder das Stichwort »Rehabilitationsdruck« im Zusammenhang mit der Zunahme von Suiziden unter psychiatrischer Behandlung gefallen.

Die psychiatrische Tagesbehandlung steht irgendwo zwischen ambulanter und stationärer Behandlung. Zugleich ist sie eine Einrichtung mit rehabilitativem Charakter. Das hat folgende Konsequenzen:

☐ Die Tagesbehandlung ist für den Patienten weniger entlastend als eine vollstationäre Behandlung. Tageskliniken tolerieren in der Regel kein regressives Klima. Sie verlangen, daß die Kranken täglich an- und abreisen, sich teilweise selbst versorgen, einen beträchtlichen Teil des Tages und das Wochenende ohne therapeutische Hilfe bewältigen. Psychiatrische Tagesbehandlung dauert 40 Stunden in der Woche. Die übrigen 128 Stunden sind die Patienten auf sich selbst, auf ihre Freundes- und Familienumwelt angewiesen.

☐ Die Tagesbehandlung bietet Gelegenheit, Probleme, die in der gewohnten Umwelt des Patienten auftreten, unmittelbar therapeutisch aufzuarbeiten. Die Tagesbehandlung ist also zugleich verstärktes Risiko und Belastung wie eine Chance zum Auffangen von Problemen, die zu suizidalen Krisen führen oder im Suizid enden können.

Wegen des offenen therapeutischen Rahmens – der Patient bringt den größten Teil der Zeit außerhalb der Kontrolle der Therapeuten zu – gehört die Angst vor einem möglichen Suizid zu den permanenten unterschwelligen Ängsten der Therapeuten eines Tagesklinikteams. Das Thema wird in allen mir bekannten Tageskliniken bei jeder Entscheidung über eine Aufnahme und in ungezählten Personalbesprechungen immer wieder diskutiert.

Trotz der rigorosen Gegenindikation zur Aufnahme wurde uns relativ bald bewußt, daß die meisten unserer Patienten mit langwierigen Krankengeschichten wohl doch zeitweise und immer wieder als latent suizidal zu betrachten waren. In der ersten Zeit hatten wir allerdings glücklicherweise mehr mit der Angst davor als mit tatsächlicher Suizidalität zu tun. Rückverlegungen in die Klinik erfolgten in Einzelfällen aus anderen Gründen, etwa wegen einer akuten Verschlechterung der klinischen Symptomatik oder weil Familien sich durch die ständige Anwesenheit des Patienten überlastet fühlten.

Bericht über zwei Suizide in einer Tagesklinik

In den folgenden Abschnitten will ich über zwei Suizide berichten, die sich in der Aufbauphase der von mir 1972 bis 1974 geleiteten Tagesklinik ereigneten. Die Darstellung ist bewußt subjektiv gehalten.

Suizid am Tage nach der Aufnahme

Obwohl die mögliche Suizidalität unserer Patienten ein ständiges Gesprächsthema war, traf uns der erste Suizid unerwartet. Eine Patientin kam vom Spaziergang in der Mittagspause nicht zurück. Sie suizidierte sich durch Sturz aus dem Fenster einer anderen Klinik, in der sie einige Monate zuvor wegen einer körperlichen Krankheit behandelt worden war. Die Patientin, eine 43jährige Lehrerin, war erst am Tag zuvor aufgenommen worden. Eine unmittelbare Suizidgefährdung hatte bei ihr überhaupt nicht zur Diskussion gestanden. Als wir später versuchten, die Entwicklung zu rekonstruieren, ergab sich folgendes Bild:

Frau C. war uns drei Tage zuvor von Dr. M., einem Assistenzarzt der Klinik, zugewiesen worden. Er hatte sie im Jahr zuvor stationär behandelt und bis zu ihrem Dienstantritt wenige Wochen zuvor ambulant betreut. Er kündigte uns die Patientin an als Kranke mit einer bekannten paranoiden Psychose, bei der z. Zt. aber keine Symptomatik vorliege. Wesentlicher Grund für die Zuweisung sei, daß sie nach einem gescheiterten Arbeitsversuch zu Hause herumsitze. Wir sollten sie aufnehmen, um mit ihr über die Berufsproblematik zu diskutieren und sie und ihre Mutter, die ein etwas gespanntes Verhältnis zueinander hätten, wenigstens für Stunden am Tage voneinander zu trennen.

Etwas merkwürdig erschien uns hinterher, daß der Kollege versuchte, ein neues Medikament für sie einzusetzen, das – wie sich hinterher herausstellte – auf dem deutschen Markt noch nicht zu erhalten war, obwohl er vorher mit Haloperidol und Melleril gute Erfahrungen bei ihr gemacht hatte. Auffällig bei dem Vorgespräch waren – wie wir in der Diskussion feststellten – zwei Dinge gewesen. Das eine: die Patientin hatte zwar etwas subdepressiv gewirkt, aber keinesfalls Anlaß zur Befürchtung, gegeben, sie könne suizidal sein. Sie hatte das gegenüber dem Kollegen auf der Station auch strikt negiert. Bei uns war sie weniger antriebsgestört als lebhaft. Sie meinte zwar: »Sie können mir doch nicht helfen; dazu werde ich am Wochenende eine Freundin in Weil treffen, mit der ich meine beruflichen Probleme durchsprechen kann.«

Nach einigem Hin und Her erklärte sie sich dann nach der Besichtigung der Tagesklinik bereit, für einige Tage probeweise zu uns zu kommen: für drei Tage, schlug ich vor. Sie meinte, eigentlich eher lachend, »nein, für zwei.« Ich meinte: »Überlegen Sie es sich noch einmal.« In der Gruppe hatte sie sich bereits am ersten Tag gleich gut integriert. Ich weiß nicht, ob das jetzt eine Projektion ist zu sagen, daß sie im übrigen vielleicht aber etwas fehl am Platze im Haus war. Die jüngeren Patienten waren zwar differenziert, aber eben doch sehr viel jünger als sie. Die älteren Patienten waren weniger differenziert. Es war niemand da, an den sie während des ersten Tages Anschluß fand. Das wiederum ist aber auch nichts Ungewöhnliches.

Am zweiten Tag fiel auf, daß sie sehr elegant gekleidet in die Tagesklinik kam. Danach war nichts über sie bekannt, bis sie gegen 11.00 Uhr das Haus verließ. Eine Krankenschwester meinte, sie habe es gesehen, aber nicht zur Kenntnis genommen. Aber wir waren uns einig darüber, auch wenn wir es zur Kenntnis genommen hätten, wir fragten unsere Patienten in der Regel nicht, was sie wollten, wenn sie für kurze Zeit aus dem Haus gingen. Und eben diesen Eindruck machte die Patientin. Danach war sie nicht mehr gesehen worden. Aus all dem geht möglicherweise hervor, daß die Patientin die Tagesklinik als Vehikel zum Suizid benutzt hat, daß sie die Tagesklinik zur Distanzierung von ihrer Mutter brauchte, um diesen

Schritt zu machen, der aufgrund der langen Krankheitsvorgeschichte, dem immer wieder auftauchenden Wunsch sich herabzustürzen (von dem wir nichts wußten) und aufgrund des ständigen Scheiterns im Beruf subjektiv fällig war.

Wir waren betroffen. Wir hatten eine Patientin durch Selbstmord verloren. Unser Behandlungsteam war in den Grundfesten erschüttert. Unser Vertrauen, Suizidalität zu erkennen und suizidale Patienten an die Klinik zu verweisen, war ins Wanken geraten. Es war fast ein wenig tröstlich, daß ein Kollege von einer geschlossenen Station die Situation gemeinsam mit uns verkannt hatte. Um die Rationalisierungsargumente noch ein wenig voranzutreiben: Die Patientin war sicher nicht in einem Zustand, in dem sie zwangsweise auf eine geschlossene Station hätte eingewiesen werden können. Sie war auch nicht in einem Zustand gewesen, in dem sie auf eine geschlossene Station gehört hätte. Als sie im Aufnahmegespräch zögerte, hatten wir ihr die Einweisung in eine offene oder eine geschlossene Station sogar angeboten. Sie hatte sie abgelehnt.

Später erhielten wir zusätzliche Informationen. So stellte sich beispielsweise heraus, daß eine ehemalige Patientin, die zu dieser Zeit noch ambulant in unserer Behandlung stand, mit Frau C. befreundet war, daß sie mehrere stationäre Aufenthalte mit der Frau C. in der Nervenklinik zusammen verbracht hatte, und daß Frau C. ihr gegenüber offenbar immer wieder den Wunsch geäußert hatte, sich irgendwo herunterzustürzen. In dem umfangreichen Krankenblatt fand sich an einer Stelle bei genauem Studium ebenfalls ein Hinweis darauf, aber die andere Patientin, Frau Z., wußte viel mehr darüber.

Eine Fahrlässigkeit von unserer Seite? Hatten wir nicht eindringlich genug nach Suizidalität gefragt? Ein Versagen der Institution? Hätte man die Patientin nach der Vorgeschichte nicht vollstationär einweisen sollen?

Ein plötzlich einschießender psychotischer Impuls? Eine lange vorbedachte Handlung? Antworten auf diese Fragen scheinen leicht, wenn man nicht unmittelbar beteiligt ist. Bei uns blieb das Gefühl des Versagens unterschwellig, sowohl persönlich wie hinsichtlich der Institution. Eine Antwort auf die letzten beiden Fragen wußten wir nicht, obwohl wir immer wieder darüber diskutierten. Rational und gegenüber der Klinik wiesen wir jeden Vorwurf zurück. Aber vielleicht hatten wir doch etwas übersehen?

Sorgen machten wir uns immer; dabei fielen vereinzelt auch Namen von Patienten, von Patienten mit einer langen Krankengeschichte, die unter ihrer Symptomatik sehr litten, die Angst empfanden, Unruhe, die das Gefühl hatten, es gehe nicht voran, die sozialen Abstieg fürchteten, mit denen man darüber sprechen konnte, denen wir aber nur ein bißchen helfen konnten. Einer von diesen Patienten war es, dessen Suizid uns dann eines Tages alle in eine schwere Krise stürzte, Patienten und Mitarbeiter.

Es begann folgendermaßen: Eine Krankenschwester berichtete gegen Mittag, Herr G. sei heute morgen so merkwürdig gewesen. Sie habe ihn gegen 10.00 Uhr getroffen, er sei völlig verstört gewesen und habe auf Ansprache nicht reagiert. Sie habe nach ihm geguckt, habe jedoch auch nicht gesehen, wie er aus dem Haus gegangen sei. Auf jeden Fall sei er jetzt nicht da. Er sei auch nicht an seinem Arbeitsplatz im Diakonischen Werk, wo er zu dieser Zeit eigentlich hätte sein sollen. Sie habe dort angerufen. Er sei gegen 8.00 Uhr gekommen und gegen 9.30 Uhr wieder verschwunden.

Die Situation war ungewöhnlich, denn Herr G., so viele Sorgen und Schwierigkeiten er uns in den 13 Monaten des Aufenthaltes in der Tagesklinik und auf verschiedenen Stationen bereitet hatte, verließ nie ohne Abmeldung das Haus, zumindest war er immer zum Mitagessen zurück. Wir machten uns Sorgen, fragten auf der Station nach, auf der er übernachtete, seit wir ihn nach einer Lebererkrankung aus der Medizinischen Klinik zurückübernommen hatten. Aber eigentlich machten wir uns keine schweren Sorgen; denn nach diesem Rückschlag durch die Unverträglichkeit der Neuroleptika in Verbindung mit einem grippalen Infekt war es während der letzten Wochen stetig aufwärts mit ihm gegangen.

Ich erinnere mich noch, wie ich zu einem Konsiliarbesuch in die Medizinische Klinik gerufen wurde, dort der lange G. unruhig im Bett kauerte und sagte: »Herr Doktor, holen Sie mich hier heraus, ich halte es hier keine Minute mehr aus! Erlauben Sie mir wenigstens, hier zu rauchen.« Nun, das Rauchen konnte ich ihm nicht erlauben, aber ich konnte ihn mitnehmen in die Nervenklinik, nachdem man mir versichert hatte, er habe keine Hepatitis. Er freute sich wie ein Kind, als er in meinem Auto seine erste Zigarette anstecken konnte. Er wurde sofort ruhiger. Er durfte auf der Station ein paar Tage im Bett liegen, bis er sich nicht mehr so schlapp fühlte, und dann sollte er in die Tagesklinik zurück, und er drängte auch danach, seine Teilzeitarbeit im Diakonischen Werk wieder aufzunehmen. Zugleich drängte er nach Hause.

Er war über das Wochenende beurlaubt gewesen, am Montag zur Arbeit gegangen, mittags zur Gruppe in die Tagesklinik gekommen, und er schien ausgezeichneter Dinge. Er begründete das damit, daß wir seinem Drängen nachgegeben hatten. Allerdings war die Nachricht nicht zu uns gelangt, daß er zu Hause am Wochenende einen akuten Unruhezustand gehabt hatte, daß die Mutter hinterher meinte, möglicherweise habe er versucht, sich in der Badewanne mittels eines Elektrogerätes zu suizidieren.

Aber uns erschien er am Montag guter Stimmung, wir waren froh, daß wir ihn wieder so weit hatten wie vor Ausbruch seiner zusätzlichen körperlichen Erkrankung und sahen seiner weiteren Rehabilitation nach 13 Monaten unablässiger Mühen ziemlich optimistisch entgegen.

Es kam anders. Herr G. hatte sich an diesem Morgen vor einen Zug geworfen.

Diesmal war die Reaktion der anderen Patienten kritisch, insbesondere die der ambulanten Gruppe. Sie beschuldigten uns, wir würden die Patienten verrecken lassen. Einer, Herr B., dekompensierte völlig unter der Einweihung der Nachricht. Wir waren zusammengekommen, um Herrn G. abzuholen und erfuhren von seinem Tod. B. drohte, er werde sich auch umbringen, aber vorher würde er noch einen von uns mitnehmen. Er mußte stationär aufgenommen werden.

Suizid – ein unvermeidbares Risiko rehabilitativer psychiatrischer Behandlung?

Die Zahl der Patienten, die in irgendeiner Weise mit der Tagesklinik in Verbindung standen und durch Suizid endeten, ist erschreckend hoch. Wir haben uns oft die Frage gestellt, ob nicht die Tagesbehandlung mit ihrem offenen Rahmen oder unser gruppentherapeutisches Konzept dafür mitverantwortlich sein könnte. Diese Frage haben wir uns vor allem zu jener Zeit gestellt, als ein Anschlußsuizid an die Selbsttötung des Herrn G. uns fast den Mut nahm, weiterzuarbeiten.
Deshalb muß das Problem hier weiter differenziert werden:
☐ Herr Gr. (28) war nur wenige Tage als »Gastpatient« in der Tagesklinik gewesen. Anschließend hatte er noch Wochen auf der Station verbracht, bevor er sich suizidierte. Der Suizid dieses jungen Mannes, der an der zweiten Phase einer depressiven Erkrankung litt, kam für die Station völlig unerwartet.
☐ Frau C. (44) suizidierte sich am Tag nach der Aufnahme. Wir haben nie den Verdacht ganz aufgegeben, daß dieser Suizid vorhergeplant war und daß die Tagesklinik von der Patientin von vornherein als Möglichkeit zur Realisierung ins Auge gefaßt worden war.

☐ Herr G. (25) war in der kritischen Phase ganztags in Behandlung.

☐ Herr N. (24), der sich im Anschluß an Herrn C. das Leben nahm, stand zu dieser Zeit allein in Tagesbehandlung.

☐ Frau M. (22) war auf eigenen Wunsch gegen ärztlichen Rat von der Station entlassen worden. Das Tagesklinikteam hatte eine Aufnahme wegen Suizidgefahr abgelehnt. Der Versuch, sie wieder in die Klinik einzuweisen, kam zu spät.

☐ Herr H. (23) war wegen Suizidgefahr auf eine geschlossene Station verlegt worden, wo er sich mehrere Monate später das Leben nahm.

☐ Herr M. (28), Herr Q. (28) und Herr L. (21) suizidierten sich nach der Entlassung aus der Tagesklinik, einer während er sich noch in ambulanter Behandlung befand, der andere ohne weitere Bindung an die Tagesklinik in Skandinavien; der Dritte, nachdem er die ambulante Weiterbehandlung durch die Tagesklinik abgelehnt hatte.

«Reine» Tagespatienten waren zum Zeitpunkt ihres Selbstmordes nur zwei. Dennoch drängt sich die Frage auf: haben diese vielen Suizide nicht doch in irgendeiner Weise etwas mit der Tagesbehandlung, mit dem Therapieprogramm oder dem therapeutischen Stil zu tun? Oder handelt es sich hier um eine Patientengruppe, die besonders gefährdet ist?

Alle – mit Ausnahme vielleicht von Herrn Q. – waren als schizophren diagnostiziert. Sie alle, ihn eingeschlossen, hatten eine lange Leidensgeschichte hinter sich, die sich auch in entsprechenden umfangreichen Krankengeschichten mit zahlreichen Krankenhausaufnahmen, Entlassungen, Scheitern im Beruf, Rückzug in der Familie, soziale Isolierung, sozialer Abstieg, bei einzelnen immer wiederkehrende quälende Symptomatik, niedergeschlagen haben.

Kasuistik

Frau C. (ausf. Darstellung s. o.) hatte zum Zeitpunkt ihres Suizides mindestens sieben psychiatrische Krankenhausaufenthalte innerhalb von 10 Jahren hinter sich. Drei Wochen vorher war sie zum letzten Mal beruflich gescheitert.

Herr G. (ausf. Darstellung s. o.) hat eine achtjährige Krankheitsgeschichte hinter sich mit andauernden Phasen von quälender Unruhe, Unstetigkeit, aggressivem Verhalten, mit der Unfähigkeit, Arbeitsplätze zu halten, Schwierigkeiten mit der Familie, mit den Geschwistern, die er heiß liebt, mit immer wiederkehrenden Krankenhausaufnahmen – zuletzt neun Monate in der Sozialpsychiatrie in Heidelberg; schließlich 13 Monate in der Tagesklinik; zwischendurch bei Verschlechterung Aufenthalt auf verschiedenen Stationen der Klinik. Dann stete Besserung bei weiterhin quälender Symptomatik, stete Anforderungen der Therapeuten an ihn: Sie werden es schon schaffen.

Während er viel investiert, seinen Arbeitsplatz zu halten, kommt der Rückschlag durch den Infekt mit der Leberschädigung. Er muß mit Verdacht auf Gelbsucht stationär in die medizinische Klinik aufgenommen werden. Obwohl er glaubte, schon weiter zu sein, erneut stationärer Aufenthalt in der Nervenklinik. Körperliches Schwächegefühl gesellt sich zur Unruhe, die jetzt, weil nicht alle Medikamente voll eingesetzt werden können, schwieriger kontrollierbar ist. Trotzdem macht er den Versuch, dort wieder anzusetzen, wo er begonnen hat. Er beginnt wieder zu arbeiten, kommt stundenweise in die Tagesklinik zurück. Was dann geschehen ist – was den Ausschlag gegeben hat – wissen wir nicht.

Herr N. hatte eine mindestens sechsjährige Krankengeschichte hinter sich, mit drei stationären und zwei Tagesklinikaufnahmen, mit manischen Episoden und depressiven Verstimmungen, Wahnvorstellungen, Verfolgungsängsten und dem steten Gefühl, versagt zu haben. In seiner Familienbeziehung ist er von der Mutter völlig beherrscht, er ist das »Söhnle«. Diese Beziehung ist nicht aufzuarbeiten. Sein Versuch, selbständig zu werden, indem er bei uns die weitere Medikation ablehnt, führt zum Abbruch der Behandlung von unserer Seite. Aber wir nehmen ihn wieder auf und müssen ihn wegen des akuten ekstatischen Zustandes auf die Station verlegen.

Erst nach mehreren Wochen kann er zurückkommen. Eigentlich ist es zu früh; aber der behandelnde Arzt auf der Station wechselt; so kommt er gerade in die Tagesklinik zurück, als G. sich das Leben nimmt.

An dem Tag, an dem wir das dem Patienten mitgeteilt hatten, fuhr ich N. in die Klinik. Er sagte mir: eigentlich sähe er auch keinen Sinn in seinem Leben. Aber er würde es nie tun. Er bewundere G., aber er habe den Mut nicht. Wir hatten damals Angst; aber seine Worte beruhigten uns. Später hat er dann doch den Mut gehabt. Wir wissen nicht, was den Ausschlag gegeben hat. Wir haben nachher erfahren, daß ihm auf der Station von einem Medizin-Examenskandidaten gesagt worden sei, er sei unheilbar krank. Wir haben später von den Eltern erfahren, er habe einer Äußerung eines Therapeuten bei uns entnommen, er müsse noch mindestens ein Jahr in der Tagesklinik bleiben; und wir haben später vom Hausmeister erfahren, daß dem Zeitpunkt bevor Herr N. aus dem Haus ging, eine tätliche Auseinandersetzung mit Herrn J. (Mitpatient) vorausgegangen war, bei dem Herr N. den Kürzeren gezogen hatte.

Frau M. hatte zum Zeitpunkt ihres Todes eine mindestens fünfjährige Krankengeschichte hinter sich. Zweieinhalb Jahre davor war sie schon einmal zwei Tage in der Tagesklinik gewesen. Damals war sie überwiegend antriebsverarmt, uneinsichtig in die Notwendigkeit irgendeiner Art der Behandlung gewesen. Sie hatte zwei Jahre zu Hause herumgesessen, ohne etwas zu tun. Sie war nur mehrmals in den Süden getrampt, hatte sich Geschlechtskrankheiten zugezogen, war aber immer wieder nach Hause zurückgekehrt. Schließlich war sie nicht mehr aus der Wohnung gegangen und hatte paranoide Ängste entwickelt. Anläßlich eines Essens kam der akute Zusammenbruch: Sie glaubte, sie solle von der Familie tranchiert werden. Ein mehrmonatiger stationärer Aufenthalt mit allmählicher Besserung der Symptomatik folgte: danach Überweisung zur Rehabilitation in die Tagesklinik, Änderung des Berufsziels unter der Therapie. Sie kam zum dem Schluß, das Studium aufzugeben und einen Bürojob zu übernehmen.

Sie begann von der Tagesklinik aus Volkshochschulkurse mit gutem Erfolg und mit guter Ausdauer. Sie ging eine positive Beziehung zu einem Mitpatienten ein. Dann traf sie einen früheren Studienkollegen, der sie überfiel: »wie kannst du bei deiner Intelligenz, bei deiner Begabung... du solltest wieder anfangen zu studieren.« Am Tag danach nahm sie das erste Mal Tabletten, drei Tage später das zweite Mal. Die Familie meinte, dieses Mal sei der Bruder, zu dem sie eine besonders gute Beziehung gehabt habe, nicht da gewesen. Ihm habe sie versprochen, sie werde nichts tun. Sie habe es vor seiner Rückkehr hinter sich bringen wollen.

Suizidursachen und Suizidgründe

Wir haben bei jedem einzelnen Kranken, den wir durch Selbstmord verloren haben, gefragt: warum? Wir sind nicht bei der Suche nach möglichen Behandlungsfehlern stehengeblieben, auch nicht bei der Durchleuchtung der komplizierten gestörten Familiensituation dieser Patienten. Die Frage wurde für uns immer brennender, ob nicht unser rehabilitatives Behandlungskonzept gerade diejenigen Patienten überfordert, von denen wir glauben, daß wir am meisten für sie tun können: Patienten, die von Chronifizierung ihres Leidens und von langfristiger Hospitalisierung bedroht sind, Patienten, wie wir sie in der Tagesklinik behandelt haben.

Wir wehrten uns gegen den Vorwurf, den wir vereinzelt aus der Klinik gehört haben, wir hätten unsere Patienten zu starkem Druck ausgesetzt. Aber der Rahmen unserer rehabilitativ ausgerichteten Behandlung in der Tagesklinik steckte ganz bestimmte Erwartungsnormen und Haltungen ab, an denen die Patienten sich zwangsläufig orientieren und messen mußten. Deswegen kann man die Hypothese formulieren: verstärkte Bemühungen um die Behandlung chronifizierter psychotischer Erkrankungen erhöhen möglicherweise das Suizidrisiko. Durch die Behandlung zwingen wir die Patienten aus ihrer Wahnwelt heraus. Wir konfrontieren sie mit der Realität, der sie manchmal nicht gewachsen sind. Im Extremfall machen wir sie stark genug, durch unsere Behandlung Bilanz zu ziehen und schlußzufolgern, daß sie in dieser Welt keine Chance haben. Es ist auffällig, daß fast alle diese Patienten ihren Suizid zu einem Zeitpunkt verwirklichten, zu dem wir eine längerfristige Besserung festgestellt hatten. So bleibt die nagende Frage, ob wir nicht im Zusammenhang mit der Behandlung Kranker, die an chronisch rezidivierenden Störungen aus dem schizophrenen Formenkreis leiden, das Problem des Bilanzselbstmordes wieder aufgreifen und diskutieren müssen.

Wenn wir unsere ärztliche Abwehr beiseite lassen, wenn wir nicht an die Erschütterungen und Verwicklungen denken, die die Suizide für die anderen Patienten und für das Behandlungsteam bedeuteten, können wir uns der Frage nicht verschließen: haben sie möglicherweise nicht Recht gehabt? Und wir hatten Verständnis für die Eltern, die fast ohne Ausnahme mit Entlastung reagierten: »Vielleicht ist es am besten so.« Ich möchte dieses Gefühl nicht leichtfertig formulieren. Aber wir haben alles getan, was möglich war, um diesen Kranken zu helfen. Wir haben um ihre Gesundung gekämpft. Wir haben zum Teil mit ihnen gelitten.

Wir wissen auch, daß ein solches Gefühl erst in der Rückschau erlaubt ist – gleichsam zum Trost für die Zurückbleibenden. Wer es während der Behandlung eines Suizidgefährdeten zuläßt, kann nicht mehr entschieden um die Verhütung des Selbstmordes ringen. Er muß überlegen, ob er die Behandlung des Suizidgefährdeten nicht besser jemand anderem übergibt.

Die Betroffenheit des Behandlungsteams führte beim Tod des Herrn N., der eindeutig mit dem Suizid des Herrn G. in Verbindung gesehen werden mußte, bei einzelnen von uns zu der Frage, ob wir in unserem Beruf weiterarbeiten konnten, ob wir nicht wenigstens die Tagesklinik aufgeben sollten. Der Gedanke an den Tod als Ausweg aus der Misere der Krankheit war für unsere Patienten durch das Vorbild von Herrn G. und Herrn N., die die Tagesklinik über lange Zeit mitgeprägt und mitgestaltet hatten, zu einer realen Perspektive geworden. Wir konnten über Monate nicht mehr ohne Angst arbeiten. Da halfen keine guten Worte und keine Supervision, obwohl wir den Eindruck hatten, daß unsere Patienten viel gelassener reagierten als wir. Es dauerte Monate, bis der Druck von uns wich, der gegen Ende unseres zweiten Jahres auf uns lastete, bis sich ein Stück Unbefangenheit bei der Arbeit wieder einstellte.

Schlußbemerkung

Wir können die oben formulierte Hypothese – daß intensive Behandlung das Suizidrisiko möglicherweise erhöht – hier nicht prüfen. Wir wissen aber, daß wir mit dieser Beobachtung nicht allein stehen. BENNETT und WING haben bereits 1964 vermehrte psychotische Dekompensationen bei gezielten Rehabilitationsmaßnahmen entdeckt. KRETZ berichtet in einer unveröffentlichten Nachuntersuchung über die hohe Suizidquote ehemaliger Heidelberger Nachtklinikpatienten, WING (1972) über Suizide bei einem gezielten Rehabilitationsprogramm, WOLPERT u. a. (1976) haben auf einer Rehabilitationsstation ebenfalls ein extrem erhöhtes Suizidrisiko festgestellt. Möglicherweise sind auch die Berichte über Suizide unter neuroleptischer Dauermedikation (insbesondere Depot-Medikation), die in den letzten Jahren immer wieder auftauchen, auch in diesem Zusammenhang zu sehen.

Wenn das so ist, muß man die Frage aufwerfen, ob solche intensiven Behandlungsversuche legitim sind. Man kann fragen, ob die gefährdeten Patienten überhaupt rehabilitiert werden sollten, ob es nicht zweckmäßiger wäre, sie in ein beschützendes Milieu zu vermitteln. Angesichts der einschneidenden sozialen Konsequenzen einer solchen Entscheidung müßte man dazu aber auch die betroffenen Kranken befragen. Aber hüten wir uns vor vorschneller Resignation: Wir wissen bisher noch sehr wenig über diese mögliche Beziehung zwischen der Rehabilitation von Kranken die von Chronifizierung bedroht sind und einer erhöhten Suizidgefahr. Weitere Forschung ist unbedingt notwendig.

Diese recht subjektiv gehaltene Überlegung über den Patientensuizid unter rehabilitativen Bedingungen geben keine Antwort auf die Frage, ob und in welchem Umfang der «Rehabilitationsdruck» ein Risikofaktor ist. Sie sind eher eine Anregung, dieser Frage mit einem methodologisch ausgefeilten Ansatz nachzugehen. Sicher ist, daß Rehabilitation ein komplexes Geschehen ist, das für den Kranken mit hohen Anforderungen und vielfältigen Enttäuschungsmöglichkeiten verbunden ist, das Hoffnungen in ihm erweckt ebenso wie die Angst, wieder einmal zu scheitern, wieder einmal in eine Situation von Hoffnungslosigkeit zu geraten.

12. Kapitel
Psychopharmaka – Hilfe und Risikofaktor

Zusammenfassung

Die Behandlung mit Psychopharmaka soll das Suizidrisiko beim psychiatrischen Patienten senken. Sie kann nach der geltenden Lehrmeinung aber auch zum Risikofaktor werden. Anhand von vierzig Suiziden von Klinikpatienten unter Hinzuziehung von zwanzig Suiziden, die sich während oder nach der ambulanten Behandlung ereignet haben, wird überprüft, ob die sogenannte pharmakogene Depression bei Schizophrenen, oder der Einsatz von antriebssteigenden gegenüber dämpfenden Antidepressiva bei depressiven Kranken eine nachweisbare Rolle spielt. Außerdem wird die Frage der Maskierung schizophrener und depressiver Symptome durch Medikamente nachgegangen. Die Ergebnisse sind überraschend: Bei den schizophrenen Patienten werden depressive Verstimmungszustände, die mit der Medikamentenbehandlung im Zusammenhang stehen könnten, nicht gefunden. Bei den Depressiven fällt die atypische, nicht den üblichen Regeln entsprechende Medikation auf. Der Einsatz von eher aktivierenden Antidepressiva spielt dagegen keine Rolle. Dagegen scheint die Maskierung sowohl von Krankheitssymptomen wie von Suizidgefährdung bei Patienten mit Psychosen aus dem schizophrenen Formenkreis von großem Gewicht zu sein. Besonders auffällig ist dies bei Patienten mit hochdosierter Neuroleptikamedikation – sowohl in der Klinik wie in der Ambulanz. Bei ihnen ist hinsichtlich der Gewährung von Ausgang und Urlaub und bei der Entlassungsplanung erhöhte Vorsicht am Platz.

In der Literatur zum Patientensuizid spielt der mögliche Einfluß der Psychopharmaka als Risikofaktor oder als Präventionsfaktor eine bemerkenswert geringe Rolle. Studien, die dieser Frage gezielt nachgehen, sind selten (z.B. von COHEN u.a. 1964 aus der Gruppe um FARBEROW u. SHNEIDMAN). Die wenigen anderen erschöpfen sich auf allgemeine Hinweise, die von pharmakotherapeutischen Konzepten abgeleitet werden, ohne daß sie sich bisher belegbar in den Ergebnissen über den Suizid psychiatrischer Patienten spiegelten. Es sind vor allem drei Konzepte, die immer wieder diskutiert werden:

☐ die pharmakogene Depression bei der Behandlung mit Neuroleptika beim Schizophrenen;

☐ die Unterscheidung zwischen eher antriebssteigernden und eher angst-
    auslösenden und dämpfenden Antidepressiva mit ihren unterschied-
    lichen Auswirkungen auf die Suizidgefährdung beim Depressiven;
☐ die Maskierung psychotischer und depressiver Symptome durch die
    Medikamentenbehandlung.

Die pharmakogene Depression

Die pharmakogene Depression als Folge der Behandlung schizophrener
Kranker durch Neuroleptika, insbesondere durch langzeitig angewendete
Depotneuroleptika wurde bereits früh diskutiert (ALARCON 1969,
HELMCHEN und HIPPIUS 1967). MÜLLER (1982) berichtet in seiner kontrollierten Studie über Suizidversuche und schwere Formen von Depression, die eine Krankenhausaufnahme notwendig machen, bei jenen Patienten, die unter Depotneuroleptika stehen, nicht jedoch bzw. in sehr
viel geringerem Umfang bei jenen der Kontrollgruppe. HIRSCH und
KNIGHTS (1982) halten dem entgegen, daß bis heute keine exakt durchge-
führte prospektive Untersuchung veröffentlicht worden sei, die schlüssig
zeige, daß die Depression ein Resultat der medikamentösen Behandlung
sei. Depressive Verstimmungen im Verlauf schizophrener Erkrankungen
seien vielmehr außerordentlich häufig. Sie seien sowohl Bestandteil der
Krankheit selber wie die Reaktion der Betroffenen auf die Krankheit. Sie
könnten allerdings auch Folge einer relativen Überdosierung von Neuroleptika im Rahmen eines »akinetischen Syndroms« sein, dem ein depres-
sionsähnliches Bild entspreche.

Ohne auf diesen Streit einzugehen werden wir anhand der uns vorliegenden Daten über 28 Suizide von stationär behandelten schizophrenen
Kranker der Rolle der Medikamentenbehandlung nachgehen. In Einzelfällen werden wir Daten über zwölf schizophrene Patienten hinzuziehen,
die sich nach der Entlassung während der ambulanten Behandlung suizidierten. Wir werden prüfen, ob und bei welchen Patienten erkennbare
depressive Bilder bestanden und versuchen zu klären, ob die verabreichten Neuroleptika möglicherweise in Zusammenhang damit gebracht werden können und damit als Teilursache für den Suizid in Betracht kommen.

Nach MÜLLER (1982) sind die neuroleptikabedingten depressiven Syndrome oft typischen endogenen Depressionen zum Verwechseln ähnlich:

»Charakteristische Tagesschwankungen, Schlafstörungen, Appetitmangel, gedrückte Stim-
mungslage mit Hoffnungslosigkeit, Angst vor der Zukunft, vor dem Versagen, vor der
Leere, stille Traurigkeit, gelegentliches Weinen, ausgeprägter Interessenmangel behindern
die Patienten sehr. Jede Beschäftigung machte Mühe, alles dauere unendlich, der Haushalt

182

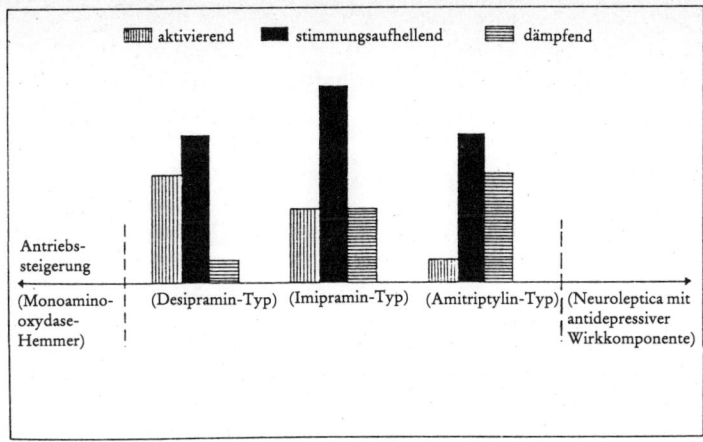

Abb. 1: Vereinfachtes Schema nach KIELHOLZ

sei kaum zu schaffen, der Tag sei lang, sie könnten sich zu nichts mehr aufraffen, früher gern gesehene Abwechslung seien ihnen gleichgültig, alles sei innerlich leer, trostlos und tot. Sie könnten sich nicht mehr freuen.«

Die Patienten würden immer stiller. Sie zögen sich immer mehr zurück. Es handele sich also überwiegend um gehemmte Depressionen.

Antriebssteigernde und dämpfende Antidepressiva

In der pharmakopsychiatrischen Literatur wird in Anlehnung an KIEL-HOLZ zwischen antidepressiven Medikamenten unterschieden, die eher aktivierend, eher stimmungsaufhellend oder eher dämpfend wirken. Es gilt inzwischen als Standardwissen, daß Antidepressiva mit vorwiegend aktiverem Charakter (Desipramintyp) bei agitierten ängstlichen und suizidgefährdeten Patienten zu vermeiden sind, daß bei solchen Patienten vielmehr Medikamente vom Amitriptylintyp zu bevorzugen sind, die eine stark dämpfende Komponente haben.

PÖLDINGER (1982, 1984), der sowohl als Depressions- wie als Suizidforscher ausgewiesen ist, faßt die Lehrmeinung dazu zusammen:

Bei akut suizidalen und agitierten Patienten ist mit einer stark dämpfenden und neuroleptischen Behandlung zu beginnen, auch wenn es sich um Depressionen handelt. Anschließend an die Beruhigung oder schon simultan können Antidepressiva gegeben werden. Bei Depressionen mit nicht so ausgeprägter Suizidalität ist es zweckmäßig, Antidepressiva zu verwenden, die eine dämpfende Wirkungskomponente haben, da Antidepressiva mit einem hemmungslösenden aktivierenden Effekt Suizidalität, Angst und Agitation verstärken oder provozieren können (1982).«

183

Da die eigentliche antidepressive Wirkung erst nach Tagen bis Wochen auftritt, die Suizidalität aber sofort zu dämpfen sei, müsse man hier Antidepressiva mit dämpfender Eigenschaft oder einer Kombination von Antidepressiva, die vorwiegend stimmungsaufhellend wirke, mit Neuroleptika und Tranquilizern den Vorzug geben. Diese Empfehlung ist einleuchtend. In der Literatur zum Patientensuizid aber sind Auswirkungen der Einhaltung dieser Regeln oder des Abweichens davon nirgendwo empirisch belegt. Die wenigen Anmerkungen dazu (MAIER 1981, WOLFERSDORF 1984) sind eher allgemeiner Natur.

Die Maskierung von Depressivität und Verwundbarkeit

Neuroleptika und Antidepressiva wirken – wie allgemein bekannt – in vieler Hinsicht symptomatisch. Erregung, Angst, Agitiertheit werden rasch und verhältnismäßig zuverlässig beeinflußt. Dadurch treten Suizidgedanken oft in den Hintergrund, ohne daß die Krankheit selber verschwunden ist. Verbliebene bedrohliche Symptome werden maskiert. Die anhaltende Gefahr wird nicht mehr ausreichend wahrgenommen.

COHEN und Mitarbeiter aus der Gruppe von FARBEROW und SHNEIDMAN beschreiben das in einer frühen Studie (1964): In einigen von ihnen untersuchten Fällen seien floride Krankheitssymptome, die eine enge Überwachung notwendig gemacht hätten, durch die Medikamente unterdrückt worden. Dies habe zur Folge gehabt, daß die Patienten zu einem Zeitpunkt Ausgang erhalten hätten, an dem sie eigentlich noch nicht so weit waren. Die Medikamente hätten die Patienten beruhigt; sie hätten den Therapeuten aber ihre anhaltend verminderte Belastbarkeit verborgen. Des weiteren habe das ungeplante plötzliche Absetzen von Medikamenten negative Folgen gehabt. Insgesamt schätzen die Untersucher den Einfluß von Neuroleptika als suizidauslösende Teilfaktoren aber eher gering ein. RAVEN (1965) folgert aufgrund von eher schwachen Daten, unter dem Einfluß von Psychopharmaka habe sich das Suizidrisiko für schizophrene Patienten mit depressiver Symptomatik erhöht. Auch Nancy ANDERSON (1973) verweist aufgrund von allgemeinen Beobachtungen auf den Maskierungseffekt der Neuroleptika.

WARNES (1968), der sechzehn schizophrene Kranke, die sich suizidiert haben, mit einer Kontrollgruppe vergleicht, hebt hervor, daß mehr Patienten der Kontrollgruppe hohe Dosen neuroleptischer Medikamente erhielten. Dieser Befund unterstreicht, daß wir nicht mit einfachen Zusammenhängen zwischen neuroleptischer Medikation und Suizid rechnen können, ebensowenig wie zwischen pharmakogener Depression und Suizid. Dennoch wollen wir anhand unserer Daten der Möglichkeit der

184

Maskierung bedrohlicher Krankheitssymptome durch die Medikamente nachgehen.

PÖLDINGER (1982) unterstreicht im übrigen – ohne den Ausdruck zu verwenden – mit Recht, daß es einen solchen Maskierungseffekt auch bei der Behandlung depressiver Störungen geben kann: Falsch und sogar gefährlich wäre anzunehmen, daß alle möglichen sedierenden Stoffe dann Antidepressiva sind, wenn sie irgendeine Wirkung bei Depressionen entfalten – z. B. Angstlinderung oder Beruhigung. Endogene Depressionen mit Suizidgefährdung würden damit eine höchst riskante Fehlbehandlung erfahren.

Ergebnisse und Befunde

Im folgenden legen wir einige Ergebnisse und Befunde über die Medikamentenbehandlung von vierzig Patienten zugrunde, die sich innerhalb des Zeitraums von 1975 bis 1984 während der stationären Behandlung in einem psychiatrischen Großkrankenhaus suizidierten. Einige zusätzliche Daten über Patienten, die sich im gleichen Zeitraum während der Behandlung in der Ambulanz suizidierten, werden hinzugezogen (s.o., Kap. 5, vgl. FINZEN und BEUSHAUSEN 1984). Bei der Medikation, die der Analyse zugrunde gelegt wurde, handelte es sich um die jeweils letzte Medikation. Das ist problematisch. Eine Studie, die den Gesamtverlauf der Medikamentenbehandlung bei diesen Patienten zugrunde legt, ist in Vorbereitung (BACH 1988). Die untersuchte Population ist an anderer Stelle ausführlich beschrieben (OESTEREICH 1988, HUNTEMANN 1987, s. o. Kap. 4). Es handelte sich um 19 Männer und 21 Frauen. Davon waren 26 schizophren; zwei litten an Epilepsien, zehn an endogenen Depressionen und zwei an neurotischen Depressionen.

Allgemeine Beschreibung

Die Tabelle 1 vermittelt einen Überblick über die verabreichten Medikamente. Zwei Patienten erhielten keine Medikamente. Bei beiden handelte es sich um Kranke mit depressiven Psychosen. In einem Fall war diese von der Patientin nicht als eine solche eingeschätzt worden; im zweiten Fall suizidierte sich der Patient im Anschluß an einen vorausgegangenen Suizidversuch mit Kohlenmonoxyd unmittelbar nach der Aufnahme. Neuroleptika erhielten außer den schizophrenen Kranken sechs Depressive, darunter einer der beiden als neurotisch depressiv klassifizierten und einer der beiden Epilepsiekranken. Auffällig ist, daß nur in sechs Fällen Antidepressiva verabreicht wurden, obwohl in zehn Fällen depressive Psychosen diagnostiziert wurden. Die Einzelanalyse der Behandlung der depressiven Kranken wird hier weiteren Aufschluß geben.

Medikamente

Neuroleptika	32	
	+ Akineton	12
	nur NL	16
	+ AD	4
	+ Tranquil.	4
Antidepressiva	6	
	nur AD	0
	+ NL	4
	+ Tranquil.	2
Keine	2	
Lithium	3	
	nur Li.	1
Tremarit	1	
Antiepileptika	2	
	+ NL	1
Tranquilizer	1	

Tabelle 1: Verabreichte Psychopharmaka am Tag vor dem Suizid

Schizophrenie und pharmakogene Depression

Die Neuroleptikamedikation bei den 26 Patienten mit Psychosen aus dem schizophrenen Formenkreis ist in Art und Umfang recht unterschiedlich. Die Höhe reicht von 3 mg Haloperidol bis 60 mg Haloperidol kombiniert mit 250 mg Levomepromazin. An Präparaten sind vertreten: Fluphenazin, Haloperidol, Perphenazin, Thioridazin, Levopromazin, Fluspirilen und in einem Fall Clozapin. Nur sieben der 26 Patienten erhielten eine Monotherapie (davon zwei zusätzlich Akineton). Bei den übrigen finden sich Kombinationen von hoch- und niederpotenten Neuroleptika (dreizehn), mit Tranquilizern (vier), Mit Antidepressiva (vier), mit Lithium (zwei), ein Patient erhielt lediglich Tremarit.

Die Art der Medikation mag eine Linie vermissen lassen. Es ist jedoch zu bedenken, daß es sich hier um Patienten von neun Krankenhausstationen aus zehn Jahren handelt. Außerdem ist, wie erwähnt, nur die letzte Medikation erfaßt. Bei den zehn der zwölf ambulanten Patienten ist die Medikation bekannt. Sie erhielten, soweit sie damit einverstanden waren, langzeitig wirksame Neuroleptika. Allerdings war nur bei zweien eine Monotherapie möglich. Die anderen erhielten ergänzend oral verabreichte Neuroleptika; zwei erhielten Amitriptylin, eine Lithium und eine Lorazepam.

Die Analyse der Krankengeschichten läßt bei zahlreichen Patienten depressive Schwankungen im Verlauf erkennen. Sie bietet jedoch keine Anhaltspunkte dafür, daß solche depressiven Symptomenkomplexe pharmakogen bedingt sind. Depressive Verstimmungszustände kennzeichnen die Symptomatik vieler Patienten im akuten Stadium und gelegentlich in der Remission. Sie sind aber nie so eindeutig und so charakteristisch wie MÜLLER das schildert. Sie sind eher bilanzierend; sie reflektieren die Auseinandersetzung mit der Krankheit, der Lebenssituation und der Zukunft. Auch wo eine leichte oder mäßige Einschränkung der affektiven Schwingungsfähigkeit erkennbar ist, ist ein Zusammenhang mit der Medikation kaum zu belegen. Das gilt vor allem, wenn noch andere Symptome der Psychose erkennbar sind.

Der Patient mit der höchsten Dosierung von 60 mg Haloperidol und 250 mg Levomepromazin ist durch seine Stimmen extrem gequält und fühlt sich von ihnen bedroht. Sie machen ihm – unabhängig von der Höhe der Medikation – seit vielen Jahren die Nichtigkeit seines Lebens deutlich und fordern ihn gelegentlich auf, sich zu suizidieren. Er ist durch die Medikamente weder psychomotorisch noch psychisch eingeengt. Er ist auch nicht depressiv, eher nachfühlbar verzweifelt.

Die Patienten, die Neuroleptika in Verbindung mit Lithium, Antidepressiva oder Tranquilizern erhalten, haben depressive Symptome. Sie leiden entweder an Psychosen mit einer schizo-affektiven Verlaufsform; oder sie haben langwierige, immer wiederkehrende medikamentenunabhängige depressive Syndrome.

Beispiel dafür ist ein 32jähriger Mann, der nach einem Suizidversuch mit Lithium zum siebten Mal zur Aufnahme gekommen ist. Die Erkrankung ist vom Verlauf her eindeutig schizo-affektiv. Sie wird zusätzlich belastet durch familiäre Probleme. Die Mutter befindet sich gleichzeitig und seit Jahren immer wieder in Behandlung. Dazu kommen reaktive Momente. Er sieht für sich keine Zukunft. Er wird mit einer Kombination von vier differenten Medikamenten behandelt: Haloperidol, Thioridazin, Amitriptylin und Lithium. Nach der mühsamen Abstimmung der Dosen dieser Medikamente aufeinander scheint er nach 68 Tagen Behandlung in seiner Stimmung ausgeglichen zu sein, als er den Suizid begeht.

Das gleiche gilt für die 37jährige ehemalige Lehrerin, die mit Lithium, Fluspirilen und Haloperidol behandelt wird. Sie hatte reichlich Probleme. Aber sie wirkte affektiv ausgeglichen.

Die Kombination eines Neuroleptikums mit einem Tranquilizer war in den Jahren von 1975 bis 1980 nicht ganz ungewöhnlich. Sie ist nicht unbedingt ein Hinweis auf das Vorliegen von depressiven Symptomen, und sie wurde nicht selten vorgenommen, um Neuroleptika einzusparen und damit Neuroleptika-Nebenwirkungen zu ersparen. Auch bei den beiden Patienten, die zum Zeitpunkt ihres Suizids 30 mg Haldol in Verbindung mit 1,5 mg Lorazepam erhielten, finden sich in den Verlaufsberichten keine Hinweise auf das Vorliegen einer pharmakogenen Depression oder eines durch relative Überdosierung bedingten akinetischen Syndroms.

Bei den ambulanten Patienten sind bei vierzehn, die sich zum Zeitpunkt des Suizids in regelmäßiger Behandlung befinden, depressive Syndrome bekannt. Einer, der unmittelbar zuvor gegen ärztlichen Rat aus der Tagesklinik entlassen worden ist, erhält keine Medikamente. Für zwei gehören depressive Syndrome zu den Leitsymptomen ihres langjährigen Krankheitsverlaufes. Bei einem, der sich erst nach dreijähriger ambulanter Behandlung unter der Medikation von 75 mg Fluphenazin-Decanoat wöchentlich vor den Zug wirft, stehen extrem quälende Wahnsymptome gegenüber der Depressivität im Vordergrund. Diese haben auch jeden Versuch scheitern lassen, die Medikation zu reduzieren. Demgegenüber fallen unter den ambulanten Patienten zwei auf, die unter sehr hohen Neuroleptikadosen acht bzw. vierzehn Tage vor dem Suizid aus der Klinik entlassen worden sind. Bei ihnen werden Müdigkeit und Antriebsmangel sowie andere Zeichen einer möglichen Überdosierung im Sinne einer »Einmauerung« beschrieben. Deutlich depressive Symptome werden allerdings verneint. Bei dem betroffenen 39jährigen Mann sind solche auch nicht aus der Vorgeschichte bekannt. Bei ihm hatte die Psychose kaum vierzehn Tage vorher akut begonnen. Er war auf richterliche Anordnung unter der hohen Medikation entlassen worden. Die betroffene 41jährige Patientin war in ihrem Krankheitsverlauf hingegen immer wieder depressiv und bekannt suizidal gewesen. Bei beiden Patienten besteht die Wahrscheinlichkeit, daß die hohe Medikation das Ausmaß der noch bestehenden Gefährdung maskiert hat. Ich werde noch darauf eingehen.

Antidepressiva und Suizid

Die Analyse der Behandlung mit Antidepressiva bei den Patienten, die sich suizidiert haben, bringt zunächst eine Enttäuschung: Bei den Patienten sind keine vorwiegend stimmungsaufhellenden und aktivierenden Medikamente eingesetzt worden. Die Patienten erhielten Amitriptylin, in zwei Fällen niedrigdosiert Mianserin (30 mg). Im übrigen erhielten sie Neuroleptika oder Tranquilizer. Dennoch bringt die systematische Analyse der Medikation bei den depressiven Patienten eine unerwartete Überraschung: Kein Patient ist zum Zeitpunkt des Suizids mit einer vollen Wirkdosis von Antidepressiva, wie es in der Klinik üblich ist (150 mg Amitriptylin) behandelt worden. Die Tabelle 2 vermittelt einen Überblick über die verabreichte Medikation.

	Ge-schlecht	Alter	Medikamente
1. SH	w	39	300 mg Thioridazin
2. GK	m	58	30 mg Mianserin, 1 g Clomethiazol
3. JS	w	60	30 mg Thioridazin
4. SG	m	41	Lithium
5. GG	w	45	3 mg Lorazepam
6. LE	m	55	–
7. MA	m	58	–
8. ML	w	61	4 mg Fluspirilen wö., 175 mg Thioridazin
9. HD	w	57	24 mg Haloperidol, 75 mg. Thioridazin
10. SE	w	48	42 mg Haloperidol, 175 mg Thioridazin, Akineton
11. VN	w	40	200 mg Thioridazin, 75 mg Amitriptylin
12. PA	w	61	30 mg Mianserin

Tabelle 2: Depressive Patienten

Das Verblüffendste an dieser Aufstellung ist, daß die einzige Patientin (VN), die wenigstens 75 mg Amitriptylin in Kombination mit einem niederpotenten Neuroleptikum erhält, als neurotisch klassifiziert ist, ebenso wie die Patientin (PA), die 30 mg Mianserin erhält. Alle anderen sind als psychotisch depressiv eingeordnet. Allerdings erfolgte diese Klassifikation bei fünf von zehn retrospektiv durch den Untersucher; zwei waren von den Therapeuten als schizophren betrachtet worden (SE und LE); bei einem waren nach Kohlenmonoxydvergiftung keine weitere Diagnose gestellt worden (MA). Nur zwei (SH und LE) waren als phasisch depressiv angesehen worden. Diese diagnostischen Diskrepanzen geben zu bedenken, ob bei der Medikamentenbehandlung Depressiver nicht andere Fragen wichtiger sind als die der Differenzierung zwischen aktivierenden und dämpfenden antidepressiven Medikamenten.

Bei den Patienten, die sich während der ambulanten Behandlung suizidiert haben, sieht es etwas anders aus. Hier erhalten drei von vier Patienten Amitriptylin, wenn auch nur jeweils 50 mg, obwohl drei von vier von den behandelnden Ärzten als neurotisch-depressiv angesehen wurden.

Die Frage, ob die Schwere der noch vorhandenen Krankheit nicht durch Medikamente überdeckt, maskiert werden kann, stellt sich demgegenüber verhältnismäßig häufig. Bei einzelnen Patienten unter hohen Medikamentendosen wurde diese Frage unter anderem Aspekt bereits bei der klinikinternen Besprechung des Suizids aufgeworfen.

Bei einer 29jährigen schizophrenen Kranken beispielsweise wurde gefragt: war es wirklich vertretbar, diese Patientin auf die Rehabilitationsstation zu verlegen, wenn sie noch eine Medikation von 72 mg Perphenazin, 100 mg Thioridazin und 75 mg Amitriptylin benötigte. Bei einer 48jährigen Hausfrau wurde die Frage aufgeworfen, ob es vertretbar gewesen sei, sie unter einer Medikation von 42 mg Haloperidol und 175 mg Thioridazin für ein ganzes Wochenende, über zwei Nächte, zu einem Familienfest nach Hause zu beurlauben, nachdem sie noch zehn Tage vorher als akut suizidgefährdet gegolten hatte. Eine andere Patientin, die nach einem Suizidversuch gerettet wurde, hatte sich bei ihrem ersten Ausgang in einen Fluß gestürzt. Auch sie erhielt noch hohe Dosen von Neuroleptika, unter denen die Suizidgefährdung sich scheinbar zurückgebildet hatte.

Bei anderen Patienten mit mittelhohen Medikamentenkombinationen, bei denen gleichzeitig sich zuspitzende soziale Probleme bestanden, wurde die früher bestehende bekannte Gefährdung maskiert: Bei einer 37jährigen Lehrerin unter 15 mg Haloperidol, 2 mg Fluspirilen und Lithium, bei einer 24jährigen jungen Frau unter 200 mg Perphenazin-Depot, 24 mg Perphenazin und 50 mg Neurocil, und bei einem 32jährigen Boten unter 18 mg Haloperidol und 175 mg Thioridazin, 75 mg Amitriptylin und Lithium; schließlich bei einer 23jährigen Studentin unter 24 mg Haloperidol und 150 mg Levopromacin, die, weil sie so ausgeglichen wirkte, von der geschlossenen auf eine offene Station verlegt wurde.

Bei allen diesen Patienten war nach einer zwischenzeitlichen Gefährdung eine rasche Stabilisierung beobachtet worden. Eine relative Sorglosigkeit war bei den Therapeuten eingekehrt. Diese war darauf zurückzuführen, daß die Patienten nicht mehr gequält wirkten und daß sie einen ruhigen und ausgeglichenen Eindruck machten; depressive Symptome waren nicht erkennbar. Sie hatten gleichzeitig alle jenseits ihrer Erkrankung massive Lebensprobleme, mit denen sie sich in unmittelbarer Zukunft auseinandersetzen mußten.

Es ist natürlich schwer nachweisbar, daß bei diesen Patienten die Schwere des noch bestehenden Krankheitsbildes durch die Medikamente, die einen Teil der Symptome kontrollieren konnten, maskiert wurde. Andererseits legt die langwierige Vorgeschichte, die alle diese Patienten aufzuweisen hatten, nahe, daß die Therapeuten der Belastung durch die anstehenden Auseinandersetzungen mit den Lebensproblemen größere Aufmerksamkeit geschenkt hätten, wenn die Patienten nicht durch die Medikamentenbehandlung so ruhig und ausgeglichen erschienen wären.

Diskussion und Konsequenzen

In der Literatur über den Patientensuizid ist die Rolle der Medikamentenbehandlung bisher von untergeordneter Bedeutung. Nur wenige frühere Untersuchungen setzen sich gezielt damit auseinander. Von seiten der Suizidforschung wurde nur das Konzept der Maskierung der Krankheit durch die Wirkung von Neuroleptika und Antidepressiva auf bestimmte Zielsymptome vorgebracht (COHEN u. a. 1964). Dagegen bietet die pharmakopsychiatrische Literatur zwei weitere Risikomöglichkeiten an: die pharmakogene Depression und die Behandlung depressiver Kranker mit aktivierenden und stimulierenden Antidepressiva statt mit dämpfenden. Anhand der uns vorliegenden Daten über vierzig Patienten, die sich während der Behandlung im pschiatrischen Krankenhaus suizidiert haben, habe ich versucht, diesen drei möglichen Risikofaktoren nachzugehen. Dabei ergab sich kein Anhaltspunkt dafür, daß beim vollendeten Suizid die pharmakogene Depression oder das depressionsähnliche Bild eines akinetischen Syndroms bei relativer Überdosierung von Neuroleptika von Bedeutung gewesen wäre. Die depressiven Bilder, die bei den schizophrenen Patienten beschrieben waren, ließen sich zwanglos in den Verlauf der Erkrankung mit schizo-affektivem Charakter einordnen, ohne daß sich eine Bedeutung der Medikation nachweisen ließ. Oder die Depressivität mußte als Reaktion der Betroffenen auf ihre Krankheit oder auf die Auseinandersetzung mit anstehenden schwerwiegenden Lebensproblemen interpretiert werden.

Auch die Alternative der Behandlung mit aktivierenden oder mit dämpfenden antidepressiven Medikamenten spielt in unserer Klientel keine Rolle. Überraschendes Ergebnis ist vielmehr, daß keiner der analysierten Klinikpatienten mit depressiven Psychosen einer konsequenten und konsistenten Behandlung mit antidepressiven Medikamenten unterzogen worden war – sieht man von dem einen Patienten ab, der nach langwierigem Krankheitsverlauf ausschließlich mit Lithium behandelt wurde. In den Vordergrund tritt das Problem der diagnostischen Einordnung. In fünf Fällen wich die Diagnose des Untersuchers von der der Behandelnden ab, so daß die Möglichkeit zu einer konsequenten antidepressiven Behandlung doch relativ begrenzt waren. Das gilt sowohl für die zwei

Patienten, die die Therapeuten als schizophren klassifiziert hatten, wie für die anderen drei, die sie als neurotisch-depressiv angesehen hatten. Diese Feststellung ist natürlich mit Einschränkungen zu werten, zumal die als neurotisch-depressiv klassifizierten Patienten auch mit Neuroleptika und teilweise mit Antidepressiva behandelt worden waren. Immerhin werden unsere Befunde durch eine Studie von MODESTIN (1986) gestützt.

Es kann sehr gut sein, daß die Differenzierung der Antidepressiva in aktivierende und dämpfende im therapeutischen Alltag sehr wohl auch von suizidprophylaktischer Bedeutung ist. Es ist möglich, daß sich Fehlgriffe hier eher in Suizidversuchen als in Suiziden niederschlagen. Unsere Daten sind in dieser Hinsicht vielleicht auch deswegen nicht geeignet, weil in der betroffenen Klinik aktivierende antidepressive Medikamente wegen der berichteten Suizidrisiken gar nicht eingesetzt werden. Dennoch legen unsere Ergebnisse nahe, daß es andere Risiken gibt, die in dieser Form und mit diesem Gewicht bisher noch gar nicht gesehen worden sind.

Von großer Bedeutung ist aufgrund unserer Befunde demgegenüber das Phänomen der Maskierung der Schwere der Krankheit durch die Psychopharmakabehandlung, sei es durch Neuroleptika, Antidepressiva oder Tranquilizer: Der Patient wirkt ruhig und ausgeglichen und belastbar. Er ist es jedoch keineswegs. Urlaub nach Hause, Ausgang, die Verlegung auf eine andere Station, Ansprüche der Therapeuten an den Patienten, die Auseinandersetzung mit anstehenden Lebensproblemen sind Faktoren, die dann zur Dekompensation führen, weil die Patienten nur scheinbar belastbar waren, in Wirklichkeit durch die weiterbestehende Krankheit aber noch sehr verletzlich waren.

Aufgrund unserer Befunde liegt es nahe, für die Zukunft diesem Problem der Maskierung von Krankheitssymptomen verstärkte Beachtung zu schenken. Auf der anderen Seite sind weitere gezielte Untersuchungen auch im Hinblick auf die Auswirkungen der pharmakogenen Depression und des differentialtherapeutischen Einsatzes von Antidepressiva bei der Erforschung des Patientensuizides notwendig.

13. Kapitel
Das Motiv Hoffnungslosigkeit

Zusammenfassung

Das Suizidmotiv Hoffnungslosigkeit spielt bei psychisch Kranken wie bei anderen Suizidgefährdeten eine zentrale Rolle. Demographische und klinische Merkmale, wie Dauer der Erkrankung, häufige Wiederaufnahmen, Wiederaufnahme kurze Zeit nach der Entlassung, Diagnose einer Psychose, lange Verweildauer und vorangegangene Suizidversuche, unterstreichen das. Auch wo solche Merkmale nicht gehäuft vorhanden sind, zeigt die Analyse der Lebensgeschichte oft eine desolate Entwicklung, die durch familiäre Probleme, Entwurzelung, beruflichen Abstieg und subjektive oder objektive Perspektivlosigkeit gekennzeichnet ist. Dies wird an drei Lebens- und Krankheitsgeschichten beispielhaft dargestellt. Für die Suizidprophylaxe ist es wichtig, wahrzunehmen, daß die Krankheit und ihre Symptome zwar einen bedeutenden Anteil an der Suizidgefährdung psychisch Kranker haben, daß es aber situative und lebensgeschichtliche Faktoren sind, die neben krankheitsbedingter Depressivität das Suizidrisiko verschärfen und das Motiv zur Umsetzung der vorhandenen Suizidgefährdung stellen: das Erleben der Hoffnungslosigkeit.

Hoffnungslosigkeit als zentrales Motiv der Selbsttötung ist vor allem von BECK u.a. (1974, 1985) in die Diskussion eingebracht worden. Hoffnungslosigkeit ist zugleich ein zentrales Merkmal depressiven Erlebens. Hoffnungslosigkeit ist ein Zustand, in dem es unmöglich ist, sich vorzustellen, daß die als ausweglos empfundene eigene Lage sich noch einmal bessert. Jeder kennt den tief Depressiven, der sich gewiß ist, daß seine Verstimmtheit, seine Starre, sein Antriebs- und Vitalitätsverlust sich nie wieder lösen werden. Selbst wenn er das Abklingen depressiver Phasen in der Vergangenheit mehrfach erlebt hat, kann er es auf dem Höhepunkt der Krankheit nicht glauben.

Die Wege in die Hoffnungslosigkeit sind vielfältig. Körperliches Leiden, psychische Probleme und die Lebenssituation spielen eine Rolle. Oft greifen sie ineinander und verstärken sich. Die Entwicklung zur Hoffnungslosigkeit kennzeichnet den von RINGEL im Rahmen der Formulierung des präsuizidalen Syndroms (1969) beschriebenen Faktor der zunehmenden Einengung.

Die Depression ist der Idealtyp einer solchen Entwicklung: Das Abgleiten in die Krankheit bewirkt Hoffnungslosigkeit; ihr Abklingen hebt sie wieder auf. Nun ist Hoffnungslosigkeit selten nur einfach determiniert und – bei erfolgreicher Behandlung – so »einfach« zu beseitigen wie bei der phasischen Depression. Und auch diese ist in der Regel von vielfältigen Lebensproblemen begleitet. Wichtig scheint mir am Beispiel der depressiven Entwicklung jedoch zu sein, daß das Suizidmotiv beim psychisch Kranken inhaltlich die gleiche Qualität hat wie bei anderen Suizidgefährdeten, bei denen eine psychische Krankheit nicht sichtbar wird. Das gilt im übrigen nicht nur bei Patienten mit affektiven Psychosen, sondern auch bei Kranken mit Psychosen aus dem schizophrenen Formenkreis. GESTRICH und STIEF (1981) beschreiben dies in ihrer Untersuchung zum Studienerfolg schizophrener Studenten in eindrucksvoller Weise:

«Den meisten Suizidhandlungen schienen einfühlbare Motive zugrunde zu liegen. Grundlage der Suizidalität bildeten häufig das Gefühl, so nicht mehr weiterleben zu können und nicht zu wollen, und die fehlende Hoffnung, selbst oder mit fremder Hilfe an der Situation etwas ändern zu können. Als unerträglich wurden dabei vor allem zwei Umstände erlebt: Isolation und unbefriedigende Partnerbeziehungen zum einen, Erfolglosigkeit im Beruf zum anderen. Die dem Gesunden zur Verfügung stehende Möglichkeit, Mißerfolge auf einem dieser beiden Gebiete durch Erfolge auf dem anderen auszugleichen, fehlt dem Schizophrenen häufig. Hält der Zustand des fehlenden Erfolgserlebnisses ... an und entsteht bei dem Patienten der Eindruck, daß sich daran auch durch Behandlung in für ihn absehbarer Zeit nichts Entscheidendes ändern wird, kann es zur Krise kommen.«

Nicht nur in Laienkreisen ist die Vorstellung weit verbreitet, der Suizid psychisch Kranker habe eine andere Qualität als der seelisch Gesunder. Aber das trifft nicht zu. Im übrigen ist der Begriff der seelischen Gesundheit im Zusammenhang mit dem Suizid mit Zurückhaltung zu verwenden ist, da sich bei retrospektiven Untersuchungen herausstellt, daß ein beträchtlicher Teil aller Suizide und Suizidversuche im Rahmen einer Depression von klinischem Außmaß begangen wird. Suizide im Wahn, etwa auf Grund von »imperativen Stimmen«, sind ebenso selten wie Suizide im Zustand der Verworrenheit oder der Verwirrtheit. Am ehesten kommt der depressive Wahn als formal und inhaltlich andersartiges Suizidmotiv infrage. Dieser und die damit verbundene Suizidgefährdung ist jedoch ohne Schwierigkeiten erkennbar.

Eine Änderung der Qualität der Suizidgefährdung kann auch eintreten, wenn bei bestehender depressiver Verstimmung zusätzlich ein organisches Psychosyndrom besteht oder gesetzt wird, z.B. nach Elektrokrampfbehandlung (vgl. RITZEL 1974) oder im Anschluß an einen Suizidversuch mit Kohlenmonoxyd.

Die typische präsuizidale Entwicklung beim psychisch Kranken aber sieht anders aus. Sie läßt sich problemlos in RINGELS Beschreibung des präsuizidalen Syndroms (mit zunehmender Einengung, Aggressionsstau und Suizidphantasien) einordnen.

Eine vergleichende Untersuchung von klinischen und demographischen Merkmalen einer Gruppe von Patienten, die sich suizidiert haben, mit einer Kontrollgruppe anderer Klinikpatienten (s.o. Kap. 4) unterstreicht das. Die Patienten, die sich suizidiert haben, unterscheiden sich von der Kontrollgruppe signifikant durch Merkmale, die auf eine langwierige Auseinandersetzung mit der Krankheit und auf eine Kette von Niederlagen in diesem Kampf hinweisen: lange Krankheitsdauer, eine erhöhte Zahl von Klinikaufenthalten, kurzem Abstand zwischen Wiederaufnahme und letzter Klinikentlassung, erhöhte Verweildauer und vor allem einen deutlich erhöhten Anteil von früheren Suizidversuchen. Diagnostisch standen schizophrene oder affektive Psychosen ganz im Vordergrund.

Wer immer wieder erkrankt, wer immer wieder in die Klinik muß, wer erlebt, wie er zu Hause nicht zurecht kommt, wie sich Partnerschaft und Freundschaften verändern, wer den Arbeitsplatz verliert und die Hoffnung auf eine »normale« berufliche Karriere aufgeben muß, wer zudem immer wieder Zustände von krankheitsbedingter Depressivität erlebt, muß fast zwingend die Frage nach dem Sinn seines weiteren Lebens stellen. Es ist unausweichlich, daß Suizidphantasien als Problemlösungsmöglichkeit sich aufdrängen. Er erlebt im Rahmen seiner psychiatrischen Karriere immer wieder suizidgefährdete Mitkranke. Im offen geführten, kommunikationsfreundlichen psychiatrischen Krankenhaus kann es ihm auch nicht verborgen bleiben, daß immer wieder einzelne Patienten den Weg in den Suizid suchen. Eine besondere Bahnung scheint dann zu bestehen, wenn die Familienvorgeschichte belastet ist, wenn Eltern oder Großeltern sich das Leben genommen haben (HAENEL und PÖLDINGER 1986). Bei einer unserer Patientinnen waren es die Mutter und die Großmutter.

Die angeführten Belastungsfaktoren, die es verständlich erscheinen lassen, daß eine Entwicklung zu Verzweiflung und Hoffnungslosigkeit stattgefunden haben, sind faßbar und auszählbar. Aber auch wo sie nicht in dieser Deutlichkeit greifbar sind, spiegeln die Lebens- und Krankheitsgeschichten der Patienten, die sich schließlich suizidiert haben, eine Geschichte des Leidens. Das wird an den Abrissen, die GRANDEL (1978) in seine Tübinger Dissertation aufgenommen hat, ebenso deutlich wie an den Beispielen, die ich in meinem Beitrag über den Suizid von Tagesklinikpatienten (s.o.) skizziert habe. Besonders eindrucksvoll spiegeln die 40 Biographien, die OESTEREICH im Rahmen unseres Wunstorfer

Projektes erarbeitet hat, die Härte und die Dauer der Auseinandersetzung mit dem Leiden und dem Leben. Die Lebensläufe sind geeignet, die KITZIG'sche These (1986) zu untermauern, daß bei den langzeitig Kranken unter den Patienten, die sich suizidieren, irgendwann die Kraft, weiterzuleben und -zuleiden, aufgebraucht ist.

Drei Beispiele

Ich will die Problematik im folgenden durch drei Beispiele erläutern:

Allgemeine Zurückweisung

Frau LM wird 1921 als Tochter eines Handwerkers geboren. Sie besucht die Realschule, absolviert die Handelsschule und ist später zwölf Jahre lang bei der Stadtverwaltung tätig. Die Beziehung zu ihrem Vater beschreibt sie als gut. Die Mutter ist schwermütig und muß vorübergehend in eine psychiatrische Universitätsklinik zur Behandlung. Über ihre Kindheitsentwicklung vermerkt sie keine Besonderheiten. Allerdings suizidiert ihre Großmutter sich durch Ertränken.

Nach einer gescheiterten Verlobung lernt sie 1943 ihren späteren Mann, einen Tischler, kennen. Krieg und Gefangenschaft bedingen eine lange Trennung. Sie heiratet 1949, als ihr Mann, von einer Hungerdystrophie geschwächt, aus Rußland zurückkehrt. 1951 wird ihre Tochter geboren. 1954 entwickelt sie während einer Schwangerschaft erste Krankheitssymptome, die durch Unruhe und eine, zunächst begrenzte, Putzsucht gekennzeichnet sind. Bald nach der Geburt ihres Sohnes wird sie erstmals stationär in einer psychiatrischen Klinik behandelt. Sie berichtet später, sie sei schon nach vierzehn Tagen entlassen worden, weil sie nicht nervlich krank, sondern depressiv verstimmt gewesen sei. Sie habe sich eingebildet, nach der Geburt des Kindes nicht mehr mit der Arbeit fertigzuwerden.

Bald darauf suizidiert sich ihre Mutter – angeblich als Reaktion auf ihre Krankheit.

In den nächsten beiden Jahren erfolgen zwei Schwangerschaftsabbrüche; und sie wird wegen einer Zwangsneurose sechs Wochen lang auf der Neurosenstation einer psychiatrischen Universitätsklinik behandelt. Sie wird dort als »ausgesprochen temperamentvolle, vitale, liebebedürftige Persönlichkeit« beschrieben, die sich »in der Jugend gern mehr ausgelebt hätte, wobei sie jedoch starken ethisch-moralischen Hemmungen unterlag.« Der Ehemann, der vor dem Krieg ebenso vital und temperamentvoll gewesen sei wie sie, sei durch Gefangenschaft und Dystrophie in seiner

196

Persönlichkeit verändert, und still und zurückhaltend geworden. Daraus erwüchsen Probleme zwischen ihnen.

1958 und 1964 erfolgen zwei weitere stationäre Aufnahmen in einer psychotherapeutischen Klinik. 1965 wird sie im Anschluß an einen Suizidversuch durch Erhängen erstmals bei uns aufgenommen. Sie ist voller Vorwürfe gegen ihren Mann, der sie in die Klinik gebracht und ihr das Leben verdorben habe. Sie bringt ihre Probleme mit dem mangelnden sexuellen Interesse ihres Mannes zusammen. Psychotische Symptome werden nicht festgestellt.

Nach diesen ersten fünf Klinikaufenthalten bleibt die psychiatrische Anamnese über die nächsten sechzehn Jahre weitgehend leer.

Erst 1981 sucht sie einen Nervenarzt auf, weil sie unentwegt fürchtet, ihrem Sohn, aber auch ihrem Mann könne etwas zustoßen. Als der Nervenarzt in Urlaub geht, kommt sie 1982 zum sechsten Mal zur Aufnahme. Sie meint selber, sie habe eine Angstneurose. Sie sei sehr unruhig. Sie tobe immer wieder. Dann komme es vor, daß ihr Mann sie schlage. Sie schlage dann zurück. Danach gehe es ihr besser. Sie könne nicht weinen, sich aber auch über nichts freuen. Sie räumt Suizidgedanken ein, meint aber, sie wolle nicht sterben. Unter leichter Sedierung klingen die Angst und die Depressivität ab.

Ein Jahr später erfolgt die siebte Aufnahme, nachdem sie sich vor ein Auto geworfen hat. Sie ist depressiv verstimmt und voller Klagen. Die Angst, Sohn und Mann könne etwas passieren, beherrscht sie völlig. Der Mann, der Sohn und die Tochter können sie nicht mehr ertragen und weisen sie zurück. Die Tochter ist so weit gegangen, ihre Telefonnummer zu ändern, damit die Mutter sie nicht ständig anrufen kann. Jetzt fühlt sie sich bei der Arbeit von ihr belästigt. Der Ehemann weigert sich, seine Frau in eine Beurlaubung mit nach Hause zu nehmen. Zu Hause würde sie sonst ständig an Türen klopfen, umherlaufen und Selbstmordgedanken äußern. Der Stationsarzt protokolliert im Anschluß an ein Gespräch, daß Herr L. seine Frau absolut nicht zu Hause sehen wolle, daß sie ihn aber ständig bedränge.

Auf der Station erfährt sie eine ähnliche Zurückweisung wie zu Hause. Der Stationsarzt merkt – offenbar erzürnt – an, er lasse im Gespräch mit ihr einfließen, daß sie, wenn sie hier nicht gesund werde und ihr Mann sie zu Hause nicht wolle, in ein Heim müsse, »was ein teurer Spaß werde«. An der Diagnose einer depressiven Neurose wird festgehalten. Allerdings wird die Patientin mit 100 mg Maprotilin, 100 mg Thioridazin täglich und 4 mg Fluspirilen wöchentlich behandelt.

Vier Wochen nach der letzten Entlassung kommt sie in einem anderen Krankenhaus erneut zur Aufnahme und wird zu uns weiterverlegt. Sie berichtet, sie wolle nur eine Woche bleiben, denn ihre Angst könne man ihr hier im Krankenhaus auch nicht nehmen. Drei Tage nach der Verlegung suizidiert sie sich. Letzte Eintragung im Krankenblatt: »Am Freitag begab sich Frau L. kurz nach 7.30 Uhr zur Beschäftigungstherapie. Wie es schien, war sie in einem ausgeglichenen Zustandsbild. Einer Schwester gegenüber äußerte sie, daß sie sich auf das Wochenende freue. Offenbar muß es dann auf dem Wege zur Beschäftigungstherapie zu einem Umschlag in der Stimmung gekommen sein, so daß Frau LM sich zum Bahnhof begab und sich dort suizidierte, indem sie sich vor einen Zug warf.«

Der Verlust der Wurzeln

Frau LS wird 1960 in Hannover geboren. Ihr Vater ist Lehrer. Ihre Mutter ist Hausfrau. Die Beziehungen zu den Eltern sind schon früh gestört. Nach der Grundschule besucht sie zunächst das Humanistische Gymnasium, an dem der Vater arbeitet. Sie scheitert dort, wechselt in ein Neusprachliches Gymnasium, macht schließlich an einem Internat die Mittlere Reife. Anschließend besucht sie mehr oder weniger sporadisch eine Integrierte Gesamtschule. Aufgrund der Konflikte mit den Eltern erreicht sie es, daß diese ihr, als sie sechzehn ist, eine eigene Wohnung einrichten. Der Versuch, selbständig zu leben, scheitert rasch. Danach richtet sie ein Appartement im Souterrain des elterlichen Hauses ein. Dies wird zum Treffpunkt und zum Schlafplatz für verschiedene junge Leute. Aufgrund der Konflikte, die daraus resultieren, bezieht sie erneut eine eigene Wohnung in der Nähe eines besetzten Hauses. Als dies geräumt wird, zieht ein beträchtlicher Teil der Hausbesetzer zu ihr. Die Nachbarn erreichen, daß sie ausziehen muß. Anschließend vagabundiert sie für einige Monate durch die gesamte Bundesrepublik.

1979 kommt es zur ersten psychiatrischen Krankenhausaufnahme. Eine schizophrene Psychose wird diagnostiziert. Nach der Entlassung reist sie nach Südamerika. Als sie dort auffällt, wird sie über die Botschaft zurückgeschickt. Bei der Ankunft in der Bundesrepublik sucht sie das Weite. Sie taucht erst nach Wochen schwerkrank zu Hause auf. Die zweite psychiatrische Krankenhausaufnahme erfolgt 1980 bei uns.

Nach der Entlassung lebt sie kurzzeitig bei Verwandten. Bald kehrt sie jedoch zu den Eltern zurück. Hier hat die Situation sich eskaliert. Die Mutter trinkt. Der Vater reagiert depressiv. Frau LS dekompensiert erneut psychotisch. Sie kommt zum dritten Mal in eine psychiatrische Klinik und wird dort gebessert aber gegen den Rat der Therapeuten entlassen, weil die Voraussetzungen für einen Unterbringungsbeschluß nicht vorliegen. Sie wird am gleichen Tag wieder aufgenommen, nachdem sie sich gemeinsam mit der bereits alkoholisierten Mutter betrinkt und diese dann angreift. Die Krankenhausentlassung erfolgt wiederum gegen ärztlichen Rat.

Die fünfte Aufnahme erfolgt Anfang 1983 in Süddeutschland. Sie wird wieder nach Hannover verlegt, entweicht von dort und wird zwei Monate später im Rheinland aufgegriffen und von dort schließlich zur sechsten psychiatrischen Aufnahme zu uns verlegt. Die akute psychotische Symptomatik klingt unter der Behandlung allmählich ab. Sie hat dann bald Ausgang und Urlaub nach Hause erhalten. Aber dort hat die familiäre Situation inzwischen desolate Züge angenommen. Die Eltern trennen sich. Die trinkende Mutter ist zu einem ebenfalls trinkenden jüngeren Freund gezogen. Der Vater ist noch rigider geworden als vorher. Obwohl keine Krankheitssymptomatik mehr besteht, zögern die Therapeuten mit der Entlassung, weil weder sie noch die Patientin so recht wissen, wohin.

Am Tage der Verlegung auf eine offene Station stürzt sie sich in unmittelbarer Nähe der Wohnung der Mutter vom Dach eines Hochhauses, nachdem sie morgens auf Drängen der Therapeuten einen Antrag auf Sozialhilfe gestellt hat.

Der unaufhaltsame Abstieg

Herr LG wird 1951 in einer kleinen Stadt im Schaumburger Land geboren. Er ist – wie es im Bericht der erstbehandelnden psychiatrischen Klinik heißt: »Einzelkind und entstammt einer bürgerlich ordentlichen Familie.« In seiner Kindheit wird er beschrieben als »immer sehr freundlich, folgsam, durchaus jungenhaft und vor allem sportinteressiert.« Nach der Hauptschule absolviert er eine Private Handelsschule und eine Lehre als Großhandelskaufmann. Sein Meister lobt ihn wegen seiner großen Zuverlässigkeit.

Anfang 1970 wird Herr LG im Anschluß an eine Grippe depressiv. Die Welt verändert sich für ihn. Schließlich glaubt er, seine Eltern wollten ihn vergiften. Im gleichen Jahr wird er erstmals in einer psychiatrischen Universitätsklinik behandelt. Nach der Entlassung faßt er beruflich zunächst wieder Fuß. Aber schon 1971 folgt die zweite Klinikaufnahme. Wenige Wochen nach der Entlassung wird er erneut aufgenommen. Diesmal für fast sechs Monate. Nach der Entlassung bleibt er fast zwei Jahre arbeitslos zu Hause. Wenig später erfolgt, Anfang 1975, die vierte psychiatrische Aufnahme an einer Universitätsklinik. Er bleibt fast ein Jahr im Krankenhaus. Dort wird die Diagnose einer Manie gestellt. Nach der Entlassung findet er eine Teilzeittätigkeit als Bürobote.

Diesmal kann er sich fast fünf Jahre draußen halten. Zwischenzeitlich stirbt der Vater; die Mutter beginnt zu trinken. Er dekompensiert im Sommer 1980 mit einer depressiven Symptomatik, als seine Mutter nach viermonatiger Entwöhnungsbehandlung erneut in die Alkoholkrankheit abgleitet. Damals äußerte er erstmals Suizidideen. Diesmal bleibt er ein Jahr zu Hause. Ende 1981 kommt er zum sechsten Mal zur Aufnahme. Jetzt für drei Monate. Wieder sind es Schwierigkeiten mit der alkoholkranken Mutter, die ihn belasten.

Die siebte Aufnahme erfolgt Mitte 1983, nachdem er versucht hat, sich mit Lithium das Leben zu nehmen. Ein Jahr lang ist es ihm gutgegangen. Er lebt jetzt allein in einer kleinen Wohnung, aber die Sorgen um die alkoholkranke Mutter halten an. Sie ist gleichzeitig mit ihm in einem anderen Bereich der Klinik in Behandlung. Er hat seine Arbeit verloren. Als eine eitrige Zahnwurzelentzündung dazukommt, schafft er es nicht mehr. Bei der Aufnahme besteht eine deutliche Wahnsymptomatik. Herr LG äußert die Befürchtung, nie wieder entlassen oder in ein Heim verlegt zu werden. Die Wiederherstellung verläuft schleppend. Die Therapeuten machen sich immer wieder Sorgen um ihn. Die Häufung der Einträge in der Kurve und im Krankenblatt machen deutlich, wie sehr er sie beschäftigt. Ausgang wird immer wieder gewährt und wieder gesperrt. Mitte September formuliert er in der Visite den Wunsch, entlassen zu werden. Er hat jedoch keine erkennbare Perspektive für die Zukunft. Sein Wunsch wird zurückgewiesen. Eine Suizidgefährdung wird in diesem Visitengespräch erörtert aber verworfen. Am gleichen Nachmittag suizidiert Herr LG sich durch Sturz vor den Zug.

Diskussion und Schlußfolgerungen

Die Beispiele sprechen für sich. Sie alle belegen eine lange Leidensgeschichte, von der die Familienangehörigen mitbetroffen sind, sei es als »Opfer«, sei es als Handelnde oder sei es als ebenfalls Kranke. Nur im ersten Beispiel der Frau LM kommt es in den letzten Jahren der Leidens- und Krankheitsgeschichte zu einer dramatischen Zuspitzung der Situation mit ständigen Suiziddrohungen, einzelnen Suizidversuchen und schließlicher Zurückweisung durch Kinder, Ehemann und endlich auch durch die Therapeuten. Aber bei allen drei Patienten ist der Weg in eine als hoffnungslos erlebte Lage nachzuvollziehen: Bei Frau LM tritt die Periode des Leidens nach einem 16jährigen Intervall neu und verschärft, als sie 60 Jahre alt ist. Sie hat ständige Angst um ihre erwachsenen Kinder und um ihren Mann. Sie fühlt sich von diesen verlassen und ungerecht behandelt. Sie ist depressiv verstimmt. Sie trägt ihr Klagen durch Worte und Taten unübersehbar und -hörbar vor. Sie verschärft damit die Zurückweisung durch ihre Familienangehörigen. Sie muß immer wieder in die Klinik eingewiesen werden, wenn sie Suizidgedanken äußert oder parasuizidale Handlungen durchführt und erlebt die Klinikaufnahmen zugleich als Zurückweisung durch den Mann und die Kinder. Der Ehemann will sie schließlich nicht einmal mehr im Urlaub zurücknehmen – es sei denn, sie werde gesund. Der behandelnde Arzt schreibt ins Krankenblatt, er habe ihr verkündet, wenn sie nicht gesund werde, müsse sie in ein Heim und das werde ein teurer Spaß! Sie befindet sich in einem Zirkel von Angst, Depressivität, erlebter und tatsächlicher Ablehnung, aus dem sie kein Entrinnen sieht.

Frau LS hat von ihrer Kindheit an Probleme mit ihren Eltern. Sie scheitert mehrfach und gründlich in der Schule. Auch ihre Versuche, früh eine eigene Wohnung zu beziehen, sind durch Fehlschläge gekennzeichnet. Sie treibt ohne Bindungen in einem ebenfalls bindungslosen Kreis junger Leute. Als sie 19 ist beginnt eine Serie von psychiatrischen Krankenhausaufenthalten. Immer wieder ist sie akut psychotisch und entzieht sich der Behandlung, wenn eine leidliche Besserung der Symptomatik eingetreten ist. Eine systematische gründliche Behandlung findet nie statt. Zwischenzeitlich wird die Mutter zur Alkoholkranken, der Vater depressiv. Die Eltern trennen sich. Als sie 23jährig vor der siebten Krankenhausentlassung steht ist die psychotische Symptomatik nicht mehr vorhanden. Aber weder ihre Therapeuten noch sie selber haben eine Perspektive. Sie wissen nicht einmal, wohin eine Entlassung erfolgen kann.

Der 32jährige LG hat eine 13jährige psychiatrische Karriere hinter sich, als er sich nach der siebten psychiatrischen Krankenhausaufnahme suizidiert. Nach den ersten Krankenhausaufenthalten faßt er zunächst wieder im beruflichen Leben Fuß. Dann werden die Phasen von Arbeitslosigkeit immer länger. Schließlich hat er nur noch eine Teilzeittätigkeit, die weder seiner Intelligenz noch seiner Ausbildung entspricht. Am Ende ist er arbeitslos. Parallel dazu entwickelt sich die Alkoholkrankheit seiner Mutter, bei der sich eine Entwöhnungsbehandlung an die andere reiht. Während seines letzten Krankenhausaufenthaltes befindet sich die Mutter in einer anderen Abteilung der Klinik. Diesmal schreitet die Besserung nur langsam voran. Immer wieder gibt es Rückschläge. Als er schließlich die Entlassung fordert, konfrontieren seine Therapeuten ihn mit der Frage nach seiner Lebensperspektive. Der Entlassungswunsch wird mit der Begründung zurückgewiesen, daß er keine habe.

Die Leidens- und Krankheitsgeschichte hat in allen drei Beispielen zu soviel Zurückweisung, Isolierung und zu so mannigfachen sozialen Schwierigkeiten geführt, daß es der Krankheitssymptomatik selber gar nicht bedarf, um die Betroffenen ihre Lebenssituation als hoffnungs- und aussichtslos erleben zu lassen. Solchen Entwicklungen in eine soziale und emotionale Sackgasse begegnen wir in den Biographien unserer Patienten, die sich während der Behandlung das Leben genommen haben, wieder und wieder. Oft bedarf es in der Endphase nur eines geringfügigen Anlasses, der schließlich zur Dekompensation führt: einer Zurückweisung durch einen Therapeuten oder einen Angehörigen, der Konfrontation mit der eigenen Situation durch die unglückliche Äußerung eines Mitpatienten, einer Symbolhandlung, wie z. B. dem Ausfüllen eines Sozialhilfeantrages, der Kapitulation bedeutet. Gar nicht selten scheint es so zu sein, daß den Therapeuten verborgen bleibt, was die Kranken bewegt und betroffen macht. Den Behandelnden beispielsweise erschien es als Fortschritt, als eine junge Frau nach langer Arbeitslosigkeit Arbeit in einer Konservenfabrik gefunden hatte. Für die Patientin war es nach langer Krankheit der endgültige Abschied von der Hoffnung, ihren Beruf als Lehrerin jemals wieder ausüben zu können. Sie warf sich vor den Zug.

Eine Beobachtung sei abschließend hinzugefügt. Die Suizidmotive von psychisch Kranken haben in der Regel die gleiche Qualität wie die anderer Menschen, die sich das Leben nehmen. Es kann aber sein, daß der Umschlag von latenter zu akuter Suizidalität sich bei psychisch Kranken, insbesondere wenn sie an Psychosen aus dem schizophrenen Formenkreis leiden, rascher und aus äußerlich unbedeutenderen Anlässen vollzieht als bei anderen. Immer wieder haben wir den Eindruck gewonnen, daß der Impuls zum Handeln bei lang andauerndem Leiden rasch und unvermittelt zum Tragen kommt – so zuletzt bei zwei jungen Männern, die sich auf dem Weg in den Urlaub vor den Zug warfen; einer unmittelbar nachdem er seine Fahrkarte abgestempelt hatte. Dieser Beobachtung, die für die Suizidprophylaxe von großer Bedeutung ist, sollte in künftigen Untersuchungen nachgegangen werden.

14. Kapitel
Die Abschätzung der Suizidgefährdung

Zusammenfassung

Die Abschätzung der Suizidgefährdung ist eine wichtige Voraussetzung für die Suizidprophylaxe im psychiatrischen Krankenhaus. Zuverlässige Meßverfahren bestehen nicht. Im folgenden Kapitel wird die Frage nach der Effizienz und dem Nutzen eines kombinierten Verfahrens der Abschätzung der Suizidgefährdung gestellt. Dieses besteht in der routinemäßigen Prüfung der aktuellen Suizidgefährdung der Patienten durch Arzt und Krankenpfleger nach klinischen Kriterien sowie in der Registrierung eines Basisrisikos, das eine latente Gefährdung signalisieren soll. In dieses Basisrisiko gehen Faktoren ein wie die Diagnose einer Psychose, vorangegangene Suizidversuche, gehäufte Wiederaufnahmen innerhalb kurzer Zeit, sowie fehlende Lebensperspektive und anstehende lebensverändernde Ereignisse.

An den Ergebnissen überrascht zunächst, daß der Anteil der Patienten, die als aktuell suizidgefährdet eingeschätzt werden, im Vergleich zu jenen in den Untersuchungen Ritzels bemerkenswert niedrig liegt. Bei einer ersten Querschnittserhebung sind es acht, bei einer zweiten elf Prozent. Die als gefährdet oder fraglich gefährdet eingestuften Patienten zeigen in den Faktoren »Diagnose« und »kurzer Abstand der Wiederaufnahme« in der Tendenz größere Ähnlichkeit mit der Gruppe der Suizidpatienten als mit der Gruppe der Kontrollgruppe. Die objektivierbaren Faktoren der Basisrisiko-Skala entsprechen jenen Faktoren, durch die sich die Suizidpatienten signifikant von denen der Kontrollgruppe unterscheiden. Dennoch bleibt die Tragfähigkeit dieses Verfahrens zur Einschätzung der Suizidalität begrenzt. Sicher ist, daß es die Sensibilität der Therapeuten für aktuelle und latente Suizidgefährdung schärft.

Immer wieder sind Versuche unternommen worden, Suizidgefährdung zu messen. Solche Vorhersageskalen (z. B. von SCHAFFER u. a. 1974, MOTTO u. a. 1985) haben sich für die Praxis allerdings durchweg als untauglich erwiesen. Sie sind zu aufwendig und zu ungenau. Sie werden vor allem dem Kernproblem der Suizidprophylaxe bei psychisch Kranken während der Behandlung nicht gerecht, das in der Identifikation von Suizidgefährdung bei solchen Patienten besteht, die diese nicht einräumen. Die Gründe dafür liegen nicht selten in den Bedingungen der Behandlung. Die Kranken fürchten eine Verschiebung des Entlassungstermins, eine Streichung des Ausgangs oder der Beurlaubung. Sie können aber auch in der Krankheit selber liegen oder in einem fehlenden Vertrauensverhältnis zwischen dem Kranken und dem Arzt und dem Staionspersonal. PÖLDINGER hat in seiner Monographie über die Abschätzung der Suizidalität (1968) eine Reihe von praktischen Ratschlägen vermittelt, wann Symptomatik, Psychopathologie und Lebensumstände des Kranken erhöhte Aufmerksamkeit im Hinblick auf eine mögliche Suizidgefährdung verlangen (vgl. auch HAENEL u. PÖLDINGER 1986).

Die Abschätzung der aktuellen Suizidalität

Im Zusammenhang mit einer Häufung von Suiziden während der Klinikbehandlung haben wir die Mitarbeiter der besonders betroffenen Stationen – Aufnahmeabteilungen, Rehabilitationsstation und Tagesklinik – angehalten, täglich routinemäßig die Suizidgefährdung ihrer Patienten abzuschätzen. Das Verfahren sollte leicht handhabbar und dokumentierbar sein. Wir forderten den Stationsarzt und den jeweiligen Pflege-Schichtführer auf, sich jeden Werktagmorgen kurz zusammenzusetzen, die Liste der Patienten durchzugehen und bei jedem Patienten, den sie für suizidgefährdet hielten, ein »Plus« zu vermerken; bei jedem, den sie nicht gefährdet hielten, ein »Minus«, und bei jedem, bei dem sie es nicht wüßten, ein »Fragezeichen«. Wir gaben keine Beurteilungskriterien vor. Wir forderten die Mitarbeiter auf, sich auf ihr klinisches Urteilsvermögen und ihre Erfahrung zu verlassen und im Zweifel möglichst großzügig mit dem »Fragezeichen« umzugehen. Jedes »Plus« und jedes »Fragezeichen« müßten allerdings ein Überdenken der therapeutischen Strategie, der Ausgangsregelung und des Einsatzes in der Arbeits- und Beschäftigungstherapie zur Konsequenz haben.

Ziel dieser Prozedur war es, die Mitarbeiter der Stationen zu veranlassen, sich unter dem Aspekt einer möglichen Gefährdung wenigstens einmal am Tag Rechenschaft über die Situation jedes einzelnen Patienten abzulegen. Wir hatten die Beobachtung gemacht, daß besonders »unauffällige« Kranke, die sich seit längerer Zeit in der Klinik aufhielten, leicht aus dem Blickfeld gerieten.

Von seiten der Krankenpfleger und -schwestern wurde dieser Maßnahme zunächst hinhaltender Widerstand entgegengebracht. Sie fürchteten die Konsequenzen der Dokumentation eines Irrtums. Längerfristig ließen sie sich davon überzeugen, daß Irrtümer nicht zu vermeiden seien, daß es im Falle eines Zwischenfalls aber von Vorteil sein könne, den Nachweis zu erbringen, daß man sich Gedanken gemacht habe. In den Jahren seit 1983 ist diese klinische Abschätzung der Suizidalität zur Selbstverständlichkeit geworden. Sie ist auch von anderen Stationen übernommen worden, ohne daß eine Anweisung dazu erging. Sie vermittelt den dort tätigen Mitarbeitern offenbar ein höheres Maß an Sicherheit. Ob die Halbierung der Suizidrate in der Klinik seit 1984 damit zusammenhängt, muß offen bleiben.

Als wir unser Verfahren zur Abschätzung der Suizidgefährdung einführten, wußten wir nichts über dessen mögliche Effizienz. Wir übernahmen es von der Psychiatrischen Klinik der Medizinischen Hochschule Hannover, die es ebenfalls im Zusammenhang mit einer Häufung von Suiziden auf Empfehlung eines juristischen Beraters eingeführt hatte. Wir ergänzten die klinische Abschätzung durch die Erhebung eines Basisrisikos bei der Aufnahme jedes Patienten, mit dem wir versuchten, bestimmte »objektivierbare« Gefährdungsfaktoren zu registrieren und zu messen, die mit der Krankheitsvorgeschichte, früherem suizidalen Verhalten und der Lebenssituation des Patienten zu tun hatten. Die Faktoren werden später im einzelnen dargestellt werden.

Beim Vergleich einer Kontrollgruppe (HUNTEMANN 1987) mit jenen Patienten, die sich in der Klinik suizidiert hatten, versuchten wir zu klären, was wir bei der Abschätzung des Suizidrisikos beurteilen und welchen Nutzen das Verfahren hat. Wir analysierten die Einschätzung der Suizidgefährdung und das bei den Patienten erhobene Basisrisiko und verglichen die Merkmale der als gefährdet eingestuften Patienten mit denen jener Patienten, die sich während der Klinikbehandlung suizidiert haben.

Überraschend war zunächst der geringe Anteil an eindeutig als suizidgefährdet eingeschätzten Patienten am Stichtag der Erhebung: Es handelte sich um einen Mann und eine Frau. Als fraglich suizidal waren am gleichen Tag drei Männer und drei Frauen eingestuft. Insgesamt sind mithin acht von 101 erfaßten Patienten als gefährdet oder fraglich gefährdet eingeschätzt worden. Trotz der kleinen Zahl wollen wir diese Gruppe beschreiben. Der Aussagekraft der Ergebnisse sind natürlich enge Grenzen gesetzt. Aus diesem Grunde haben wir anderthalb Jahre später, im September 1986, einen zweiten Querschnitt erhoben und die Zahlen damit auf insgesamt 22 als gefährdet eingeschätzte Patienten erweitert. Auch diese Zahl ist nicht überwältigend groß. Es zeichnet sich jedoch eine konsistente Tendenz ab.

Die bei der ersten Querschnittserhebung als gefährdet angesehenen Patienten wiesen folgende Merkmale auf: Die *Aufenthaltsdauer* dieser Pa-

Suizidgefährdung	Querschnitt 1985	%	Querschnitt 1986	%
suizidal	2	2,0	1	1,0
fraglich suizidal	6	6,0	13	11,0
nicht suizidal	93	92,0	116	88,0
Gesamt	101	100,0	130	100,0

Tabelle 1

tienten beträgt im Mittel 33 Tage bei einer Spannweite von zwei bis 36 Tagen. Für die Gesamtheit aller anderen Patienten errechnet sich am Stichtag eine durchschnittliche Verweildauer von 34 Tagen bei einer Spannweite von zwei Tagen bis zu 46 Monaten. Der Median beträgt bei diesen Patienten 25 Tage gegenüber zwei Monate im Gesamtkollektiv.

Es besteht eine Tendenz zur höheren Anzahl *früherer psychiatrischer Klinikaufenthalte*. Das Mittel von fünf Aufnahmen pro Patient und der Median von 4,5 Aufnahmen sind nicht nur höher als im Gesamtkollektiv der Patienten (Mittel: 4,1 Aufnahmen; Median: drei Aufnahmen); sie übertreffen auch die Werte bei den Suizidanten (Mittel: 4,6 Aufnahmen; Median: vier Aufnahmen).

Auch der Median für die *Wiederaufnahmefrist nach der letzten Entlassung* nähert sich mit 74,5 Tagen eher dem der Suizidanten (zwei Monate) als dem des gesamten Querschnitts an (sechs Monate). Als suizidal oder fraglich suizidal eingestufte Patienten weisen eine *kürzere Patientenkarriere* auf als das Gesamtkollektiv. Der Median beträgt 2,5 Jahre im Vergleich zu vier Jahren im gesamten Querschnitt.

Wie im gesamten Querschnitt und auch bei den Suizidanten stehen Psychosen aus dem schizophrenen Formenkreis mit fünf an der Spitze der gestellten *Diagnosen*. An zweiter Stelle stehen affektive Psychosen (zwei). In einem Fall handelte es sich um eine Persönlichkeitsstörung.

Genau die Hälfte der als suizidgefährdet betrachteten Patienten weist mindestens einen *früheren Suizidversuch* auf. Das bedeutet eine gering erhöhte Tendenz zur Belastung durch Suizidversuche in der Vorgeschichte im Vergleich zum Gesamtquerschnitt (35 %).

Insgesamt weisen die als fraglich oder manifest suizidgefährdet eingeschätzten Patienten größere Gemeinsamkeiten zu den Suizidanten auf, als zu den übrigen Patienten der Querschnittserhebung.

Am zweiten Stichtag wurden insgesamt 13 Patienten als fraglich suizidgefährdet und einer als suizidgefährdet eingeschätzt (16 %). Für die Interpretation wurden allerdings nur die 14 berücksichtigt, die sich schon länger als sieben Tage in Krankenhausbehandlung befunden hatten, und die das »Fraglich« nicht nur wegen Unklarheiten bei der Aufnahme zugeschrieben erhalten hatten. Die zweite Gruppe stimmt mit der ersten im wesentlichen überein. Es handelt sich um sechs Frauen und acht Männer, von denen zwölf als schizophren und zwei als endogen-depressiv klassifiziert sind. Suizidversuche sind bei vier Patienten vorangegangen. Der Median der Verweildauer zeigt 32 Tage. Die Anzahl vorangegangener Aufnahmen liegt im Median bei 4. Nur zwei Patienten befinden sich zum ersten Mal in der Klinik. Vier der zwölf Patienten mit mehrfachen Aufnahmen sind innerhalb von weniger als zwei Monaten nach der letzten Entlassung zur Wiederaufnahme gekommen. Sechs weitere innerhalb eines Jahres.

Bei beiden Querschnittserhebungen weisen die Patienten vor allem im Hinblick auf die Diagnose einer Psychose und im Hinblick auf die Häufung von Wiederaufnahmen innerhalb von kurzer Zeit nach der letzten Entlassung eine größere Ähnlichkeit mit der Gruppe der vollendeten Suizide auf als mit der Kontrollgruppe. Bei der Häufigkeit der Suizidversuche ist diese Tendenz jedoch nicht konsistent. Weitere Untersuchungen mit größeren Patientenzahlen werden notwendig sein. Allerdings ist festzuhalten, daß die aktuelle Abschätzung der Suizidgefährdung nicht aufgrund von statistischen Merkmalen erfolgt ist, sondern aufgrund von Äußerungen und Handlungen der Patienten oder aufgrund ihrer Psychopathologie. Alle Patienten, die bei der zweiten Querschnittserhebung erfaßt wurden, äußerten zu diesem Zeitpunkt Suizidgedanken oder hatten dies kurz vorher getan. Zwei waren wegen Suizidversuchen zur Aufnahme gekommen.

Das Basisrisiko

Auf vier der in die Erhebung einbezogenen Stationen wurde neben dem aktuellen ein »Basisrisiko« bestimmt. Nach einem standardisierten Bewertungssystem erhält ein Patient für jeden bestehenden Risikofaktor einen Punkt. Folgende Faktoren wurden als Risiken angesehen:

☐ Vorangegangene Suizidversuche
☐ Depressive oder schizophrene Psychosen
☐ Mehrere Aufnahmen innerhalb von kurzer Zeit, insbesondere bei der Wiederaufnahme innerhalb von weniger als drei Monaten.
☐ Fehlende subjektive oder objektive Lebensperspektive im sozialen und persönlichen Bereich (»Hopelessness).
☐ Anstehende besondere Belastungen und (oder) lebensverändernde Ereignisse.

Unverkennbar war eine gewisse Müdigkeit des Personals, wenn es darum ging, das Basisrisiko eines Patienten zu bestimmen. Diese mag aus dem in hohem Maße unlustbetonten Charakter der Beschäftigung mit dem Kliniksuizid resultieren. Sie wird von vielen Autoren beschrieben, die retrospektiv Untersuchungen über Suizide in psychiatrischen Kliniken anstellen.

Ein Suzid weckt in den Betroffenen neben Gefühlen der Trauer, des Kummers und der Enttäuschung auch Schuldgefühle und, als deren nach außen projiziertes Gegenstück, Schuldvorwürfe oder Angst vor möglichen Schuldzuweisungen durch andere. Veränderungen in der Strategie der Suizidprophylaxe erfolgen im allgemeinen als Reaktion auf einen neuerlichen Suizid bzw. auf eine Häufung von Suizidhandlungen in einer Klinik. Sie fallen damit gerade in ein Stadium, in dem das Personal, mit der Bewältigung des Ereignisses beschäftigt, vielleicht in besonderem Maße geneigt ist, eine Änderung im Pflege- oder Therapieschema als verdeckte Fehler- oder Schuldzuweisung zu interpretieren. So kann auch der Versuch, die Einschätzung der Suizidalität standardisierten Kriterien zu unterwerfen, unbewußt als Mißtrauen in die persönliche Fähigkeit aufgefaßt werden, Suizidalität zu erkennen, was die Akzeptanz eines solchen Verfahrens auf lange Zeit zu beeinträchtigen vermag.

Eine Rolle spielt vielleicht auch die generelle Schwierigkeit, Risikolisten in konkrete therapeutische Entscheidungen umzusetzen. Es darf nicht außer acht gelassen werden, daß eine routinemäßige Abschätzung und Dokumentation der Suizidalität eines jeden Patienten für das Personal eine Mehrbelastung darstellt. Dennoch werden über das Basisrisiko mit den vorangegangenen Suizidversuchen, dem Krankheitsbild der Psychose und einer kurzen Aufnahmefrist gerade die Faktoren erfaßt, deren Risikocharakter durch die vorliegende Studie bestätigt wird. Zudem führt jede routinemäßige Abschätzung der Suizidalität zu einem positiv zu wertenden Zugzwang, sich täglich mit der Selbstmordgefahr jedes Patienten auseinanderzusetzen und wirkt auf diese Weise eventuellen Verdrängungstendenzen entgegen.

Die Beurteilung der Gefährdung

Wenn in der Literatur Angaben zur Suizidalität von Patienten gemacht werden, die sich das Leben genommen haben, haben sie retrospektiven Charakter. Krankenblätter und Epikrisen werden daraufhin untersucht, ob sie Hinweise auf eine bekannte Selbstmordgefährdung zum Zeitpunkt des Suizids erkennen lassen. In einigen Arbeiten wird die Beurteilung der Suizidgefahr rückschauend für die Situation zur Zeit der Aufnahme er-

Punkte	N	%
0	0	0,0
1	10	15,2
2	18	27,3
3	26	39,4
4	10	15,2
5	2	3,0
Gesamt	66	100,0

Tabelle 2: Die Verteilung des Basisrisikos (N = 66)

mittelt und der Bewertung vor dem Selbstmord gegenübergestellt, um die Entwicklung der Suizidneigung während des Klinikaufenthaltes nachzuzeichnen. Mehrheitlich wird davon ausgegangen, daß ein Suizid in etwa der Hälfte der Fälle überraschend und unerwartet kommt. Ungefähr fünfzig Prozent der späteren Suizidanten erscheinen im zeitlichen Vorfeld des Geschehens von ihrem psychopathologischen Zustandsbild her als unauffällig oder im Vergleich zur Aufnahmesituation sogar gebessert.

Doch birgt der Versuch, die Gefährdung eines Suizidanten retrospektiv zu ermitteln, eine beträchtliche Problematik: Es kann den Therapeuten vor Kritik, Schuldvorwürfen und Strafe schützen, wenn er in seiner Dokumentation deutlich macht, wie unvorhersehbar der Suizid eines Patienten war.

RITZEL (1983) ließ über einen definierten Zeitraum in einer querschnittsmäßigen Erhebung Therapeuten des LKH Hildesheim die Suizidalität ihrer Patienten einschätzen. Insgesamt wurden 37,6 % der Patienten als suizidal eingestuft. Zum Vergleich mit den Ergebnissen dieser Studie ist die Häufigkeit akuter Suizidneigung bedeutsam. Sie wird mit 26,6 % angegeben. Diese Zahlen lassen unseren Anteil von 2 % offensichtlich suizidgefährdeten und weiteren 5,3 % fraglich gefährdeten Patienten als außerordentlich gering erscheinen. Es stellt sich daher die Frage, inwieweit die dargestellten Unterschiede auf ein andersartiges methodisches Vorgehen zurückgeführt werden können. Die hier vorgestellte Erhebung erstreckte sich vor allem auf den akut-klinischen Bereich des LKH Wunstorf. Für diesen Behandlungsbereich beziffert RITZEL die akute Suizidalität auf 34 %. Grundlegende Unterschiede im Untersuchungsgut sind demnach kaum geeignet, die differierenden Ergebnisse zu erklären. Die Ansätze beider Erhebungen stimmen insofern überein, als sich die Stationsärzte bei ihrer Einschätzung jeweils »auf die Informationen eines routinemäßigen Klinikarbeitstages stützen«.

Im LKH Wunstorf erfolgt die Einstufung und Dokumentation durch die Therapeuten und das Pflegepersonal täglich und routinemäßig. Für die vorliegende Studie wurde die Einschätzung der Therapeuten diskussionslos den entsprechenden Dokumenten entnommen. Es wurden nicht etwa eigens genormte Kriterien aufgestellt, wie die Beurteilung vorzunehmen sei. Im Gegensatz dazu erscheint RITZELS Erhebung als eine außerplanmäßige einmalige Exploration und unterliegt als solche einer Reihe eigener Gesetzmäßigkeiten. Eine routinemäßige, klinischen Zwecken dienende Einschätzung der Suizidneigung geschieht nicht anonym, sondern wird für jeden Patienten dokumentiert. Aus dieser Dokumentation erwachsen dem Therapeuten Verpflichtungen, für jeden als suizidal erachteten Patienten individuelle prophylaktische Konsequenzen zu ziehen. Er muß Sicherungsmaßnahmen erwägen, denen er wegen ihres möglicherweise nachteiligen Effektes auf den Genesungsprozeß eines Kranken durchaus ambivalent gegenübersteht. Ein Arzt, der im Rahmen einer wissenschaftlichen Studie um Stellungnahme gebeten wird, wieviele der von ihm betreuten Patienten die Kriterien der Suizidalität erfüllen, befindet sich nicht in diesem Spannungsfeld und kann womöglich lockerer und unbelasteter urteilen.

Es läßt sich vermuten, daß die Einschätzung der Suizidalität in der Praxis eng an der Art der getroffenen Sicherungsmaßnahmen orientiert ist und z. B. ein Patient, der sich bereits auf einer geschlossenen Station befindet, erst dann als suizidal betrachtet wird, wenn sein immer bedrohlicher werdender Zustand die Verlegung in einen Wachsaal erforderlich macht.

Systematische Fehlbeurteilungsmöglichkeiten

Nach den Ergebnissen dieser Studie fallen die suizidprophylaktisch zu verwertenden Unterschiede zwischen den Suizidanten und der durchschnittlichen Klinikklientel eher spärlich aus. Das gilt zumindest für die Klinikbereiche, in denen der Umgang mit latent suizidgefährdeten Patienten zur täglichen therapeutisch-pflegerischen Arbeit gehört und die in besonderem Maße vom Wissen um den Risikocharakter weiterer epidemiologischer Daten profitieren könnten. Mit dem Mangel an objektiven Einschätzungskriterien steigt das Gewicht individueller, subjektiver und zwischenmenschlicher Faktoren, die sich nur schwer kontrollieren lassen. Vor diesem Hintergrund ist die Äußerung zu verstehen, die Beurteilung von Suizidgefahr im psychiatrischen Krankenhaus sei »ein komplexer Vorgang, der oft nicht zu leisten ist und dem menschliches Unvermögen, fehlende Erfahrung und Kenntnis und menschliche Fehlbeurteilung enge Grenzen setzen.«

Auf der Suche nach Ursachen dafür, warum es so schwer ist, bestehende Suizidgefahr zu identifizieren, fand ein Phänomen Beachtung, das als »Ruhe vor dem Sturm« bezeichnet wurde. KEITH und SPIEGEL (1967) verglichen Mitteilungen über den Gefühlszustand von Patienten unmittelbar vor dem Suizid mit einer Kontrollgruppe. Im Vergleich mit der Kontrollgruppe wurden die Suizidanten signifikant seltener als dysphorisch beschrieben. Der Begriff ängstlich wurde häufiger bei der Kontrollgruppe, die Beschreibung ruhig häufiger für die Suizidanten gebraucht. Sie schlußfolgern, daß der wahrscheinlichste Suizidkandidat jemand ist, der vor einem Hintergrund von Suizidankündigungen, Suizidversuchen oder Suizidideen (oder ernster Depression) gegenwärtig ruhig oder guten Mutes erscheint.

MITTERAUER (1981) knüpft hier an und befaßt sich vom kommunikationstheoretischen Standpunkt mit der Frage, warum es so schwerfällt, einen Patienten im direkten zeitlichen Vorfeld des Suizids als gefährdet zu erkennen. Er unterscheidet streng zwischen dem kommunikativen Aspekt des Suizidversuches und eines Suizids: »Im Selbstmordversuch manipuliert unbewußt oder (und) bewußt der Patient seine mitmenschliche Umgebung in ein Zuwendungsverhalten, im Selbstmord hingegen in ein Abwendungsverhalten«. Abwendung könne der Patient auf zweierlei Weise erreichen. Eine Abwendung im positiven Sinn fände dann statt, wenn ein Patient plötzlich gebessert erscheint und den Beteiligten auf diese Weise signalisiert, die Notwendigkeit intensiver Betreuung sei hinfällig geworden. Im negativen Sinne provoziert ein Patient Abwendungsverhalten, indem er »durch ein unersättlich forderndes und hemmungsloses Verhalten« die Geduld der sozialen Umgebung überstrapaziere und Resignation erzwinge. Wenn MITTERAUER auch seinen kommunikationstheoretischen Ansatz betont, legt er doch den Schwerpunkt auf die Fähigkeit der Patienten, die soziale Umgebung zu manipulieren und läßt die Kommunikation etwas einseitig erscheinen. Er geht nicht darauf ein, warum es scheinbar so einfach gelingt, das Verhalten des sozialen Umfeldes in eine bestimmte Richtung zu lenken.

Hier existieren offenbar Bedürfnisse und Neigungen, die dem Bestreben nach Manipulationen entgegenkommen.

Im folgenden soll diskutiert werden, welcher Art diese Neigungen auf seiten des pflegerischen und therapeutischen Personals sein könnten, die eine Einschätzung der Suizidalität erschweren. Einen ersten Ansatz hierzu liefert die psychologische Forschung. Sie geht davon aus, daß jede Beurteilung von Verhalten oder Personen systematischen Tendenzen unterliegt, die eine solche Bewertung verzerren. Die Einschätzung der Suizidalität eines Patienten stellt eine spezifische Variante einer Verhaltens-

oder Persönlichkeitsbeurteilung dar. Es soll daher untersucht werden, inwieweit systematische Tendenzen zur Fehlbeurteilung bei der Abschätzung von Suizidgefahr zum Tragen kommen könnten.

Der Halo-Effekt

Er bezeichnet die Tendenz eines Beurteilers, sich in der Beobachtung eines einzelnen Persönlichkeitsmerkmales vom Gesamteindruck oder einer anderen hervorstechenden Eigenschaft beeinflussen zu lassen.

Verborgene Furcht vor dem Sterben oder offen erlebte Angst vor dem Tod nähren vielleicht die Vorstellung, ein Mensch, der sich »freiwillig« zum Selbstmord entschließt, müsse mit einer besonderen Willensstärke und Entschlossenheit ausgestattet sein. Einem Patienten hingegen, der sich im täglichen Stationsmilieu eher zaudernd, unentschlossen und inkonsequent gibt, der in vielen kleinen, unbedeutenden Situationen das Klinikalltages »großen Ankündigungen kleine Taten« folgen läßt, wird vielleicht auch die »innere Stärke und Entschlossenheit« zum Selbstmord aberkannt. Daß einem Suizidanten neben Gefühlen der Trauer und des Mitleides vielleicht auch ein wenig »Respekt vor der Konsequenz« entgegengebracht wird, mag daran beteiligt sein, daß es vielen Laien schwerfällt, die Bedeutung wiederholter Suizidankündigungen und mißlungener Versuche anzuerkennen. Eine Suiziddrohung ohne Folgen, das Scheitern von Suizidhandlungen passen nicht in das Bild, das man sich von der Persönlichkeit des Suizidanten macht. Mit dem Begriff Halo-Effekt ließe sich auch ein Phänomen beschreiben, das COTTON u. a. (1985) fanden, als sie die Erfahrungen von zwanzig Psychotherapeuten auswerteten, die schizophrene Patienten durch Suizid verloren hatten. Sie formulierten sechs kritische Probleme bei der Behandlung schizophrener Patienten. Unter anderem gelangten die Therapeuten retrospektiv zur Erkenntnis, einige ihrer Patienten in ihrer Leistungsfähigkeit und Belastbarkeit überschätzt zu haben. Dies geschah vor dem Hintergrund des Wissens um die gute prämorbide Persönlichkeit der Patienten. Unter dem Eindruck eines hohen Bildungsstandes, auch des äußeren Erscheinungsbildes, kann der Therapeut Gefahr laufen, aus diesen Informationen unreflektiert auf die aktuelle Leistungsfähigkeit in der belastenden Ausnahmesituation einer stationären psychiatrischen Behandlung zu schließen und zwangläufig inadäquate Therapieziele zu formulieren. Auf der Höhe des Mißverständnisses fehlinterpretiere der Therapeut das »Nichtkönnen« des Patienten als ein »Nichtwollen«. Damit bleibt er unempfänglich für die vom Patienten ausgesandten Hilfssignale als Zeichen zunehmender Suizidalität.

Der Milde-Effekt

Allgemein versteht man unter dem Milde-Effekt die Tendenz eines Beurteilers, zu beurteilende Personen günstig einzuschätzen und auf negative Urteile nach Möglichkeit zu verzichten.

Negativ ist eine Beurteilung als suizidal in mehrfacher Hinsicht. Für den Patienten ist sie in der Regel verbunden mit speziellen Sicherungsmaßnahmen, die für ihn einen einengenden, restriktiven und freiheitsbeschneidenden Charakter haben. Für den Therapeuten ist Suizidalität ein Zeichen fortbestehender Alarmbereitschaft und Behandlungsbedürftigkeit; der Therapieerfolg ist bedroht. Für das Pflegepersonal beschreiben BENENSOHN u. a. (1973) die Situation. Der Zwang, womöglich mehrere suizidale Patienten gleichzeitig betreuen und kontrollieren zu müssen, erzeugt ihrer Meinung nach Erschöpfung und Ärgernis und führt zu dem Gefühl, in Umkehrung der Verhältnisse einer quasi-Kontrolle durch die suizidgefährdeten Patienten ausgesetzt zu sein.

Die Lage spitzt sich zu, wenn ein Patient nach einer kritischen Phase eine Besserung erkennen läßt.

Das Abwendungsverhalten im positiven Sinne nach MITTERAUER wird erst ermöglicht durch die verständliche Bereitschaft aller Beteiligten, im Zustandsbild des Patienten einen positiven Trend zu entdecken. WOLFERSDORF u. a. drücken das so aus: »Im Grunde ist jeder froh, wenn es dem Kranken besser geht, und so nimmt man die Besserung als Zeichen einer Aufwärtsbewegung« (WOLFERSDORF, METZGER u. a. 1984).

Die Projektion

Als Beispiel dafür, wie durch den Mechanismus der Projektion die Beurteilung von Suizidalität systematisch verzerrt werden kann, möge eine Beobachtung von RITZEL und KORNEK (1983) dienen.

»Der Umgang mit suizidgefährdeten Patienten fördert manchmal offenbar eine Haltung, daß ein Therapeut versucht seine eigene antisuizidale Haltung auf den Patienten zu übertragen, auf ihn zu projizieren, sie ihm quasi versucht zu suggerieren und dann fälschlich – mit all den Irrtumsmöglichkeiten – als die Haltung des Patienten erachtet.«

Die retrospektive Veränderung der Sichtweise

»Niemand ist ein wahrer Psychotherapeut, bevor er einen Patienten durch Suizid verloren hat.« Hinter seiner abstoßenden Befremdlichkeit gibt dieses des öfteren zitierte und kritisierte Wort (LIGHT 1972, PERR 1968) viel von der Problematik des Patientensuizids wieder. Ob man es als Ausdruck ironisch-bitterer Resignation oder einer Konfliktbewältigung durch Rationalisieren auffaßt, in jedem Fall verdeutlicht es, von welch einschneidender Bedeutung und zentraler Bedrohung ein solches Geschehen für den

213

betroffenen Therapeuten sein muß. Man kann sich vorstellen, daß sich die speziellen Umstände eines unmittelbar erlebten Suizids dem Gedächtnis eines Therapeuten nachhaltig einprägen und sein weiteres Denken, Fühlen und Handeln in der Suizidprophylaxe maßgeblich beeinflussen.

Die Persönlichkeit des durch Suizid verlorenen Patienten, die Eigenart seines Krankheitsverlaufes, Besonderheiten im Interaktionsmuster zwischen dem Patienten auf der einen und dem pflegerischen und therapeutischen Personal auf der anderen Seite, das ganze Bündel an therapeutischen Entscheidungen im Vorfeld des Suizids, all dieses mag sich für den Betroffenen zu einem Bild des typischen Suizidanten und der typischen Suizidkonstellation zusammenfügen. Dabei besteht die Gefahr, daß die spezifischen Umstände des erlebten Suizids, unreflektiert verallgemeinert, die Wahrnehmung bestehender Suizidgefahr in ihren mannigfachen Ausprägungen beeinträchtigen und auf ein individuelles Wahrnehmungsmuster, die Intuition, reduzieren. Intuition beruht ja gerade auf »alten Urteilen, Erfahrungen und Erinnerungen, die jedoch momentan nicht bewußt sind« (PETERS 1984).

Bisher wurden Faktoren dargestellt und auf ihre mögliche Bedeutung für die Suizidalitätseinschätzung hin untersucht, die einen zum größten Teil unbewußten Charakter haben. Mit dem »Damoklesschwert der Justiz« wird ein weiterer potentieller Einflußfaktor umschrieben, der eher bewußt in die Überlegungen zur Suizidprophylaxe einbezogen wird. Gemeint ist »eine Tendenz, dem klinischen Personal aus der naturgmäß besserwissenden post-hoc-Position zuvor als erforderlich erachtete therapeutische Freiräume als schuldhafte Versäumnisse vorzuhalten« (RITZEL und KORNEK 1983).

Dort, wo ein Therapeut Suizidgefahr bei einem Patienten nicht auszuschließen vermag, er aber eine nachteilige Wirkung mit dem Urteil suizidal verbundener verschärfter Sicherheitsmaßnahmen auf den Heilungsprozeß befürchtet, ist es möglicherweise der Blick auf drohende juristische Sanktionen, der die Entscheidung maßgebend beeinflußt, ob vermutete Suizidneigung dokumentiert wird oder nicht. Man könnte in diesem Zusammenhang von einer defensiven Haltung des Therapeuten bereits bei der Einschätzung und Dokumentation von Suizidalität sprechen. Im Schrifttum wird als defensiv die Haltung der betroffenen Therapeuten im Anschluß an einen vollendeten Suizid charakterisiert.

Für diese geht es nach dem Suizid nicht nur um die Dokumentation des Krankheitsverlaufes und um die Erarbeitung einer wahrhaften Epikrise. Für sie geht es vorrangig auch um die Zurückweisung von möglichen Schuldvorwürfen bei der Abfassung von Epikrisen und abschließenden Verlaufsbemerkungen.

Solange keine standardisierten Beurteilungskriterien existieren, besteht ein wesentlicher Schritt auf dem Weg zur effektiveren Suizidprophylaxe in der Bewußtwerdung und Reflexion eigender Einstellungen zur Problematik der Selbsttötung und zum Bild, das man sich vom »typischen Suizidanten« und der »typischen Suizidkonstellation« gemacht hat. Dieses geschieht am besten durch den Erfahrungsaustausch im Stationsteam und läßt sich mit der routinemäßigen Einschätzung und Dokumentation der Suizidalität verbinden. Wenn die Beurteilung von Suizidalität in hohem Maße von der Intuition, oder wie KAHNE (1966) es ausdrückt, vom »feel for the case« getragen wird, ist es wichtig, diese intuitiven Mechanismen aufzudecken, um sie der Kontrolle zugängig zu machen.

Übertragung von Hoffnungslosigkeit und therapeutischem Pessimismus auf den Patienten

Auf der Suche nach Suizidgründen weisen verschiedene Autoren der Hoffnungslosigkeit eines Patienten und dem schmerzlichen Bewußtsein seiner schlechten Prognose eine wesentliche Rolle zu. WOLFERSDORF, VOGEL u. a. (1984) stellen retrospektiv fest, daß über die Hälfte der von ihnen erfaßten Suizidanten (65 %) als prognostisch ungünstig eingeschätzt worden war. Sie stellen die Frage, »ob nicht eine negative prognostische Einschätzung von seiten des Therapeuten die Hoffnungslosigkeit auf seiten des Patienten potenzierte.« Damit berühren sie einen weiteren Aspekt der Beurteilung von Suizidgefahr, den der Übertragung einer negativen Einschätzung auf den Patienten.

Im Klinikquerschnitt der vorliegenden Studie konnte für 83 Patienten über das Basisrisiko teils über direkte Befragung der Stationsärzte die prognostische Einschätzung ermittelt werden. In 54 % der Fälle wurde die weitere subjektive oder objektive Lebensperspektive im sozialen oder persönlichen Bereich als ungünstig bewertet. Ein unmittelbarer Zusammenhang zwischen der prognostischen Einschätzung durch den Arzt und zum Suizid motivierende Hoffnungslosigkeit erscheint damit zumindest fraglich. Im Gespräch mit den Therapeuten wurde jedoch deutlich, daß es bei der Beurteilung der Perspektive eines Patienten im Zusammenhang mit der Abschätzung der Suizidalität an gemeinsamen, verbindlichen Kriterien mangelt. Das erschwert einen Vergleich der Ergebnisse dieser Untersuchung mit den Resultaten von WOLFERSDORF.

In der Literatur wird zu diesem Thema eindeutiger Stellung bezogen, auch wenn es sich dabei in der Regel um Hypothesen handelt, die nicht ausreichend durch Untersuchungen bestätigt worden sind.

KRIEGER (1978) identifiziert fünf Irrtümer, die seiner Meinung nach bei der Behandlung psychiatrischer Patienten häufig am Zustandekommen eines Suizids beteiligt sind. Als einen der fünf Faktoren diskutiert er die Einstellung des Therapeuten, man habe es mit einem hoffnungslosen Fall zu tun, die »unweigerlich im Suizid enden würde«.

KOBLER und STOTLAND (1964) bringen eine hohe Suizidrate in einer Klinik mit einer Abnahme des Optimismus auf seiten des Personals ursächlich in Zusammenhang. Sie beschreiben, wie ein ehedem optimistisches Milieu umgeschlagen ist in ein Klima »kollektiver Hoffnungslosigkeit«. Die Autoren schlußfolgern, daß es Patienten zu Verzweiflungstaten treiben kann, wenn das Personal über keinerlei therapeutischen Optimismus mehr verfügt. MARTIN (1977) führt aus:

«It would appear to this writer, that suicide epidemics have less to do with the prevailing treatment philosophy and more to do with working conditions which create feeling in the staff members which resonate with feelings in the patients helplessness ans hopelessness«.

Andere Autoren gehen näher darauf ein, auf welche Weise sich ein therapeutischer oder prognostischer Pessimismus mitteilen und bei ihnen niederschlagen könnte. Es wird darauf aufmerksam gemacht, daß Patienten, wie Menschen überhaupt, dazu neigen, gemäß den in sie gesetzten Erwartungen zu handeln. FLINN u. a. (1978) stellen die Frage: »Could it be then that an attitude of expectation of suicides, engendered in staff and reflected in greater controls, played a part in increasing the suicidal behaviour of patients«? In eine ähnliche Richtung gehen die Vermutungen von BUSTEED und JOHNSTONE (1983). Ihrer Meinung nach erzeugt eine überzogene Beunruhigung des Personals angesichts bestehender Suizidgefahr in den Patienten wiederum Beunruhigung und Zweifel darüber, ob das Personal therapeutisch angemessen mit den Ängsten der Kranken vor Suizidhandlungen umzugehen wisse.

Schlußfolgerungen

In unserer Diskussion haben wir versucht, das komplexe Problem der Abschätzung der Suizidalität bei psychisch Kranken während der Behandlung zu erörtern. Wir sind dabei weit über die Tragfähigkeit unserer Ergebnisse hinausgegangen. Die Effizienz unseres Versuches, die aktuelle Suizidalität unserer Patienten abzuschätzen und daraus Konsequenzen zu ziehen, die der Suizidprophylaxe dienen, bleibt unbeweisbar. Wir wissen nicht einmal, ob die deutliche Verminderung der Suizidrate in der Klinik seit Einführung des Verfahrens damit zusammenhängt. Wir erfassen mit dieser Methode Patienten, die ihre Suizidgefährdung auf Befragen einräumen, oder die in der Vorgeschichte Suizidgedanken geäußert bzw. suizidales Verhalten gezeigt haben. Daß diese Patienten in zweifacher Hinsicht größere Ähnlichkeit mit jenen Patienten aufweisen, die sich suizidiert haben, als mit jenen der Kontrollgruppe – Diagnose einer Psychose und der kurzfristigen Wiederaufnahme nach vorangegangener Entlassung –, mag darauf hinweisen, daß auch objektivierbare Gefährdungsfaktoren mit in diese Einschätzung eingehen. Diese Gefährdungsfaktoren sind aber allgemeiner Natur. Sie können keine Spezifität beanspruchen.

Für die Erhebung des Basisrisikos gilt Ähnliches. Hier kommt die Häufigkeit vorangegangener Suizidversuche als Risikofaktor zum Tragen. Hinzu treten zwei »weiche« Faktoren: fehlende subjektive oder objektive Lebensperspektive (Hoffnungslosigkeit) und anstehende lebensverändernde Ereignisse. Ohne Zweifel kann unsere Methode zur Abschätzung der aktuellen und der latenten Suizidgefährdung bei psychiatrischen Patienten nicht beanspruchen, ein Meßverfahren zu sein. Sie ist jedoch geeignet, die Sensibilität der Mitarbeiter für Gefahren und Gefährdungsfaktoren zu schärfen, auch wenn die sichtbare Symptomatik gegenwärtig keine Gefährdung signalisiert.

Unabhängig davon müssen wir verstärkt systematische Fehlbeurteilungsmöglichkeiten beachten, die die Fehleinschätzung der Suizidgefährdung bei unseren Patienten begünstigen. Einige, etwa den Halo-Effekt, die Projektion oder die Übertragung eigener Gefühle auf die Kranken, haben wir angesprochen. Es gibt weitere, die im Behandlungskonzept, im therapeutischen Rahmen oder in der persönlichen Haltung der Behandelnden begründet sein können.

15. Kapitel
Schlußfolgerungen und Perspektiven

Zusammenfassung

Der Suizid psychisch Kranker während der Behandlung ist eine Heraus-
forderung an die Psychiatrie. Ihre Größenordnung ist kaum vorstellbar.
Bei jedem zehnten Patienten, der mit einer Psychose zu uns ins Kranken-
haus kommt, müssen wir damit rechnen, daß er im Gefolge seiner Krank-
heit durch Suizid stirbt. ANGST *(1987) sprach kürzlich sogar von jedem*
fünften.

Ich habe in diesem Buch in mehreren Ansätzen den Versuch unternom-
men, mich den komplexen Problemen des Patientensuizids zu nähern. Ich
habe die Literatur gesichtet und analysiert, bin epidemiologischen Frage-
stellungen zum Suizid innerhalb und außerhalb der Klinik nachgegangen
und habe schließlich spezielle Fragen und Probleme untersucht und erör-
tert. Ich habe den im Eingangskapitel formulierten Fragen nicht in jeder
Hinsicht gerecht werden können. Ich meine aber, daß sie nicht ganz ohne
Antwort geblieben sind. Ich will im folgenden versuchen, die wichtigsten
Ergebnisse und Befunde dieses komplexen Unternehmens noch einmal zu-
sammenzufassen. Dabei gilt ihrer möglichen Bedeutung für die Suizidpro-
phylaxe mein besonderes Augenmerk.

Methodenprobleme und Literatur

Die vorliegenden Ergebnisse und Befunde zum Patientensuizid sind
durch zwei kaum überwindliche methodologische Probleme bestimmt:
die Notwendigkeit der retrospektiven Datensicherung und die defensive
Haltung der Umgebung nach dem Suizidereignis. Alle anderen Schwierigkeiten, wie die kleinen Zahlen der Untersuchungskollektive und die
Problematik der Vergleichbarkeit von Suiziden in unterschiedlichen Institutionen, treten demgegenüber zurück. Dennoch war es erstaunlich, wie
umfassende Informationen die von uns analysierten Krankenunterlagen
enthielten, wenn wir nicht nach harten Daten suchten. So vermittelten sie
durchwég ausreichend Aufschluß über die Biographie und die Krankheitsgeschichte der Patienten und über die Haltung der Therapeuten gegenüber dem Kranken während der Behandlung – also über ihre Gegenübertragungsreaktionen. Es scheint mir bemerkenswert, daß dieses reich-
haltige Material unter solchen Gesichtspunkten auch in der internationa-

len Literatur bislang weitgehend unerschlossen geblieben ist. Epidemiologische Untersuchungen hatten den Vorrang, obwohl sie im besonderen Maße mit dem Problem der retrospektiven Datensicherung belastet sind.

In der Literatur über die epidemiologischen Studien fällt auf, daß nur selten kontrollierte Untersuchungen durchgeführt worden sind. Selbst vergleichweise leicht verfügbare Referenzdaten über die Situation der übrigen Patienten der Kliniken fehlen meist, z. B. Angaben über die diagnostische Zusammensetzung der Klinikpopulation, über Verweildauer, über Häufigkeit der Wiederaufnahmen. Das unterstreicht den kursorischen Charakter vieler solcher Studien, die aus der Betroffenheit heraus entstanden sind und deren defensiver Charakter unverkennbar bleibt. In der Vergangenheit mögen solche Untersuchungen ihre Berechtigung gehabt haben. Heute können sie unserem Wissen nichts mehr hinzufügen. Ich stimme deshalb mit der Forderung von DRAKE u. a. (1985) überein, daß in der Zukunft bei der Erforschung des Patientensuizides größeres Gewicht auf die Methodik zu legen ist.

Ich habe versucht, das am Beispiel der Diagnosen zu verdeutlichen: Es muß nicht nur im Sinne von DRAKE u. a. darum gehen, einheitliche, international anerkannte Diagnosekriterien zu verwenden, um die Vergleichbarkeit der Untersuchungsergebnisse zu sichern. Darüberhinaus müssen vielmehr auch Unterscheidungen zwischen den Diagnosen der verantwortlichen Therapeuten und den retrospektiv durch Krankenblattanalyse gewonnenen Diagnosen der Forscher getroffen und beschrieben werden. Beide sind wichtig; die ersten, weil sie Handlungsgrundlage der Therapeuten gewesen sind; die zweiten, weil sie zur Aufdeckung möglicher therapeutischer Irrtümer beitragen können und weil nur sie unsere Kenntnisse über die Besonderheiten des Suizids bei bestimmten Patientengruppen vermehren können. Daß der retrospektiven Überprüfung von Diagnosen anhand von DSM-III- oder ICD-Kriterien Grenzen gesetzt sind, versteht sich von selber. Andererseits unterstreicht die große Zahl der Reklassifikationen von Diagnosen, die wir haben vornehmen müssen – bei einem Drittel der Patienten –, das Ausmaß des Problems.

Auch die zeitliche Begrenzung des Untersuchungszeitraumes wird zum Methodenproblem. Änderungen der therapeutischen Strategien, institutioneller Wandel, die Inbetriebnahme von neuen Gebäuden, die Änderung des Aufnahmebereiches oder der Aufnahmepolitik, die Änderung des Unterbringungsrechtes – alles dies sind Faktoren, die auf die Bedingungen des Patientensuizids zurückwirken können. Daraus erwächst die Notwendigkeit, den Untersuchungszeitraum so zu begrenzen, daß solche potentiellen Einflußfaktoren sichtbar bleiben. Angesichts der Schwierigkeit der Vergleichbarkeit von Suiziden aus unterschiedlichen Institutionen wird ein anderes Methodenproblem dadurch verschärft: das der kleinen Zahl. Auf der anderen Seite belegen unsere Ergebnisse über die Bedeutung des Faktors Zeit für die Untersuchung, daß selbst eine Spanne von zehn Jahren in einer Phase des Wandels zu lang für eine globale Analyse sein kann.

Die hier erörterten methodologischen Probleme sind keineswegs vollzählig. Schwierigkeiten, die bei qualitativen Analysen – etwa biographischen Untersuchungen – zu erwarten sind, wurden gar nicht erwähnt. Aber auch so wird deutlich, wie mühsam, aufwendig und zeitraubend Untersuchungen zum Patientensuizid künftig sein müssen, die den Anspruch stellen, unsere Kenntnisse zu erweitern.

Die Epidemiologie

Die epidemiologischen Befunde, die sich in der Literatur und in unseren Untersuchungen als konsistent erwiesen haben, sind eher spärlich. Dazu gehört, daß Patienten mit Psychosen aus dem schizophrenen Formenkreis und Patienten mit affektiven Psychosen in der Klinik wie nach der Krankenhausentlassung erhöht gefährdet sind. Für die Psychosen aus dem schizophrenen Formenkreis gilt es in der Klinik – gemessen am Anteil der Aufnahmen – nicht jedoch in bezug auf die Patientenpopulation bei einer Stichtagserhebung. Für die Kranken mit phasischen Depressionen scheint es durchgehend zu gelten, auch wenn unsere Zahlen so klein sind, daß sich Signifikanzberechnungen verbieten. In unserer Untersuchung sind sie im Verhältnis zur Vergleichsgruppe doppelt so häufig vertreten wie die schizophrenen Patienten.

Patienten mit Wiederaufnahmen sind gefährdeter als solche, die zum ersten Mal in die Klinik kommen. Nach unseren Ergebnissen steigt das Risiko mit der dritten Aufnahme (bis einschließlich der siebten) signifikant an. Eine besondere Gefahr besteht dann, wenn die Wiederaufnahme kurzfristig nach der letzten Entlassung erfolgt (bis zwei Monate). Dieser bei uns signifikante Befund wird auch von WOLFERSDORF u. a. (1984) gestützt. Im übrigen scheint das Suizidrisiko mit zunehmender Krankheitsdauer gemessen am Zeitpunkt der ersten Hospitalisierung) und Verweildauer während des ersten Jahres zu wachsen.

Der wichtigste und eindeutigste Befund ist die Häufigkeit früherer Suizidversuche bei Patienten, die sich später suizidieren. Im Kollektiv unserer Kliniksuizide waren es 80 Prozent! Dieses Ergebnis ist in der vorhandenen Literatur konsistent. Auch Suizide in der Familienvorgeschichte sind ein Risikofaktor. Das Überwiegen harter Suizidmethoden, die eine sekundäre Suizidvermeidung meist ausschließen, ist allgemein bekannt.

Auch die Verschiebung des Suizidortes von der Station in den Ausgang und die Beurlaubung ist vielfach beschrieben, nie jedoch mit der Eindeutigkeit wie bei uns. Bemerkenswert scheint mir in diesem Zusammenhang die Verteilung auf die Wochentage in unserem Kollektiv zu sein. In der »therapiefreien« Zeit – am Samstag und Sonntag – ereignen sich jeweils nur ein Suizid im Krankenhaus. Dagegen insgesamt neun während der Beurlaubung zu Hause. Dieser zunächst überraschende Befund hat seine Logik: Patienten suizidieren sich dann und dort, wo sie mit ihren Problemen konfrontiert werden.

Die Befunde zur sozialen und demographischen Situation sind zum Teil vage. Jüngere Patienten sind häufiger betroffen als ältere. Es scheint jedoch ein Altersgipfel zwischen 55 und 65 zu bestehen, der vor allem Depressive betrifft. Geschiedene und getrennt lebende Patienten sind häufiger betroffen. Aber auch hier gibt es einen überraschenden Befund, der zum Teil auch von der Literatur gestützt wird: Es sind keineswegs die vereinsamten Allein-Lebenden, die sich als besonders gefährdet erweisen, sondern eher Kranke, die in Partnerschaften leben. Dieser Befund ist allerdings kontrollbedürftig. Er ist in unseren Ergebnissen nicht signifikant.

Zur beruflichen Situation läßt sich nur wenig aussagen. Die meisten Patienten sind durch die Krankheit aus der Bahn geworfen. Sie haben ihre Arbeit verloren, einen sozialen Abstieg durchgemacht oder sind in ihrer beruflichen Existenz bedroht. Dies gilt jedoch für alle psychisch Kranken mit einem langwierigen Krankheitsverlauf. Als besonders gefährdet werden immer wieder junge Menschen mit schizophrenen Psychosen herausgestellt, die besonders hohe Erwartungen an ihr berufliches und soziales Leben gehabt haben und davon Abschied nehmen müssen (vgl. GESTRICH und STIEF (1981) und DRAKE u. a. (1984)).

Die Gefährdung ambulanter Patienten ist unmittelbar nach der Krankenhausentlassung am größten. Nach drei Monaten klingt sie deutlich ab. Aufgrund unserer Tübinger Befunde könnte man pointieren, daß die Entlassung im Hinblick auf den Suizid gefährlicher ist als der gesamte Klinikaufenthalt. Die Befunde aus unserer Wunstorfer Ambulanz zeigen aber auch, daß man dieser Gefährdung unmittelbar nach der Entlassung entgegensteuern kann, wenn man eine Brücke zwischen stationärer Behandlung und ambulanter Nachsorge schlägt.

Die epidemiologischen Daten, die sich als Risikofaktoren herausgestellt haben, weisen einhellig nicht so sehr auf die Krankheit als unmittelbare Suizidursache wie auf die emotionale und soziale Situation des

Patienten zum Zeitpunkt des Suizides: Er erlebt sich überfordert, ist allein gelassen oder fürchtet sich davor, verlassen zu werden. Er ist resigniert oder verzweifelt. Er ist hoffnungslos. In dieser Situation reicht erreicht ihn die angebotene Hilfe nicht; oder sie ist unzureichend. Neben der Beachtung von identifizierbaren Risikofaktoren ist deshalb die sorgfältige Beobachtung der subjektiven Situation des Patienten von größter Bedeutung für die Selbstmordvermeidung während der Behandlung.

Risikofaktoren – Risikosituationen

Die Epidemiologie hat bei der Erforschung des Patientensuizids ihre Grenzen. Jenseits der Epidemiologie stellt sich eine Fülle von Einzelfragen. Dazu gehören: Therapeutenverhalten und Therapiefehler, die Problematik der Imitation suizidalen Verhaltens in der Klinik, die Bedeutung von offener und geschlossener Unterbringung, die Rolle des immer wieder angeschuldigten »Rehabilitationsdrucks«, der Psychopharmaka, der Bedeutung des subjektiven Faktors Hoffnungslosigkeit. Schließlich stellt sich die Frage, ob eine erfolgreiche einfache Risikoabschätzung zur Suizidprophylaxe während der psychiatrischen Behandlung möglich ist. Ich bin all diesen Fragen nachgegangen und will im folgenden versuchen, einige Antworten zu geben.

Therapeutenverhalten, Therapiefehler

Therapeutenverhalten und Therapiefehler sind meiner Überzeugung nach von großer Bedeutung bei der Entwicklung zum Patientensuizid. Ihre Erforschung ist immer noch weitgehend tabu. Aber die Zeichen mehren sich, daß handwerkliche Fehler bei Diagnostik und Therapie sowie eine gestörte Gegenübertragung der Behandelnden gegenüber den Kranken gewichtige Risikofaktoren sind.

Ich habe versucht, anhand von Beispielen Irrtümer bei der Diagnostik, der Einschätzung der Psychopathologie, der Wahl der therapeutischen Methode und der Festsetzung des Therapieziels als konstellierende Faktoren herauszustellen. Die dazu herangezogenen qualitativen Analysen mögen mit mannigfachen Unsicherheiten verknüpft sein. Aber sie erhärten den Eindruck, daß es im Umgang mit suizidgefährdeten Patienten gehäuft zu Irrtümern und Fehlern kommt. Dieses schlug sich in unserer Analyse – quantifizierbar – in einer ungewöhnlichen medikamentösen Behandlung der depressiven Patienten nieder.

Die Analyse von Einzelfällen stützt zugleich die Hypothese, daß solche Häufungen von Fehlern nicht vorrangig auf eine mangelhafte fachliche Qualifikation der Therapeuten zurückzuführen ist, sondern auf eine gestörte Gegenübertragungsbeziehung zum Patienten, der sich später suizidiert, wie sie in ihrer extremen Form als »Gegenübertragungshaß« MALTSBERGER u. BUIE (1974) in die Literatur eingegangen ist. MITTERAUER (1986) vertritt die Auffassung, daß ein solches »Abwendungsverhalten« vom zum Suizid entschlossenen Patienten herbeigeführt werde.

Verstärkte Kontrolle von Diagnostik und Therapie in Form der Zweitsicht durch einen erfahrenen Kollegen – z. B. den Oberarzt – ist ein Weg, das Risiko zu vermindern. Wenn der Oberarzt in das Beziehungsgeflecht auf der Station nicht integriert ist, fallen ihm Unstimmigkeiten in der Einschätzung des Krankheitsbildes und im Behandlungsplan überraschend leicht auf. Zusätzlich ist die Notwendigkeit der Wahrnehmung von Gegenübertragungsreaktionen gegenüber suizidgefährdeten Patienten einer der vielen Gründe für die Notwendigkeit eines Supervisionsangebotes an die Therapeuten.

Der Werther-Effekt

Der Suizid eines Patienten löst bei den Therapeuten regelmäßig die Furcht vor einem Nachfolgesuizid aus. Vielfältige Maßnahmen werden ergriffen, von denen niemand so recht weiß, ob sie sinnvoll sind. Die Mitglieder der Behandlungsteams werden angewiesen, verstärkt wachsam zu sein. Möglicherweise gefährdeten Kranken werden Urlaub und Ausgang gestrichen. Einzelne Kranke werden auf ihre Lebenssituation angesprochen. Stationsgruppengespräche werden abgehalten.

In manchen Kliniken wird der Suizid eines Mitpatienten offen mit den Kranken erörtert. In anderen werden große Anstrengungen unternommen, ihn zu verheimlichen. Die Furcht vor dem Nachfolgesuizid oder gar vor der Suizidserie scheint berechtigt zu sein. Fast jeder erfahrene Kliniker weiß darüber zu berichten. Dennoch gibt es kaum Versuche der wissenschaftlichen Aufarbeitung dieses Phänomens. Der umfassendste liegt in Form einer Monographie von KOBLER und STOTLAND (1964) vor – The End of Hope. Diese sehen in der inneren Desorganisation einer Klinik und der Ausbreitung von Hoffnungslosigkeit und von Resignation bei Mitarbeitern und Patienten einen Risikofaktor ersten Ranges, der in eine Serie von Akten der Selbstzerstörung münden kann. Der Aspekt der Ratlosigkeit der Therapeuten, die sich so weit steigern kann, daß sie Rechtfertigungsgründe für den Suizid eines Patienten suchen (»vielleicht ist es das Beste für ihn!«), spielte auch während der Suizidserie in unserem Krankenhaus 1983 und 1984 eine große Rolle. Die Erwartungsangst lähmte zeitweise die Bemühungen um die Suizidprophylaxe.

Die zeitliche Häufung in unserer Klinik warf nicht nur die Frage nach restriktiven Maßnahmen oder nach Therapiefehlern auf. Irgendwann mußten wir uns mit der Möglichkeit konfrontieren, daß der Serie ein Imitationsverhalten zugrunde lag. Wir beobachteten, daß Kranke, die vom Suizid eines Mitpatienten hörten, den Tod verstärkt als Lösungsmöglichkeit für die eigenen Probleme ins Auge faßten. Der Suizid als Problemlösung rückte in den Mittelpunkt von Gruppen- und von informellen Gesprächen. Noch ein Jahr nach dem Ende der Suizidserie beschäftigte die Selbsttötung früherer Mitpatienten noch zahlreiche Kranke, wie HUNTEMANN (1987) als Nebenbefund in den Interviews anläßlich der Untersuchung unserer Kontrollgruppe feststellte.

Wir konnten nicht schlüssig nachweisen, daß bei der Suizidserie Imitationsverhalten eine Rolle gespielt hat. Es gab jedoch Hinweise, die diese Hypothese erhärteten: die Gleichzeitigkeit der Anwesenheit der Betroffenen im Krankenhaus, persönliche Bekanntschaft zwischen Kranken, die sich später suizidierten, die Wahl der gleichen Suizidmethode, in Einzelfällen konkrete, nachweisbare Verknüpfungen.

Es kann sein, daß die Offenheit der Kommunikation im modernen psychiatrischen Krankenhaus mit Förderung von Ausgang und Beurlaubung, Geschlechtermischung, gemeinsamer Arbeits- und Beschäftigungstherapie, Angeboten von Freizeitaktivitäten im Sozialzentrum und in der Stadt zur Förderung solchen Imitationsverhalten beiträgt. Ein Suizid im psychiatrischen Krankenhaus, insbesondere, wenn er sich an einem öffentlichen Ort – wie dem Bahnhof – ereignet, wird allgemein bekannt und führt bei der gefährdeten Gruppe von Patienten zu Erschütterung und Labilisierung. Er kann schlimmstenfalls zum Auslösefaktor für den Anschlußsuizid werden. Dieser Risikofaktor ist bei der Auseinandersetzung mit dem Suizid im psychiatrischen Krankenhaus zu beachten.

Offene – geschlossene Station?

Ob ein psychisch Kranker auf einer offenen oder auf einer geschlossenen psychiatrischen Station behandelt wird, liegt nur in beschrämktem Maße in der Hand des Psychiaters. Die Freiheitsrechte der psychisch Kranken haben in den Psychisch-Kranken-Gesetzen der Länder Respekt und Beachtung erfahren. Die Gerichte werden zunehmend restriktiv bei der Anordnung von freiheitsentziehenden Maßnahmen. Daß eine Gefahr für den Patienten oder für Dritte dringend unmittelbar und durch andere Mittel als die der Krankenhausunterbringung nicht abwendbar sein darf, ist keine leere Floskel mehr. Auf diesem Hintergrund stellt sich die Frage, ob die offenere, liberalere und humanere Psychiatrie, die sich in den letzten Jahrzehnten durchgesetzt hat, mit einem größeren Suizidrisiko für die Kranken verbunden ist. Ich habe Zweifel daran. Zugleich bin ich allerdings davon überzeugt, daß die intensivierte psychiatrische Therapie mit einer verstärkten Belastung des Kranken einhergeht. Und diese wiederum kann das Suizidrisiko erhöhen.

Unsere Daten weisen darauf hin, daß offene, geschlossene und Rehabilitationsstationen jeweils mit den für sie typischen Patienten scheitern: Rehabilitationsstationen nach langer Behandlungsdauer – bei uns mit einer Ausnahme nach mehr als 200 Tagen; geschlossene Stationen eher in kritischen Situationen mit Patienten, deren Suizidgefährdung bekannt ist – im Einzelfall sogar mit solchen, bei denen besondere Maßnahmen zur Überwachung angeordnet waren. Die Patienten der offenen Stationen, die sich suizidierten, hatten drei bis sieben Krankenhausaufenthalte hinter sich. Sie waren den Therapeuten gut bekannt. Sie galten – mit einer Ausnahme – als nicht gefährdet. Die Therapeuten fielen immer wieder aus allen Wolken, wenn sie vom Suizid solcher Kranken erfuhren.

Ich will nicht bestreiten, daß durch restriktivere, beschützendere Haltung einzelne Suizide zu vermeiden wären. Die Diskussion darüber muß jedoch als theoretisch, wenn nicht als historisch angesehen werden. Die Frage nach der offenen und geschlossenen Unterbringung ist eine Frage nach der Indikation und nach den rechtlichen Voraussetzungen. Bei der Beantwortung beider Fragen – der Indikationsstellung wie der Abwägung der rechtlichen Bedingungen – sind Fehlbeurteilungen möglich und leider wohl auch unvermeidlich.

Bei sichtbar gewordener Gefährdung gibt es außer der Freiheitsentziehung andere wirksame Möglichkeiten zur Vermittlung von Schutz und Geborgenheit: die engmaschige Betreuung durch das Stationsteam, das therapeutische Bündnis, den Versuch, das Gefühl des Alleingelassenseins des Kranken durch Zuwendung zu überwinden, die psychotherapeutische Krisenintervention und nicht zuletzt die medikamentöse Stützung.

»Rehabilitationsdruck«

Rehabilitation ist eine lang dauernde intensive Belastung für den psychisch Kranken. Sie kann, wie schon früh beschrieben wurde, Anlaß zur Rückfall in die Psychose sein. Sie ist in den letzten Jahren immer wieder als Risikofaktor für den Patientensuizid angeschuldigt worden. Besonders hohe Suizidraten sind von Rehabilitationsstationen berichtet worden (z. B. WOLPERT 1976). Auch unsere Tagesklinik (1977), die wir als Rehabilitationseinrichtung verstanden, war mit einer Reihe von Suiziden belastet.

Therapie ist die Wiederherstellung eines früheren Zustandes mit psychotherapeutischen, soziotherapeutischen und pharmakotherapeutischen Mitteln. Rehabilitation ist der Versuch, unter Ausnutzung der gesunden Persönlichkeitsanteile ein höheres Funktionsniveau zu erreichen, wie es vor der zurückliegenden Krankheitsphase bestanden hat, ohne daß die Krankheit ganz überwunden werden kann. Rehabilitation stellt hohe Anforderungen sowohl an die instrumentalen wie die emotionalen Kräfte des Patienten. Sie mobilisiert ein hohes Maß von Erwartungen und damit zugleich ein großes Potential von Frustration und Enttäuschung. Es kann sein, daß der Patient seinen eigenen Erwartungen nicht gerecht wird oder denen der Angehörigen und Freunde. Ganz besonders schwierig scheint es zu sein, wenn er fürchtet, seine Therapeuten, von denen er abhängt, zu enttäuschen.

Das Versagen im Rehabilitationsprogramm, das den endgültigen Abschied von Hoffnungen auf ein normales Leben bedeuten kann, mündet ungünstigenfalls in Hoffnungslosigkeit. Überoptimistische Rehabilitationsanstrengungen, die Mobilisierung von unrealistischen Hoffnungen und undifferenzierter Leistungsdruck während der Rehabilitation können auf diese Weise sehr wohl zum Risikofaktor werden. Manche der frühen Rehabilitationsprogramme der sechziger und siebziger Jahre waren durch diese Eigenschaften gekennzeichnet. Nicht wenige von ihnen waren von einer hohen Suizidrate belastet.

Das muß nicht so sein. Rehabilitationsbemühungen können individuell dosiert auf den einzelnen Patienten zugeschnitten sein. Das Maß an Belastung kann mit ihm und den Angehörigen seiner primären Umwelt abgesprochen werden. Die ständige Überprüfung der Zeitperspektive gehört zum patientengerechten Rehabilitationsprogramm. Die hohe Belastung von Rehabilitationsstationen mit Suiziden ist wahrscheinlich auch Ausdruck fehlender Erfahrungen mit dem was möglich ist und was nicht. Die Neueinführung therapeutischer Methoden ist immer mit einer erhöhten Fehlerquelle verbunden. Eine der unerwünschten Begleitwirkungen kann dann eine Erhöhung der Suizidgefährdung sein.

Die Rolle der Psychopharmaka

Die Psychopharmaka wurden bald nach ihrer Einführung angeschuldigt, zur Erhöhung der Suizidrate bei psychiatrischen Patienten beizutragen. Eine der frühesten Arbeiten zu dieser Thematik aus der Gruppe von FARBEROW und SHNEIDMAN (1964) trifft – aus meiner Sicht – bereits den Kern der Problematik: die frühen Psychopharmakotherapeuten sind unsicher im Umgang mit Psychopharmaka. Sie übersehen, daß die Medikamente nicht selten die Krankheitssymptomatik maskieren und Belastbarkeit vortäuschen, wo sie in Wirklichkeit nicht vorhanden ist.

Dieser Faktor der Maskierung scheint mir auch heute noch der größte Risikofaktor beim Einsatz von Psychopharmaka zu sein: Die Medikamente unterdrücken die floride Krankheitssymptomatik. Sie veranlassen den Arzt, Ausgang und Urlaub zu gewähren oder einer Entlassung zuzu-stimmen, obwohl der Kranke den damit verbundenen Belastungen noch nicht gewachsen ist. In dieser Hinsicht ist besondere Vorsicht geboten, wenn zur Kontrolle der Krankheitssymptomatik eine relativ hohe Medi-kamentendosis erforderlich ist. Ich habe versucht, das an Einzelbeispielen aus Klinik und ambulanter Behandlung darzustellen.

Demgegenüber spielen Faktoren, wie die angebliche pharmakogene Depression und die differente Wirkung von vornehmlich antriebsteigern-den und dämpfenden antidepressiven Medikamente nach unseren Unter-suchungen eine untergeordnete Rolle. Die pharmakogene Depression, wenn es sie gibt, ist erkennbar und behandelbar. Bei depressiven Kranken auf der anderen Seite scheint die falsche medikamentöse Behandlung, die auf Antidepressiva ganz verzichtet, ein viel größeres Risiko zu sein als der Einsatz der falschen Antidepressiva.

Der Faktor Hoffnungslosigkeit

Eines der wichtigsten Ergebnisse der Untersuchungen zum Patientensui-zid besteht in der Tatsache, daß die Motive psychisch Kranker, sich das Leben zu nehmen, sich nicht von denen solcher Menschen unterscheiden, die nicht als psychisch krank diagnostiziert worden sind. Sie sind hoff-nungslos, verzweifelt, resigniert. Sie sehen keinen Ausweg aus einer ver-fahrenen Lebens- und Krankheitssituation. Bei psychisch Kranken ist die subjektiv erlebte Hoffnungslosigkeit oft Folge der Krankheitssymptoma-tik. Das gilt für den verstimmten schizophrenen Kranken ebenso wie für den phasisch depressiven. In solchen Fällen besteht die wirksamste Form der Suizidprophylaxe in der Behandlung der Grundkrankheit.

Aber Hoffnungslosigkeit beim psychisch Kranken ist ebenso oft die Folge der Krankheit – mit Verlust von Angehörigen, Freunden, Partnern, mit sozialer Deklassierung, Verlust von Einkommen, subjektiv und ob-jektiv fehlender Lebensperspektive. Dann helfen selbstverständlich keine Medikamente. Dann sind psychotherapeutische und konkrete sozial un-terstützende Maßnahmen gefragt.

Auch die Hoffnungslosigkeit der Therapeuten scheint ein gewichtiger Risikofaktor zu sein, wenn dieser sich mit der des Patienten deckt. Es ist nicht bekannt, ob sie additiv oder einander potenzierend wirken. Auf jeden Fall ist die Hoffnungslosigkeit der Therapeuten ein alarmierendes Signal, das nach Therapeutenwechsel oder zumindest nach Supervision schreit.

Der Versuch der Risikoabschätzung

Die Suizidgefährdung im psychiatrischen Krankenhaus und in der Nachbehandlungsphase schreit nach Maßnahmen, das Risiko unter Kontrolle zu bekommen. Vielfältige Versuche sind unternommen worden, die Suizidgefährdung zu skalieren. Die meisten Verfahren scheitern an ihrer Kompliziertheit; fast alle an ihrer Unzuverlässigkeit; kaum eines erwies sich dem offenen Gespräch mit dem gefährdeten Kranken überlegen, in dem sich Suizidgefährdung offenbar immer noch am ehesten abschätzen läßt.

Unter dem Eindruck einer Suizidserie der Jahre 1983 und 1984 haben wir den Versuch unternommen, die Suizidgefährdung unserer Patienten systematisch einzuschätzen. Unser Ziel war nicht so sehr die Messung der Suizidalität wie die Sensibilisierung der Mitarbeiter gegenüber einer potentiellen Gefährdung. Wir haben dazu einen doppelten Ansatz gewählt. Zum einen haben wir versucht, eine »Basissuizidalität« festzustellen: frühere Suizidversuche, die Diagnose einer Psychose, die Wiederaufnahme kurze Zeit nach der Entlassung, eine subjektiv oder objektiv fehlende Lebensperspektive (Hoffnungslosigkeit) und anstehende lebensverändernde Ereignisse wurden als Risikofaktoren identifiziert, die auch bei fehlender sichtbarer Suizidalität Anlaß zu erhöhter Aufmerksamkeit sein sollten. Außerdem wurde für alle Patienten der Aufnahmestationen eine tägliche Einschätzung der Suizidgefährdung aufgrund von klinischen Beobachtungen durchgeführt. Stationsärzte und verantwortliche Krankenpfleger wurden aufgefordert, jeden Morgen ihre Einschätzung für alle Patienten der Aufnahmestationen zu Protokoll zu geben, die sich in einem einfachen »Plus« oder »Minus« oder »Fraglich« niederschlug.

In einem ersten Versuch der Überprüfung zeigte sich, daß diese klinische Einschätzung Patienten erfaßte, die nach ihrem epidemiologischen Profil solchen Patienten ähnlicher waren, die sich suizidiert hatten, als jenen unserer Stichtagskontrollgruppe. Eine weitere Überprüfung ist notwendig. Daß die Patienten mit der erhöhten Basissuizidalität den Patienten, die sich suizidiert hatten, verstärkt ähnelten war weniger überraschend. Wir hatten diese mutmaßlichen Risikofaktoren im Vorstadium zu unserer kontrollierten Untersuchung in unserer Hypothesenbildung einbezogen. Die ersten drei hielten der empirischen Überprüfung stand; die beiden letzten waren zu diffus, um überprüfbar zu sein. Wir hielten für den klinischen Gebrauch dennoch an ihnen fest.

Suizide psychiatrischer Patienten werden nie ganz zu vermeiden sein. Adolf MEYERS berühmter Satz, ein psychiatrisches Krankenhaus, in dem keine Suizide vorkommen, könne kein menschliches sein, ist tröstlich und wahr. Er kann aber auch zum Risikofaktor werden, wenn er die Bemühungen um die Suizidvermeidung lähmt. Der Suizid unserer Patienten hat etwas mit ihrer Krankheit zu tun und mit der Art und Weise, wie wir sie behandeln. Er ist gewiß auch Ausdruck einer ausweglos erlebten Lebenssituation. Während der Behandlung kann der Suizid Ergebnis einer unerwünschten Wirkung unserer Therapie sein.

Sorgfalt bei Diagnose und Behandlung sowie bei der Abschätzung der individuellen Belastbarkeit, Einbeziehung des Kranken und seiner primären Umwelt in die Formulierung des Behandlungsziels und in den therapeutischen Prozeß kann auf diese Weise zu vorrangigen Faktoren der Suizidprophylaxe werden. Die Wahrnehmung und Kontrolle von Gegenübertragungsreaktionen – insbesondere negativen – bei therapeutischem Personal wie bei Angehörigen ist ein weiterer wichtiger Faktor.

Medikamente können eine Unterstützung sein, wenn sie dort Ruhe fördern, wo Agitiertheit, Schlaflosigkeit und Angst vorherrschen. Wir sollten jedoch beachten, daß ihre Wirksamkeit gelegentlich Belastbarkeit vortäuscht, wo in Wirklichkeit Verletzlichkeit besteht. Die vertrauensvolle und konstante Beziehung zu anderen Menschen, das therapeutische Bündnis mit dem Kranken, das auf der Klinikstation ebenso von Pflegern und Schwestern getragen werden muß wie von Ärzten und Psychologen, kann wichtiger sein als beständige Wachsamkeit. Auf der anderen Seite kann auch die Sichtüberwachung in Krisensituationen vorübergehend indiziert sein, insbesondere bei Kranken mit quälenden depressiven oder schizophrenen Psychosen, deren Bündnisfähigkeit durch ihr Leiden aufgehoben ist.

Wichtig ist es, die Qualitäten menschlicher Zuwendung in der psychiatrischen Klinik zu beachten. Geschlossene Stationen können eine kalte restriktive Atmosphäre ausstrahlen, aber auch Geborgenheit vermitteln. Offene Stationen können durch den Verzicht auf Freiheitseinschränkungen Zuwendung und die Bereitschaft signalisieren, auf die Bedürfnisse des Kranken einzugehen – aber auch kühle Unverbindlichkeit und Gleichgültigkeit. Das zwanghafte Bemühen um die Durchsetzung von allgemeinverbindlichen Regeln, das auf zahlreichen Krankenhausstationen aller Art zu beobachten ist, kann den individuellen Problemen der Kranken nicht gerecht werden. Das Bedürfnis nach Regression kann therapeutisch, Leistungsanforderungen – etwa in Arbeits- und Beschäftigungstherapie –

können auch antitherapeutisch sein – je nach der Lebens- und Krankheits-situation, in der der Patient sich befindet. Auch Milieutherapie hat ihre unerwünschten Begleitwirkungen. Auch sie bedarf der individuellen Do-sierung.

Das Gespräch mit dem Kranken über seine Stellung zum Leben ist eine Grundvoraussetzung der Suizidprophylaxe bei psychiatrischen Patien-ten. Es wird keineswegs selbstverständlich geführt. Viele Therapeuten scheuen sich, die mögliche Suizidgefährdung anzusprechen. Ihre Offen-barung hat belastende Konsequenzen. Andererseits reagieren viele Pa-tienten auf die Frage nach Suizidgedanken mit Erleichterung, mit dem Gefühl, verstanden zu werden. Die bloße Chance, darüber zu sprechen, wird zur suizidprophylaktischen Maßnahme. Das Angebot dazu ist wäh-rend der ambulanten Behandlung noch wichtiger als in der Klinik. Hier wird die vertrauensvolle offene Beziehung zwischen Behandelndem und Behandelten die wichtigste Vorkehrung gegen den Patientensuizid.

Unser Kenntnisstand über den Patientensuizid ist nach wie vor be-grenzt. Aber wir wissen, daß wirksame Maßnahmen zu seiner Vermei-dung möglich sind, auch wenn wir sie nicht ausreichend gezielt einsetzen können. Der Bericht einer schwedischen Expertenkommission (SJÄLV-MORD 1985), daß in einer besonders betroffenen schwedischen Region allein die Tätigkeit einer Untersuchungskommission zum drastischen Ab-fall der Suizidrate in den psychiatrischen Krankenhäusern führte, gibt zu denken. Sicher ist, daß die Forschung über den Suizid psychisch Kranker während der Behandlung erst am Anfang steht.

Literaturverzeichnis

ABD EL AZIZ, A., D.M. SIZEMORE: Observations on suicide among hospitalized patients. Hosp. Community Psychiat. 33 (1982) 940–941.

ACHTE, K.A., A. STENBÄCK u. H. TERÄVÄINEN: On sucides committed during treatment in psychiatric hospitals. Acta psych. 42 (1966) 272–284.

ADAM, A.: Suizide während stationärer Behandlung. Med. Diss. FU Berlin 1986.

ALARCON, R., M.W.P. CARNEY: Severe depressive mood changes following slow-release intramuscular fluphenazine injektion. Brit. med. J. 3 (1963) 564.

ALSEN, V.: Selbstmord und Selbstmordversuch in der Klinik. Zbl. Neurol. Psychiat. 196, 3 (1963).

ANDERSON, N.P.: Suicide in Schizophrenia. Perspect. Psychiat. Care XI:3 (1973).

ANGST, J.: Persönliche Mitteilung (1987).

BACH, Chr.: Med. Diss. in Vorbereitung 1988.

BANEN, D.M.: Suicide by Psychotics. J. nerv. ment. Dis. 120 (1954) 349–357.

BARRACLOUGH, G.B., J. BRUNCH u.a.: A hundred Cases of Suicide. Clinical Aspects. Brit. J. Psychiatry 125 (1974), 355–373.

BARRACLOUGH, B.: Time of day chosen for suicide. Psychol. med. 6, 303–305 (1976).

BECK, A.T., H.h.P. RESNIK, D.J. LETTIERI: The prediction of suicide. Bowie: Charles Press, 1974.

BECK, A.T., R.A. STEER et al.: Hopelessness and Eventual Suicide: A 10-year Prospective Study of Patients Hospitalized with Suicidal Ideation. Am. J. Psychiatry 142 (1985) 559–563.

BEISSER, A.R. u. J.E. BLANCHETTE: A Study of suicide in a mental haospital. Dis. nerv. Syst. XXII (1961) 365 ff.

BENENSOHN, H.S., L.P. HARVEY u. P. RESNIK: Guidelines for »Suicide-Proofing« a Psychiatric Unit. Amer. J. Psychother. (1973), 204–212.

BESKOW, J.: Suicide and mental disorders in Swedish men. Acta psych. scand. (Supp.) 277 (1973) 5–138.

BJÄARNASON, O.: Association between changes in psychiatric services and increases in suicide rates. Arch. Psychiatr. Nervenkr. 232 (1982) 15–23.

BLOOM, V.: An Analysis of Suicide an a Training Centr. Amer. J. Pschiatry 123:8 (1967).

BOCHNIK, H.J., F. BÖCKER, K. BÖHME, K. DÖRNER, H. KÖSTER, S. MAIER, G. RITZEL, K. WANKE: Thesen zum Problem von Suiziden während klinisch-psychiatrischer Therapie. NstZ Heft 3 (1984).

BÖHME, K.: Wie geht es weiter? – Eine katamnesische Untersuchung zu Überlebenszeiten und Todesursachen nach Selbstmordversuchen. Suizidprophylaxe 1 (1983) 3–23.

BÖKER, W. u. HÄFNER, H.: Gewalttaten Geistesgestörter. Berlin, Heidelberg, New York, Tokio; Springer 1973.

BOLIN, R.K., R.E. WEIGHT, M.N. WILKINSON u. C.K. LINDNER: Survey of suicide among patients on home leave from a mental hospital. Psychiat. Q. 42, 81–89 (1968).

BORG, S.E. u. M. STAHL: Prediction of suicide. A prospective study of suicides and controls among psychiatric patients. Acta sychiat. scand. 65 (1982) 221–232.

BRATFOS, O.: Attempted Suicide. A comperative study of patients who have attempted suicide an psychiatric patients in general. Acta psychiat. scand. (1971) 38–56.

BUSTEED, E., Ch. JOHNSTONE: The Development of Suicide Precautions for an Inpatient Psychiatric Unit. JPNMHS 21 (1983) 5.

CHERPILLOD, C. u. B. JORDAN: Les suicides en cours de traitement ambulatoire. Rev. Med. Suisse rom. 31/4, 257–268 (1971).

CIOMPI, L.: Late suicide in former mental patients. Psychiat. clin. 3 (1976) 59–63.

CLARK, D.C., M.A. YOUNG, W.A. SCHEFTNER, J. FAWCETT, l. FOGG: A Field Test of Mottós Risk Estimator for Suicide. Am. J. Psychiatry 144 (1987).

COHEN, S., C.V. LEONARD, N.L. FARBEROW u. E.S. SHNEIDMAN: Tranquilizers and Suicide in the Schizophrenic Patient. Arch. gen. Psychiat. 11 (1964) 312–321.

COPAS, J.B., D.L. FREEMAN u. A.A. ROBIN: Danger periods for suicide in patients under treatment. Psychol. Med. 1 (1971) 400–404.

COPAS, J.B. u. A. ROBIN: Suicide in Psychiatric In-Patients. Brit. J. Psychiat. 141 (1982) 503–511.

COSER, R.L.: Suicide and the relationalsystem: a case study in a mental hospital. J. Hlth soc. Behav. 17 (1977) 318–327.

COTTON, P.G., R.E. DRAKE, Ch. GATES: Critical Treatment Issues in Suicide Among Schizophrenics. Hosp. Community Psychiat. 36 (1985) 5.

CRAWFORD, J.P. u. J.H. WILLIS: Double Suicde in Psychiatric Hospital Patients. Brit. J. Psychiat. 112 (1966) 1231–1235.

DAVIDSON, H.A.: Suicide in the Hospital. The possibility of patient suicides is a heavy risk but circumstances can mitigate the hospitals responsibility. Hospitals, J.A.H.A. 43 (1963) 55–59.

DEAN, R.A., W.M. MISKIMINS, R. DE COOK, L.T. WILSON u. R.F. MALEY: Prediction of suicide in a psychiatric hospital. J. clin. Psychol. 23 (1967) 296–301.

DGPN: Stellungnahme zum »Suicid-Urteil« des OLG Frankfurt. Nervenarzt 51, (198), 573.

DIEKMANN, U.: Einschätzung der Suizidalität in einem psychiatrischen Krankenhaus. Dissertation Medizinische Hochschule Hannover (1989)

DÖRNER, K., U. PLOG: Irren ist menschlich oder Lehrbuch der Psychiatrie, Psychotherapie / Klaus Dörner u. Ursula Plog. – Völlig neubearb. Ausg., 1. Aufl. Rehb.-Loccum; Psychiatrie-Verlag 1984.

DRAKE, R.E., Ch. GATES, P.G. COTTON u. A. WHITAKER: Suicide among Schizophrenics. J. nerv. ment. Dis. 172 (1984) 613–617.

DRAKE, R.E., C. GATES, A. WHITAKER u. P.G. COTTON: Suicide among Schizophrenics: A Review. Comprehens. Psychiat. 26, 1 (1985) 90–100.

ERICHSEN, F.: Die Bedeutung des suizidalen Absturzes bei Schizophrenen. Arch. Psychiat. Nervenkr. 217 (1973) 351–360.

ERNST, K.: Die Zunahme der Suizide in den psychiatrischen Kliniken. Tatsachen, Ursachen, Prävention. Soz. u. Präventivmed. 24 (1973) 34–37.

ERNST, K. u. R. KERN: Suizidstatistik und freiheitliche Klinikbehandlung 1900–1972. Arch. Psychiat. Nervenkr. 2919 (1974) 155–263.

ERNST, K., U. MOSER u. C. ERNST: Zunehmende Suizide psychiatrischer Klinikpatienten: Realität oder Artefakt? Arch. Psychiat. Nervenkr. 228 (1981) 351–363.

EVENSON, R.C., J.B. WOOD, E.A. NUTTALL u. D.W. CHO: Suicide rates among public mental health patients. Acta psychiat. scand. 60 (1982) 254–264.

FARBEROW, N.L., L. Th. McEVOY: Suicide among patients with diagnoses of anxiety reaction or depressive reaction in general medical and surgical hospitals. J. abnorm. Psychol. 71, 4 (1966) 287–299.

FARBEROW, N.L., D.K. REYNOLDS: Dyadic crisis suicides in mental hospital patients. J. abnorm. Psychol. 78, 1 (1971) 77–85.

FARBEROW, N.L., E.S. SHNEIDMAN u. C.V. LEONARD: Suicide among Schizophrenic Mental Hospital Patients. In: FARBEROW, N.L. u. E.S.

SHNEIDMAN (Hg.): The Cry for Help, 78–109. New York, London, Sydney, Toronto: McGraw-Hill Book Company 1965.

FARBEROW, N.L., E.S. SHNEIDMAN, Ch. NEURINGER: Case history and hospitalization factors in suicides of neuropsychiatric hospital patients. J. nerv. ment. Dis. 142, 1 (1966) 32–44.

FINZEN, A.: Patientensuizid – eine therapeutische Katastrophe. In: Die Tagesklinik. Psychiatrie als Lebensschule. München: Piper 1977, 266–283.

FINZEN, A.: Psychiatrische Behandlung und Suizid. Methodenprobleme bei der Untersuchung des Suizids unter psychiatrischer Behandlung. Psychiat. Prax. 10 (1983) 103–108.

FINZEN, A.: Epidemiologie- und was darüber hinaus? Die Fehleinschätzung von Diagnose und Psychopathologie als mögliche Teilursache des Patientensuizides. Suizidprophylaxe 11 (1984) 157–166.

FINZEN, A.: Psychiatrische Behandlung und Suizid – Kann psychiatrische Behandlung den Patienten-Suizid verhindern? Psychiat. Prax 11 (1984) 1–5.

FINZEN, A.: Suizidmethoden bei psychiatrischen Patienten. Konsequenzen für die Suizidprophylaxe. Suizidprophylaxe 12 (1985), 190–194.

FINZEN, A.: Ambulante psychiatrische Behandlung u. Suizid. Suizidprophylaxe (Sammelreferat) 11 (Heft 39) 1984.

FINZEN, A.: Das Ende der Anstalt, Bonn: Psychiatrie-Verlag 1985.

FINZEN, A.: Psychiatrische Behandlung und Suizid: Welche Klinikpatienten sich nicht suizidieren. Suizidprophylaxe 13 (1986) 113–124.

FINZEN, A.: Der Suizid im psychiatrischen Krankenhaus. Ein Sammelreferat von 98 Studien aus den Jahren 1941–1986, Suizidprophylaxe, 4. Sonderheft 1986.

FINZEN, A. u. C. BEUSHAUSEN: Ambulante psychiatrische Behandlung und Suizid. Psych. Prax. 11 (1984) 120–124.

FINZEN, A., W. PIEPER, H.W. SCHIED: Suizid und psychiatrische Vorerkrankung, 92–105.

FINZEN, A., S. GRANDEL, H.W. SCHIED: Suizid im Psychiatrischen Krankenhaus, 106--121.

FINZEN, A., A. u. D. MÜLLER, H.W. SCHIED: Zum Suizid nach der Entlassung aus dem Krankenhaus, 122–138.

FINZEN, A.: Der Patientensuizid in der Psychiatrischen Tagesklinik, 139–153.

Alle Suizidprophylaxe 10, (1983).

FLINN, D.E., P.F. SLAWSON, D. SCHWARTZ: Staff Response to Suicide of

Hospitalized Psychiatric Patients. Hosp. Community Psychiat. 29 (1978) 122–127.

FÜRST, A.: Risikofaktoren des Patientensuicids in der psychiatrischen Klinik. Dissertation Medizinische Hochschule Hannover (1988)

GARDNER, A.A., A.K. BAHN u. M. MACK: Suicide and psychiatic care in the aging. Archives of General Psychiatry 10 (1964) 547–553.

GESTRICH, J. u. J. STIEF: Studienerfolg und Krankheitsverlauf schizophrener Studenten. Ergebnisse einer schriftlichen Katamnese. Arch. Psychiat. Nervenkr. 230 (1981) 159–169.

GORENC, K.D. u. A. BRUNER: Suicidal behavior among patients in Bavarian mental hospitals. Acta psychiat. scand. 71 (1985) 468–478.

GORENC, K.D. u. F. KLEFF: Selbstmord und Selbstmordversuch in psychiatrischen Krankenhäusern. In: WELZ,H. POHLMEIER Eds.: Selbstmordhandlungen. Weinheim: Beltz Verlag, 1981:187–210.

GRANDEL, S.: Selbstmord und psychiatrische Behandlung. I. Suizide in psychiatrischen Krankenhäusern. Werkstattschriften zur Sozialpsychiatrie. Wunstorf: Rehburg-Loccum: Psychiatrie-Verlag 1978.

HÄFNER, H., A. SCHMIDTKE: Suizid und Suizidversuche – Epidemiologie und Ätiologie, Nervenheilkunde 6 (1987) 49–63.

HAENEL, Th. u. W. PÖLDINGER: Erkennung und Beurteilung der Suizidalität. In: Psychiatrie der Gegenwart; Krisenintervention – Suizid – Konsiliarpsychiatrie, 106–132. Berlin, Heidelberg, New York, Tokio: Springer-Verlag 1986.

HEIMMANN, H.: mündl. Mitteilung 1984

HELMCHEN, H., H. HIPPIUS: Depressive Syndrome im Verlauf neuroleptischer Therapie. Nervenarzt 38 (1967) 445.

HENSELER, H., Chr. REIMER (Hg.): Selbstmordgefährdung. Zur Psychodynamik u. Psychotherapie. Stuttgart, Bad Cannstatt: Frommann 1981.

HESSOE, R., N. RETTERSTOEL: Suicid i norske psykiatriske sykehus. Tidsskrift for praktisk medisin 28 (1975) 1571–1575.

HESSOE, R.: Suicide in Norwegian, Finnish and Swedish Psychiatric Hospitals. Arch. Psychiat. Nervenkr. 224 (1977) 119–127.

HIRSCH, S.R. u. A. KNIGHTS: Gibt es die pharmakogene Depression wirklich? Beweismaterial aus zwei prospektiven Untersuchungen. In: Ergebnisse der psychiatrischen Therapieforschung, III 249–260. Stuttg., New York: Schattauer 1982.

HUNTEMANN, R.: Suizidgefährdung in einem psychiatrischen Krankenhaus. Med. Diss. Hannover 1987.

INNES, G., W.M. MILLAR: Mortality among Psychiatric Patients, Scot. med. 15, 143–148 (1970).

JAMES, I.P. u. S. LEVIN: Suicide following discharge from psychiatric hospital. Arch. gen. Psychiat. 10 (1966) 149–170.
JANTZ, H.: Schizophrenie und Selbstmord. Nervenarzt 22:4 (1951) 126–133.
JENSEN, L.: Nosocomial suicides and suicides among discharge patients. Acta psychiat. scand. 42 (1966) 149–170.

KAHNE, M.J.: Suicide research: a critical review of strategies and potentialities in mental hospitals. Amer. J. Psychother. XX (1966) 177–186.
KAHNE, M.J.: Suicides in Mental Hospitals: A Study of the Effects of Personel and Patient Turnover. J. Hlth soc. Behav. 9 (1968) 255–266.
KAHNE, M.J.: Suicide Among Patients in Mental Hospitals. A Study of the Psychiatrists Who Conducted Their Psychotherapy. Psychiatry 31 (1968) 32–42.
KAYTON, L., H. FREED: Effects of a suicide in a psychiatric hospital. Arch. gen. Psychiat. 17 (1967) 187–194.
KEITH-SPIEGEL, P., D.E. SPIEGEL: Affective states of patients immediately preceding suicide. J. psychiat. Res. 5 (1967) 89–93.
KITZIG, K.: Forschungsproblem Kliniksuizid. Spektrum der Psychiatrie und Nervenheilkunde 2 (1986) 54–56.
KOBLER, A.L. u. E. STOTLAND: The End of Hope. A Social-Clinical Study of Suicide. New York: The Free Press of Glencoe 1964; Canada, Ltd., Toronto, Ontario: Collier-MacMillan.
KOESTER, H., G. ENGELS: Gelungene Suizide im Psychiatrischen Krankenhaus. Z. Präventivmed. 15 (1970) 19–26. KRIEGER, G.: Common Errors in the Treatment of Suicidal Patients. J. clin. Psychiat. 39 (1978) 649–651.
KROLL, J.W.: Self-destructive behaviour on an inpatient ward. J. nerv. ment. Dis. 166 (1978) 429–434.

LANGE, E.: Die Suizidgefahr beim Open-Door-System (ODS) in stationären psychiatrischen Einrichtungen. Soc. Psychiat. 1 (1966) 64–72.
LAUTER, H.: Ergänzende Diskussionsbemerkung zu der Mitteilung von F. REIMER: »Die Öffnung der Türen im psychiatrischen Krankenhaus und die Suizidgefahr«. Nervenarzt 49 (1978) 680–681 (S. 52).
LEVY, S., R.H. SOUTHCOMBE: Suicide in a State Hospital for the Mentally I11. J. nerv. ment. Dis. 117 (1953) 504–514.
LIGHT, D.W.: Psychiatry and Suicide: The Management of a Mistake. Amer. J. Sociol. 77 (1971/72) 821–838.

LIPSCHUTZ, L.S.: Some administrative aspects of suicide in the mental hospital. Amer. J. Psychiat. 99 (1942) 181–187.

LITMAN, R.E.: When Patients Commit Suicide. Amer. J. Psychother. 19 (1965) 570–576.

LITMAN, R.E., N.L. FABEROW: The hospitals obligation toward suicide-prone patients. Hospitals, J.A.H.A. 40 (1966) 64–68.

LITMANN, S.K.: Suicide epidemics and newspaper reporting. Suicide and Live Threat. Behav. 15 (1985) 43–50.

MAIER, Chr.: Die Suizide in der Klinik Beverin 1920–1979. Ein Beitrag zur Diskussion über die Zunahme von Suiziden in psychiatrischen Kliniken. Schweiz. Arch. Neurol. Neurochir. Psychiat. 128 (1981) 75–84.

MALTSBERGER, J., D.H. BUIE: Countertransference Hate in the Treatment of Suicidal Patients. Arch. Gen. Psychiatry 30 (1974) 625–633.

MARTIN, G.C.: Letters to the editor suicide Epidemic. Dis. nerv. Syst. 38 (1977) 759.

MIDENET, M., J. MIDENET, M. BOUCHARDY u. P.A. LAMBERT: Les suicides survenant chez les malades mentaux après leur sortie de l'Hopital psychiatrique et leur relation avec les états dépressifs survenant durant la meme période. J. de Médicine de Lyon 48 (1967) 271–277.

MITTERAUER, B.: Können Selbstmorde in einem psychiatrischen Krankenhaus verhindert werden? Psychiat. Prax. 8 (1981) 25–30.

MITTERAUER, B., W.F. PRITZ: Familienanamnestische Untersuchung von 89 Selbstmördern nach Entlassung aus stationärer psychiatrischer Behandlung. Wienermed. Wochenschr. 134 (1984) 37–43.

MODESTIN, J.: Suizid in der psychiatrischen Institution. Nervenarzt 53 (1982) 254–261.

MODESTIN, J.: Antidepressive therapy in depressed clinical suicides. Acta. psychiat. scand. 71 (1985) 111–116.

MODESTIN, J.: Three Different Types of Clinical Suicide. Eur. Arch. Psychiat. Neurol. Sci. 236 (1986) 148–153.

MODESTIN, J.: Suizid in der psychiatrischen Klinik. Stuttgart: Enke-Verlag 1987.

MORRISON, J.: Suicide in a psychiatric practice population. Clin. Psychiat. 43 (1982) 348–352.

MOTTO, J.A., D.C. HEILBRON, R.P. JUSTER: Development of a clinic instrument to estimate suicide risk. Am. J. Psychiatry 142 (1985) 680–686.

MÜLLER, Chr.: Psychische Erkrankungen und ihr Verlauf sowie ihre Beeinflussung durch das Alter. Bern, Stuttg., Wien: Huber 1981.

MÜLLER, D.: Zum Suizid psychisch Kranker nach Entlassung aus stationärer Behandlung. Inaugural-Diss. zur Erlangung des Doktorgrades der Medizin. Tübingen 1978.

MÜLLER, J.: Dokonane sebevrazdy alkoholikü po üstavni protialkohoni lecbe. Ceskoslovenská Psychiatrie 78 (1982) 253–258.

MÜLLER, P. (Hg.): Zur Rezidivprophylaxe schizophrener Psychosen. Stuttgart: Enke 1982.

MUNDT, Ch.: Suizide schizophrener Patienten. Überlegungen zur Genese und Prävention anhand einiger Fallbeispiele. Psychother. med. Psychol. 34 (1984) 193–197.

NEILL, K., H.S. BENENSOHN, A.N. FARBER, H.L.P. RESNIK: The Psychological Autopsy: A Technique for Investigating a Hospital Suicide. Hosp. Community Psychiat. 25 (1974) 33–36.

NEUMANN, M.: Suicide proneness. Israel Ann. Psychiat. 9 (1971) 39–51.

NUTALL, E.A., R.C. EVENSON u. D.W. CHO: Patients of a public state mental health system who commit suicide. J. nerv. ment. Dis. 168 (1980) 424–427.

OESTERREICH, C.: Suicid von Patienten während psychiatrischer Behandlung – demographische und klinische Daten, Lebens- und Krankheitsberichte, Kasuistik, therapeutische und institutionelle Aspekte sowie Überlegungen zur Kommunikation und Interaktion –. Dissertation Medizinische Hochschule Hannover.

PAYKEL, E.S. et al.: Brit. J. Psychiat. 124 (1973) 460–469.

PERR, H.M.: Suicide and the doctor – patient relationship. Amer. J. Psychoanal. 28,2 (1968) 177–188.

PERRIS, C., J. BESKOW u. L. JACOBSSON: Some remarks on the incidence of successful suicide in psychiatric care. Soc. Psychiat. 15 (1980) 161–166.

PETERS, U.: Wörterbuch der Psychiatrie, Berlin, München: Urban u. Schwarzenberg 1984.

PETRI, H.: Zum Problem des Selbstmordes in psychiatrischen Kliniken – Z. Psychother. med. Psychol. 20 (1970) 10–19.

PHILLIPS, D.P.: The influence of suggestion on suicide: Substantative and theoretical implications of the Werther effect. Amer. Social. Rev. 39 (1974) 340–354.

PHILLIPS, D.P.: Der Werther Effekt. Selbstmord und der Einfluß von Suggestion u. Imitation. In: WELZ, R. u. H. POHLMEIER (Hg.): Selbstmordhandlungen. Weinheim, Basel: Beltz 1981, 100–124.

PIEPER, W.: Selbstmord in Tübingen. Werkstattschriften 19. Rehburg-Loccum; Psychiatrie-Verlag 1977.

PLANANSKSY, K., R. JOHNSTON: The occurence and characteristics of suicidal preoccupation and acts in schizophrenia. Acta Psychiat. Scand. 47 (1972) 473.

PLATZ, W., P. AKLIDIS, B.M. BECKER: Suizide in Psychiatrischen Kliniken. Spektrum der Psychiatrie 3 (1985).

POHLMEIER, H.: Noch eine Bemerkung zu der Mitteilung von F. REIMER: »Die Öffnung der Türen im psychiatrischen Krankenhaus und die Suizidgefahr«. und der Bemerkung von H. LAUTER. Nervenarzt 50 (1979) 260.

POKORNY, A.D.: Suicide rates in various psychiatric disorders. J. nerv. ment. Dis. 139 (1964) 439–506.

POKORNY, A.D. u. H.B. KAPLAN: Suicide following hospitalization. J. nerv. ment. Dis. 162 (1976) 119–125.

PÖLDINGER, W.: Die Abschätzung der Suizidalität. Bern: Huber 1968.

PÖLDINGER, W., G. SONNECK: Die Abschätzung der Suizidalität. Nervenarzt 51 (1980) 147–151.

PÖLDINGER, W.: Beurteilung des Suizidrisikos. München med. Wochenschr. 127 (1985) 833–837.

PÖLDINGER, W.: Zehn mögliche Fehler im Umgang mit suizidalen und depressiven Patienten. Schweizerische Ärztezeitung / Bulletin des médecines suisses, Bd. 64 (1983) Heft 12, 412–415.

POLLAK, St. u. J. MISSLIWETZ: Selbsttötungen in Wiener Krankenhäusern. Z. Rechtsmed. 83 (1973) 233–244.

POSER, W., A. STÖTZER, R. BECKER: Suchtkrankheit u. Suizid. Lebensvers., med. 39 (1987) 19–22.

QUEREN, R.: Untersuchungen von Kliniksuiziden in der Nervenklinik Spandau, Berlin. Suizidprophylaxe 10 (1983) 38–47.

RAVEN, J.: Selbstmord in einem psychiatrischen Krankenhaus. Z. Präv.-Med. 10 (1965) 513–514.

REIMER, F.: Die Öffnung der Türen im psychiatrischen Krankenhaus und die Suizidgefahr. Nervenarzt 49 (1978) 678–679.

RINGEL, E.: Selbstmordverhütung. Bern: Huber 1969.

RIPLEY, H.S.: Suicide in General Hospitals. West. J. Med. 130 (1979) 408–410.

RITZEL, G.: Beitrag zum Suizid in psychiatrischen Kliniken. Fortschr. Neurol. Psychiat. 42 (1974) 38–50.

RITZEL, G.: Suizidalität in einem psychiatrischen Krankenhaus. Psycho. 9 (1983) 350–352.

RITZEL, G. u. KORNEK, G.: Fördern freizügige und individuelle Therapie und Klinikführung den Suizid? Psycho 9 (1983) 77.

RITZEL, G. (Hrsg.): Der Kliniksuizid, Roderer, Regensburg (1989)

RORSMANN, B.: Suicide among swedish psychiatric patients. Social Psychiatry 8 (1973) 140–144.

RORSMAN, B.: Suicide in psychiatric patients: a comparative study. Social Psychiatry 8 (1973) 55–66.

ROTOV: Death by Suicide in the Hospital. An Analysis of 20 therapeutic Failures. Amer. J. Psychother. 25,2 (1970) 216–227. (S. 33–34)

ROY, A.: Suicide in chronic schizophrenia. Brit. J. Psychiat. 141 (1982) 171–177.

SCHARFETTER, C., J. ANGST, M. NÜSPERLI: Suizid und endogene Psychose. Sozial- u. Präventivmedizin 24 (1979) 37–42.

SCHLOSSER, J. u. G. STREHLE-JUNG: Suizide während psychiatrischer Klinikbehandlung. Psychiat. Prax. 9 (1982) 20–26.

SCHMIDTKE, A. u. H. HÄFNER: Die Vermittlung von Selbstmordmotivation und Selbstmordhandlung durch fiktive Modelle. Die Folgen der Fernsehserie »Tod eines Schülers«. Nervenarzt 57 (1986) 501–510.

SCHNEIDER, P.-B.: Le suicide chez les patients d' un service psychiatrique ambulatoire. Arch. Sci. Neurol. Neurochir., Psy. 131 (1982) 133–146.

SCHOLLMEYER, W. u. K. MICHAELIS: Selbstmorde von Krankenhauspatienten. Zschr. ärztl. Fortbild. 60. Jg. 11.3 (1966) 153–154.

SCHWARTZ, D.A., D.E. FLINN, P.F. SLAWSON: Suicide in the Psychiatric Hospital. Amer. J. Psychiat. 132 (1975) 150–153.

SCHWARZ, J.: Suizid im Krankenhaus. Beitr. gericht. Med. 26 (1969) 100–103 (S. 31–32).

SHAFFER, J.W., P. SEYMOUR, Ch.W. SCHMIDT u. J.H. STEPHENS: The prediction of suicide in schizophrenia. J. nerv. ment. Dis. 159:5 (1974) 349–355.

SIMS, A. u. K. O' BRIEN: Autokabalesis: an Account of Mentally Ill People who Jump from Buildings. Med. Sci. Law 19 (1979) 195–198.

SJÄLVMORD: Socialstyrelsen redovisar. Stockholm: Modin-Tryck AB 1985.

SLETTEN, I.W., M.L. BROWN, R.C. EVENSON u. H.A. ALTMAN: Suicide in Mental Hospital Patients. Dis. nerv. Syst. 1972, 328–334.

STENBÄCK, A., K.A. ACHTE u. R.H. RIMON: Physical Disease, Hypochondria, and Alcohol addition in Suicides Committed by Mental Hospital Patients. Brit. J. Psychiat. III (1965) 933–937.

SUTHERLAND, St.: Die seelische Krise. Frankfurt: Fischer 1980.

TEMOCHE, A., T.F. PUGH u. B. MACMAHON: Suicide rates among current and former mental institution patients. J. nerv. ment. Dis. 138 (1964) 124–130.

VALLI, P. u. M. GENNARI: Il suicido negli ospedali di Parma. Ateneo Parmense. Acta biol. med. 45 (1974) 393–403.

VON DER HAAR, H.: Akute und latente Suizidalität – Einschätzbarkeit bei stationären psychiatrischen Patienten. Dissertation Medizinische Hochschule Hannover (1990).

WALL, J.H.: The psychiatric problem of suicide. Amer. J. Psychiat. 101 (1944) 404–406 (S. 11).

WALSH, B.W., P. ROSEN: Self-mutilation and Contagion: an empirical test. Amer. J. Psychiatry 142 (1985) 119–231.

WARNES, H.: Suicide in Schizophrenics. Dis. nerv. Syst. 29 (1968) 35–40.

WILLIAMS, P., D. DE SALVIA, M. TANSELLA: Suicide and the Italian Psychiatric Reform: an appraisal of Two Data Collection Systems. Eur. Arch. Psychiat. Neurol. Sci. 236 (1987) 237–240.

WILSON, G.C.: Suicide in psychiatric patients who have received hospital treatment. Amer. J. Psychiat. 125 (1968) 752–757.

WING, J.K.: Mdl. Bericht anläßlich des Mannheimer WPA-Symposiums 1972.

WING, J.K., D. BENNETT, J. DENHAM: The Industrial Rehabilitation of Longstay Schizophrenic Patients. London: HMSO 1964.

WOLFERSDORF, M.: Methodenprobleme bei der Erfassung von Kliniksuiziden psychiatrischer Patienten – Ergebnisse und Probleme. Suizidprophylaxe 11 (1984) 167–184.

WOLFERSDORF, M., R. METZGER, W. KOPITTKE u. a.: Einige Aspekte des Suizidproblems in der psychiatrischen Klinik – Literaturübersicht und eigene Untersuchung. In: FAUST, V. u. M. WOLFERSDORF (Hg.): Suizidgefahr. Häufigkeit – Ursachen – Motive – Prävention – Therapie. 221–243. Stuttgart: Hippokrates Verlag 1984.

WOLFERSDORF, M., R. VOGEL, G. HOLE, D. DREHER u. a.: Suizide in vier Psychiatrischen Landeskrankenhäusern Baden-Württembergs. In: FAUST, V. u. M. WOLFERSDORF (Hg.): Suizidgefahr. Häufigkeit – Ursachen – Motive – Prävention – Therapie. 187–206. Stuttgart: Hippokrates Verlag 1984.

WOLFERSDORF, M. u.a.: Suizide in psychiatrischen Landeskrankenhäusern. Einige Ergebnisse einer Untersuchung der Suizide in vier badenwürttembergischen psychiatrischen Landeskrankenhäusern 1970–1981. In: WOLFERSDORF, M. (Hg.): Suizide psychiatrischer Patienten. Tagungsprotokolle der Arbeitsgemeinschaft »Suizidalität u. psychiatrisches Krankenhaus. 147–224. Weinsberg: Weissenhof-Verlag 1984.

WOLFERSDORF, M., R. VOGEL (Hg.): Suizidalität bei stationären psychiatrischen Patienten. Weinsberg: Weissenhof-Verlag 1987.

Wolpert, E., H. Pickel, H. Häfner: Zur Suizidproblematik psychiat. Patienten während stationärer Behandlung, Vortrag 7. Donau-Symposium für Psychiatrie, Wien 30.03.1976.

Woolley, L.F., A.H. Eichert: Notes on the problems of suicide and escape. Amer. J. Psychiat. 39 (1941) 110–118.

Yamamoto, J., M. Roath u. R. Litman: Suicides in the »New« Community Hospital. Arch. gen. Psychiat. 28 (1973) 101–102.

Register

Die Bücher von Asmus Finzen im Psychiatrie Verlag

Medikamentenbehandlung bei psychischen Störungen

Leitlinien für den psychiatrischen Alltag

völlige Neubearbeitung 1987, 6. Auflage, 190 S. 16,80 DM
Der verantwortungsvolle Umgang mit Psychopharmaka will gelernt sein.
Dieses Buch hilft dabei. Es ist Ergebnis vieler Fortbildungsveranstaltungen des Autors mit den verschiedensten Berufsgruppen. Diese praktische
Ausrichtung hat wohl zum großen Erfolg dieses Buches beigetragen. Es
wurde überarbeitet, aktualisiert und mit einem Register versehen.

Tags in die Klinik – abends nach Hause

Die Tagesklinik

Treffpunkt 12, 160 Seiten, 16,80 DM

Ist die Tagesbehandlung ein mögliches Modell für sozialpsychiatrisches
Handeln?
Das Buch beschreibt die Entwicklung der Tageskliniklidee sowie die Palette der damit verbundenen Angebote und schildert den Alltag mit seinen
Erfolgen und Rückschlägen. Besondere Schwerpunkte sind Arbeit und
Beschäftigung als Mittel der Therapie in einer Gesellschaft ohne Arbeit
für psychisch Kranke und Behinderte.

Auf dem Dienstweg

Die Verstrickung einer Anstalt
in die Tötung psychisch Kranker

Treffbuch 2, 134 Seiten, 14,00 DM

»Ohne erkennbare Begeisterung und ohne erkennbaren Widerstand«
(Ernst Klee, Die Zeit) haben die Mitarbeiter der Anstalt Wunstorf der
perfekt organisierten Mordmaschine zugearbeitet, die ihren Patienten den
Tod brachte.
Dieses Buch dokumentiert den Ablauf anhand erhaltener Akten. »Das kleine Buch haut selbst schon Wissende um.« (M.B. Buchholz, Sozialmagazin).